河套医话

巴彦淖尔市名医传承经验集

主编　刘健

中医古籍出版社
Publishing House of Ancient Chinese Medical Books

图书在版编目（CIP）数据

河套医话：巴彦淖尔市名医传承经验集 / 刘健主编 . —北京：中医古籍出版社，2021.12

ISBN 978-7-5152-2346-9

Ⅰ . ①河… Ⅱ . ①刘… Ⅲ . ①中医临床—经验—中国—现代 Ⅳ . ① R249.7

中国版本图书馆 CIP 数据核字（2021）第 210460 号

河套医话：巴彦淖尔市名医传承经验集

刘健　主编

策划编辑　郑　蓉
责任编辑　张凤霞　李美玲
封面设计　韩博玥
出版发行　中医古籍出版社
社　　址　北京市东城区东直门内南小街 16 号（100700）
电　　话　010-64089446（总编室）010-64002949（发行部）
网　　址　www.zhongyiguji.com.cn
印　　刷　廊坊市鸿煊印刷有限公司
开　　本　710mm×1000mm　1/16
印　　张　20
字　　数　308 千字
版　　次　2021 年 12 月第 1 版　2021 年 12 月第 1 次印刷
书　　号　ISBN 978-7-5152-2346-9
定　　价　98.00 元

编 委 会

前 言

消除疾患，维护身心健康，是亘古以来人们共同的追求。在漫长的人类历史及丰富灿烂的文化中，中华民族生而有幸，拥有中医这块独特的瑰宝。

2017 年 4 月，在全市基层中医分批集训的基础上，我们创造性地开办名医传承工作室，搭建网络平台，广邀名师，开展互动式跟诊带教工作。五年以来，工作室共邀请专家名师出诊带教并开展答疑讲课 300 次，为当地中医人才培养发挥了巨大的作用。

为了更好地传承发扬专家学术思想和经验，工作室组织人员对专家授课答疑内容及诊疗医案等资料进行了分类整理。限于篇幅及工作进度，本次先整理部分专家学术经验，以医话形式结集出版，内容涉及经典研读、理法心悟、临证漫谈三个部分，力求真实呈现专家的原创思维与宝贵经验。由于医案体量庞大，另行整理，将陆续出版。限于编者整理水平，加之内容大多来自讲课或答疑互动的录音录像，整理难度较大，所以部分书稿内容以讲课形式呈现，在此请各位专家和读者理解！

积沙成塔，跬步千里。如果我们的工作能够为同道提供一点帮助，则心愿足矣。

编 者

2021 年 11 月 8 日

目 录

第一部分 经典研读

第二部分 理法心悟

第三部分　临证漫谈

第一部分
经典研读

试解学用《伤寒论》之要

周　鹰

学习《伤寒论》，背诵是必要的，但不能死背死用。《伤寒论》成书以后，历代医家为其注疏立说，极大丰富了其内涵。但是，历代亦有很多医家死背死用《伤寒论》之方，强调张仲景之方多一味不行，少一味也不行，多一克不行，少一克也不行，必须原方、原味、原量使用。笔者粗读《伤寒论》，今试论学用之要。

一、释解伤寒

张仲景为什么将自己的著述称为《伤寒论》？六淫邪气，包括风、寒、暑、湿、燥、火，那为什么不说“伤湿论”“伤火论”，而是选用“伤寒论”？这是因为张仲景是以人感受寒邪为切入点，谈不同状态的人感受寒邪以后的异常状态及治疗方法。

那么，张仲景为什么又只以感受寒邪为切入点呢？因为，受寒邪而病，是我们听到遇到的最普遍且最常见的致病原因。常听说病人是受寒得病，而相对较少听到受热、受湿得病。冬季容易感受寒邪，自不用多说。盛暑天热时，人们也往往会因贪凉受寒而得病，如开窗、开空调、吹风扇、冒雨、冲凉水澡等，尤其以开窗、吹风扇或空调、不盖被子睡觉的时候最易受寒而病。这时，阳气随着睡眠的加深而内敛，抵抗外寒的能力减弱，并且随着环境温度不断下降，寒气逐渐加重。二者共同作用，易使人体感受寒邪而病。受寒可以使人体功能失常而病，或使原有病情加重，抑或在原有疾病的基础上又出现新的病症。所以，张仲景以人们最易感受寒邪的

“寒”为切入点，谈不同状态的人感受寒邪之后的异常状态及处理办法。

中医的“治病”，是以“证”为核心；中医的“诊断”，是“证”的诊断；中医的“治疗”，是针对“证”的治疗。“证”是致病因素与人体相争，所反映出来的异常状态。虽同为感受寒邪，但由于感受寒邪的个体状态不同，其临床反映出来的异常状态——证，亦是千差万别。不同的个体状态，在不同环境下，感受寒邪以后，其证候转归也不同。受寒以后可能出现寒证、热证、虚证、实证等等。本为阳盛体质的人，在盛暑天热时，贪凉受寒，得病就会迅速热化。等到医生处看病时，已经是一派热象了。从病因学的角度来说，贪凉受寒虽是导致其得病的原因，但从病机学的角度来说，其证候完全是热证，治疗当然就要按热证施治。同理，阴盛体质的人，在寒冷气候时，贪凉受寒，得病就会迅速寒化，等到医生处看病的时候，仍是一派寒象。从病因学的角度来说，贪凉受寒是导致其得病的原因，从病机学的角度来说，其证候仍是寒证，治疗就要从寒证施治。体虚、体实、体湿、体燥等就不逐一而说了。

人体感受寒邪以后，寒化、热化、虚化、实化、湿化、燥化的转化速度，取决于病人的个体状态及所处环境的气候条件。伤寒一日、二日、三日……只是一个发病的过程，不能受现代思维影响把这些数字具体化，而是要看病人的个体状态和病机的转变。得病一日，由于病机转变迅速，可能已经到了“三日”的临床状态，那就得按“三日”的证机去治疗，而不能教条地强调得病一日，就得按“一日”对应的治法进行治疗。同样，得病三日，由于病机转变缓慢，可能还在“一日”的临床状态，那就得按“一日”的证机去治疗，而不能教条地强调得病三日就得按“三日”治疗。由此可见，张仲景就是以人易感寒为切入点，论述不同个体感受寒邪以后的病理改变及治疗方法，故著述名为《伤寒论》。

二、六经“常态”与“病态”

如今我国的综合国力逐渐强大，在注重宣传文化的同时注重宣传思维方式，才能把中国的文化真正地传播出去，让世界了解我们的思维方式。谈到文化，自然离不开传统文化，当代的教育家、哲学家冯友兰提出两者一个是“照着讲”，一个是“接着讲”。“照着讲”就是依据古代圣贤的本初意蕴，实现真实性地把握与传承；“接着讲”就是在把握经典本蕴的前提下，面对时代问题，回应时代呼声，使传统经典接地气、有人气。国家越来越重视对中医的发展，我认为中医发展的重要之处在于重视中医的思维方式和理念，思维方式和理念才是中医发展的关键。

在所有辨证方法中，大家普遍认为六经辨证最难理解。而《伤寒论》就是以六经辨证为理论基础，论述了六经的病态及治疗方法。可现代中医学教材和教学过程中，缺乏六经常态的内容，这样学习《伤寒论》就相当于学习现代医学时没有学习生理知识就直接学习病理知识，当然不好懂呀！所以，临床上就出现了“死记硬背《伤寒论》”的现象。为了使大家更容易理解六经辨证，我通过六经病态反推出了六经常态，知道六经常态就更容易理解六经病态。

《伤寒论》开篇讲“太阳之为病，脉浮，头项强痛而恶寒”“阳明之为病……”“少阳之为病……”说的是太阳、阳明、少阳有了病会出现什么样的症状，怎么治疗，呈现的是病态及治疗方法。实际上，如果学习和了解了太阳之常、阳明之常、少阳之常，在“常态”的基础上，再去学“病态”，就很容易理解了。

中西医思维方式是不同的：中医是形而上思维，在治疗疾病时，重在通过调整功能来恢复形之常态；西医是形而下思维，重在通过修复结构来恢复形之功能。

对于现代的中医，我认为有三个理论体系：第一，纯形上的理论体系，以六经理论为代表；第二，形上和形下混合的理论体系，以藏象学说为代表；第三，纯形下理论体系，以生理解剖学为代表。如何理解这三个理论体系呢？比如藏象学说既有形上又有形下，把“心主神明”的功能定为形上，“心主血脉”是通过解剖认识到心脏与血液循环的关系就是形下；又如大肠的传导功能是形下，这在结构上可以看得到；脾主运化是形上，在结构上则看不到。六经理论属于形上理论，是把人体所展现出来的所有功能进行归纳分类的方法。六经辨证根据人体各自不同的功能特点分为三阴三阳：先分为阴阳，阴又分三，阳又分三。如我们经常会说，肝的特点是体阴用阳。实际上，形上理论都是体阴用阳，即三阴是“体”，三阳是“用”，以三阴为主体，三阳只是三阴的一种功能的表现。虽然说三阴也是功能分类，但是三阳是在三阴正常的情况下所展现出来的功能，是更深一层的功能。

这里先讲三阴，因为三阴是人体本身的、自主的、原本的功能。

强调一点，中医的生理就是一个“运”字，正常运转就是健康的状态。如果不“运”了，那就是病了，就是停滞住了。所以中医的病理就是一个字——“滞”。“运”有三个要素：一是动力，二是能量供应，三是调节机制。这三个功能如果正常，人体就会正常运转。如果其中一处出现了问题，运转就会出现障碍，障碍以后就会停滞。

那么，维持正常运转的“动力”指的是什么？用六经理论来解释，少阴就是上面所说“运”的动力，“少阴之为病”就会“脉微细，但欲寐”，对应藏象学说的心和肾。“能量供应”就是太阴，对应藏象学说的脾和肺。“调节机制”则指厥阴，对应藏象学说的肝。这三个要素中任何一个出现了问题，《伤寒论》中均有相应的治疗方法。第一，如动力出现问题，一方面是气，一方面是阳，“少阴之为病”代表方剂是麻黄附子细辛汤。第二，治疗“太阴之为病”的方子，我认为《伤寒论》中没有一个是特别合适的，而李东垣的《脾胃论》就总结得很好。第三，调节机制出现了问题，乌梅丸是非常有效的方子，这是别的方子代替不了的。《伤寒论》记载“蛔厥，乌梅丸主之，亦主久泻”，很多人仅把乌梅丸作为一个治疗蛔虫病的方子，实际上现代蛔厥的病人很少见，而久泻的病人却很多，乌梅丸应该作为一个治久泻的常用方。但在临床上，三阴致病往往是合起来致病，治疗时需要找到一个切入点。所以，一定是三阴为体，是本身自主的一个功能，三阳是三阴之用，三阴正常，三阳的功能才能正常。

对于三阳功能的理解，我认为太阳之能是开阖，阳明之能是排泄，少阳之能是枢机。太阳之能的开阖，开是麻黄汤，阖是桂枝汤。开阖具体指的是皮肤的开阖、鬼门的开阖。如果用卫气营血的理论来描述，开阖功能就是卫气的功能，即对外的、属阳的功能。人生活在自然界中，人体要随外界的变化而进行自身调节，那么这个调节功能就叫“阳”。调节功能的强弱取决于体质的好坏，也就是三阴状态的好坏。我认为，开阖的功能不只是皮肤的开阖，也不只是表皮的开阖，还指膀胱的开阖以及人体血管壁、细胞膜的通透性等所表现的功能。这些都可归于开阖，这是一个普遍存在的开阖功能，这样我们才能够把“太阳之为病”的膀胱蓄水和膀胱蓄血解释清楚。

寒邪的作用是寒凝、收敛，寒邪对人体的影响最具普遍性和广泛性。打个比方，当寒邪来袭的时候，我们把门窗关闭，势必造成房间内外空气的不流通，内在的浊气散不出去。所以，当人体感受寒邪的时候，卫气起而抗之，将寒邪往外推。卫气既有开又有阖的功能，卫气抗争就是把“门窗”打开，不让“门窗”关得太严。如果卫气战胜了外界入侵的寒，就不会得病，也就不叫寒邪；如果卫气没有战胜寒，人就会得病，外界寒侵入人体成为寒邪，这个时候就需要用主开的麻黄汤把“门窗”打开。风邪的特点是主疏泄、主开，当人体遇到了风邪，会使“门窗”开得过大，这个时候卫气又起而抗之，发挥卫气阖的功能，不让“门窗”开得太大。如果卫气阖的功能不能正常发挥，不能够战胜风邪，人就会得病，这个时候就需要用主阖的桂枝汤。桂枝汤中的桂枝就是助卫阳主阖的，帮助卫气发挥阖的作用。桂枝是一味甘、辛、温的药，温能助卫阳，辛能散，甘能阖。麻黄以辛为主，主开。桂枝和麻黄的根本区别也在于桂枝的温阳作用，以甘为主，主阖。由此可见，桂枝汤的方性是“阖”，麻黄汤的方性是“开”。

反过来，我们讲阳和汤治疗阴疽。阴疽是没有红肿热表现的一种阴寒性疖肿。现在有许多人用阳和汤来治疗静脉曲张效果比较好。其实，阳和汤更重要的是治疗下肢的水肿，特别是淋巴循环、血管壁功能障碍引起的水肿。如下肢肿甚，而病人却口干舌燥、舌体瘦小、舌红少津、脉沉细或弦细，这种水肿用利尿药一点用都没有，往往是越利尿口越干舌越燥，肿却不消。这种水肿属于阴虚水肿，肿的原因是血管壁开阖失常，使组织间的水液不能回流到血管内。而阳和汤方中使用大量的养阴药，以补阴为主，使用小剂量的桂枝、麻黄是发挥其开阖作用，打开血管壁，使组织间的水液回流到血管内。

所以，把《伤寒论》中的膀胱蓄水和膀胱蓄血归到太阳篇里，用开阖理论去解释就容易理解了。

阳明之能，就是排泄。只要大便秘结，肠里的粪便不能正常排出，就是阳明病，代表方是承气类。那么在临床上，遇到病人主诉大便秘结的时候，是不是就一定用承气方？很显然不是。便秘是阳明病，但是这个阳明病往往是一个标证，更多的可能是太阴阳明合病。脾的运化功能不好，尤其是平时贪凉、嗜食肥甘厚味、活动量少的人，腹胀，大便黏腻不畅，就是太阴阳明合病。关于排泄的问题，排泄不畅是太阴运化不好，那有没有厥阴的疏泄调节不好、少阳的疏通不好呢？当然有。所以，不能一见到便秘就用通便药，一定要整体考虑。虽然阳明的功能是排泄，但是这个功能往往会受到其他方面因素的影响，如心衰的病人可能因排泄的动力不足而致大便排不出。我们讲的时候是分而论之，但是我们临床对待病人的时候是一个整体，要合而用之。

三、举方说法

学习《伤寒论》，不背是不行的；死记硬背但不能活用，是万万不行的。《伤寒论》成书以后，历代医家为其注疏立说，极大地丰富了《伤寒论》的内涵，仲景当为之欣慰！但是，历代亦有很多医家，死背死用《伤寒论》之方，强调仲景之方，多一味不行，少一味也不行，多一克不行，少一克也不行，必须原方、原味、原量地用，是否并没有参透仲景本意？

张仲景所著《伤寒论》，通篇都是在举方说法，而不是在讲一个方子怎么治病、治什么病。张仲景讲的是在什么情况下，应该怎么办。如病人在风寒束表的情况下（单一病机），要用发汗解表法，可用麻黄等辛温药以发汗解表散寒，代表方为麻黄汤；如病人体内热盛（单一病机），要用清热法，可用石膏等寒凉药以清解里热，代表方为白虎汤。那如果一个病人体内有热，又外受寒邪，以致风寒束表，闭热壅肺（复合病机）呢？治疗上还是要用麻黄等辛温药外散风寒，用石膏等寒凉药清解内热，代表方为麻杏石甘汤。

运用麻杏石甘汤时，如果病人感受寒邪过重，只用麻黄，则散寒解表力度不够，亦可加入桂枝等辛温药，加强其散寒解表的力度；如果里热过盛，只用石膏，则清热的力度不够，亦可加入知母等寒凉药，加强其清热的力度；如处盛暑易汗之季，或受寒邪较轻，用麻黄发汗太过，亦可以换成香薷，或防风、荆芥；如病人体内湿热，亦可把甘寒之石膏改成苦寒之黄芩、黄连等药。总之，方变但法不变，仍是外散风寒，内清热。这样，就可以把麻杏石甘汤看成是用麻黄等辛温药解表散寒，用石膏等寒凉药清透内热的方子。其代表的是两个法——外散风寒，内清热，而不止是一个方。法不变，方可变。大青龙汤与麻杏石甘汤，是法同方异。法同：均是外散风寒，内清热。方异：大青龙汤，用于寒闭重，热壅肌间肢体，以发热恶寒、身痛烦躁、无汗为主症；麻杏石甘汤，用于寒闭轻，热壅于肺，以咳喘、有汗、无大热为主症。故前者重用麻黄（六两），并加用桂枝、生姜，解寒闭通经络，以利石膏清透内热；后者重用杏仁，以利肃肺平喘。此二者，方异法同。又如，一个病人体内有湿，又感受了寒邪，以致风寒束表，闭湿于内（复合病机），该怎么处理呢？治疗上，在散寒的环节，要用麻黄等辛温药解表散寒；在祛湿的环节，用苍术或薏苡仁等药燥湿健脾，利水渗湿。代表方为麻黄加术汤、麻杏苡甘汤，两方亦代表外散风寒内祛湿之法。若湿重，一味苍术或薏苡仁祛湿的力度不够，则可把两味都用上；如觉祛湿的力度还不够，亦可再加或换用茯苓、车前子等祛湿药。方虽变，但法还是这个法——外散风寒内祛湿。那么，阴虚之人感受风寒、气虚之人感受风寒，以及血虚、血瘀之人感受风寒，又应该怎么处理呢？当然是辛温散外寒，兼有气虚益气，有阴虚养阴，有血虚补血，有血瘀活血，演绎融汇，这样就一通百通了。

中医本身就是组方治病，学方是学组方的方法。正所谓“神用无方谓之圣”，遇病辨证，依证立法，依法立方。张仲景的《伤寒论》通篇都是在举方说法。读《伤寒论》，如能悟到这一点，在熟读、熟背的基础上，就可于运用中融会贯通，演绎无穷。

四、保脾胃治杂病

张仲景之方中用草、姜、枣者占到三分之二以上，其目的在于保脾胃。肾为先天之本，脾为后天之本。先天之本是父母给予，其好，希望更好；其坏，希望变好。而更好、变好之路径，就是调理后天之本——脾胃。

治病用药，全赖脾胃吸收，方可起效。如口渴之人，饮冰水至腹胀，胃内水声震响，渴却不解，何故？所饮之水，没有被吸收，没有被利用。

治病用药，最忌碍脾伤胃。用药再好，脾胃一伤，皆不得效。越是用滋补药、寒凉药、攻伐祛邪药，就越要配合使用保脾胃之药，一则防止所用之药伤脾碍胃，二则促进所用之药的吸收起效。而张仲景用方，多配草、姜、枣，除这三味药自身的治疗作用外，更重要的意义在于其能保脾胃、促吸收、增效用。

五、《伤寒论》与《温病条辨》

中医分析问题的基本思想之一是体阴用阳。体为阴，用为阳。阴为阳之体——热伤阴（耗阴）；阳为阴之用——寒伤阳（闭阳）。人体阴阳强弱、寒热虚实，决定患病的属性及程度。

《伤寒论》以人易感寒为切入点，运用六经辨证法论治疾病。寒邪袭人，因受寒之人素体阴阳强弱、寒热虚实之不同，可患寒证、热证、湿证、虚证、实证，亦可患寒热虚实湿夹杂之证。

《温病条辨》以“热必伤津”“湿滞蕴热”为切入点，运用卫气营血、三焦辨证法论治温病。温病，乃杂病之一也。温热证，先有热，后伤津，热为本，津伤为标。湿热证，先有湿，后蕴热，湿为本，热为标。所谓湿热，一定是先有湿，后有热。若热在先，则必伤津。

笔者于临证中体会到卫气营血辨证适合于论治温病之温热证，而三焦辨证则更适合于论治温病之湿热证。故卫气营血辨证就是以“热必伤津”为切入点，论述温热证发病过程中，热和伤津的程度及治疗方法；三焦辨证是以“湿滞蕴热”为切入点，论述湿热证发病过程中，湿热滞留的位置及湿与热的程度和治疗方法。

卫气营血辨证是指温热证在津伤之前，为“卫气”阶段；温热证一旦发展到了津伤的程度，便进入了“营血”阶段。热轻在表为卫分证，热盛在里为气分证，津伤轻浅为营分证，津伤重深为血分证。温热证在“卫气”阶段，用辛凉甘寒之药，清解热毒即可；一旦发展到“营血”阶段，则必加滋阴凉血之品，方能解病。卫、气、营、血之间没有明显的界线，而是温热证发展的渐进过程。犹如水煮粥的过程，锅中的水和米，初感有热的阶段相当于卫分证；锅中的水和米大热翻滚，水渐少的阶段相当于气分证；锅中水渐少，水、米逐渐变稠的阶段相当于营分证；锅中水继续减少，水和米成粥甚至开始焦糊的阶段相当于血分证。

三焦辨证主要用于湿邪易滞，阻塞气机，蕴久生热之证。湿热滞于上焦，壅肺，或闭阻心包、心窍；湿热滞于中焦，困脾，阻塞肠胃，或壅阻肝胆；湿热滞于下焦，壅肾，流注膀胱。湿热为病，治之最难。因湿要温化，热要凉清。祛湿，若温化太过，则助热；清热，若寒凉太过，则助湿。故要准确判断湿滞蕴热的程度，湿占几分，热占几分，据此调配温化、凉清药物的比例，是治疗湿热证的关键！

六、中医运圆思维

运圆，是东方思维的精髓，是构建中医理论的思想基础。运圆思维的特点在于运而圆，圆而运，循环往复，运行不断。中医是成熟完整的医疗理论体系，充分体现了运圆思维这一特点。这正体现在中医流派的纷争，即对于同一种疾病可能治疗方法略有区别，但都能达到预期目标。

就治病而言，任何一种疾病，从任何一个角度论治，理论上都能说得通。但在疾病的治疗阶段，只有一个切入点是正确的。如五行运圆论头痛，不管是从肝木切入，还是从肾水切入，或是从心火切入，用五行生克、制化、胜复、乘侮的理论，都能说通头痛的发病机制。虽然从理论上都能说得通，但具体病人的具体头痛，论治的切入点，只有一个是正确的。若是肝木亢盛所致，那就只有从肝木亢盛论治，才能见效。

中医辨证的目的在于运用中医的整个理论体系，分析、确定具体病人具体病证的论治切入点，而不是从一个论治切入点入手，去论治所有病人的所有病证。只有长期临证，才能不断提高准确判断论治切入点的能力。

中医运圆，博大精深，没人能肩负中医的全部。因此，才有了各家之长、流派之别。各家互补，流派共筑，医之幸！民之幸！

《伤寒杂病论》之“性、位、向、量、和”辨证方法

胡天宝

汉代张仲景所著《伤寒杂病论》(本篇简称《伤寒》)是一部临床医学专著，但作者为何以“伤寒”和“杂病”来概括所见疾病，历来说法众多，笔者不揣浅陋，在此提出一些个人看法，望大家指正。

《伤寒》作为一部临床价值极高的中医经典，已为后人临床中所证实。研究《伤寒》的书籍汗牛充栋，理论众多，在此不再详述各学说。《伤寒》的辨证，前人多有论述，在这里就“性、位、向、量、和”辨证方法，与大家探讨。每种病，都有它特定的表现形式，笔者将《伤寒》辨证的具体方法概括为明病性、定病位、测病向、度病量、期病和，从“性、位、向、量、和”五个方面来把握，可以提纲挈领、删繁就简地理解和运用张仲景的学术思想。

性，类也，指病的属性分类，包括去除各种特殊情况后的伤寒与杂病各自的属性，还包括各病往下细分出来的属性归类。

位，范围所及也，指病的影响范围，包括表里、内外、上下、三焦所属、脏腑、气血等方面。

向，审时度势也，指病的变化趋势和方向。见病知源，其中最重要的内容就是把握病的变化方向。

量，揆度浅深也，指疾病对身体的影响程度和各因素之间的影响程度。

和，向愈之机也，是综合前面四要素后医患的良性预期。

一、《伤寒》的疾病属性分类

（一）从发病学上的属性分类

“千般疢难，不越三条：一者，经络受邪，入脏腑，为内所因也；二者，四肢九窍，血脉相传，壅塞不通，为外皮肤所中也；三者，房室、金刃、虫兽所伤。以此详之，病由都尽。”

发病，要从得病后表现出来的问题着手，而非从“内因”“外因”和“不内外因”等原因上进行分类。五邪中人、五志过极、五劳所伤都只是条件，而非必然致病。生物在自然界中生存，必然要与自然相适应，才会保持自身生命的相对稳定和种群的延续。不稳定的因素都属于发病原因，通常称为病因。但同样的病因不一定会导致同样的结果，如自然界中存在的各种“邪气”“疠气”，虽然处于这种环境发病的机会将增大，但不一定都会发病，正如《黄帝内经》（本篇简称《内经》）中说“正气存内，邪不可干”。既然有发病有不发病，那么怎样避免发病，就属于养生方面的问题了。《内经》提出“虚邪贼风，避之有时，恬惔虚无，真气从之，精神内守，病安从来”，《伤寒》提出“若人能养慎，不令邪风干忤经络，适中经络，未流传脏腑，即医治之；四肢才觉重滞，即导引、吐纳、针灸、膏摩，勿令九窍闭塞；更能无犯王法，禽兽灾伤；房室勿令竭乏，服食节其冷热苦酸辛甘，不遗形体有衰，病则无由入其腠理”，这些内容，从各个角度对预防发病做了阐述，也都是养生的内容。而对已经发病的情况，便是《伤寒》研究的重点。

从《伤寒》的发病学说可知，病因是发病的必要条件，但不是发病的充分条件，只有当条件必要且充分的情况下，才会发病。发病与不发病，是系统因素相互作用的结果。《伤寒》所研究的发病后的身体状态，是一个系统状态，所有病因都只是系统要素，以系统的方法来划分发病后的状态。系统分类就必然有特殊情况，特殊的情况在每个分类标准中，要先行划分出来，如“房室、金刃、虫兽所伤”就是特殊情况，需要特殊处理。《伤寒》中病因主要分为两大类：一类为“四肢九窍，血脉相传，壅塞不通，为外皮肤所中也”，称作伤寒，可源于各种原因，其中虽有五邪中人，有自身“内因”导致的病变趋向，还有因失治、误治引起的身体改变，但从属性上看均会引起“血脉相传，壅塞不通”，这是伤寒的典型表现；另一类为“经络受邪，入脏腑，为内所因”，称为杂病，脏腑受病，病情表现则相对稳定，从属性上归为杂病。

张仲景在《伤寒杂病论·序》中说“余宗族素多，向余二百。建安纪年以来，犹未十稔，其死亡者，三分有二，伤寒十居其七”，其中“十居其七”的伤寒，就是以此法分类而得出的数据。

（二）从治疗学上的属性分类

行内有句老话，“走马看伤寒，回头看痘疹”，意思就是伤寒、痘疹之类的疾病，变化迅速，医生刚刚开的药，马上就与病情不相适应了。所以，临床针对伤寒一类的疾病需要做到“见病知源”。

所谓“见病知源”，就是对一个病人当前的状态，能知根知底地把握，即病从何而来，将会怎样，当前最大的问题是什么，加重与减轻的因素有哪些，如何处理是正确的，如何处理是不恰当的等。这些才正是诊治伤寒的核心。

对于杂病的治疗，要遵循“见肝之病，知肝传脾，当先实脾”的原则，从发病学的分类可以看出，杂病相对于伤寒来说，病情稳定，治疗以调节各脏腑的关系为主，使脏腑协调，从而达到病愈的目的。

伤寒与杂病，治疗上还要注意的原则就是“急则治标，缓则治本”。急当救表或者救里，依据哪个问题对身体影响大来确定，即所谓“夫病痼疾加以卒病，当先治其卒病，后乃治其痼疾也”。

（三）从身体表现状态的属性分类

伤寒部分，有太阳病、阳明病、少阳病、太阴病、少阴病和厥阴病，现在习惯叫作三阳病、三阴病，或者叫作六经病。前面说过，《伤寒》是以系统的方法来把疾病分类的，除了特殊情况以外，分为了伤寒和杂病两大类疾病，伤寒部分也需要除外特殊情况，这里有两种特殊情况：一是有阴无阳的情况，死不治；一是“厥阳独行”，有阳无阴。两种情况都属于阴阳离绝，已经失去讨论的价值。伤寒在排除掉两种“不治”的情况后，剩下重点论述的六类内容，又可分为两大类，即“病有发热恶寒者，发于阳也；无热恶寒者，发于阴也”。

发于阳者，太阳，阳明，少阳；发于阴者，太阴，少阴，厥阴。

太阳病是最初出现的正气抗邪的表现，也是多数外感病的初期，以“脉浮，头项强痛而恶寒”为提纲，是临床最常见的发病情况。

阳明病为正邪交争的白热化状态。“胃家实”是一个大体的描述，除了大便干结不通的情况，也还有其他表现，重点表现为发热不恶寒、汗出、渴、脉大等。

少阳病属于正气不太足的情况下发病，正邪交争，往来寒热，休作有时，嘿嘿不欲饮食，以胃气不和为主。

太阴病已经进入阴病的范畴，为正气抵抗不足的状态。发热的可能性就不大了，所以只有手足自温，运化功能衰弱，所以腹满而吐，食不下，自利益甚，时腹自痛。这时如果再用下法来消除胀满，就行不通了，所以说“若下之，必胸下结硬”。胸下结硬，就是所说的“病发于阴而反下之，则为痞”。

“少阴之为病，脉微细，但欲寐也。”少阴病所表现出来的情况，对比太阴病来说，就不只是抵抗不足，而是不抵抗，所以手足冷、下利、脉微等，这些表现多数属于“阴病十八”的范畴。

厥阴病属于一种正气被攻陷后的状态，各处寒热不调、虚实不均，完全是一种混乱状态。

以上六病为典型的发病情况，非典型的情况还有很多。如“合病”“并病”“传经”“坏病”也是必须明白的。

同一种状态，受不同因素影响后，会有多种不同的表现，比如太阳病就有太阳中风、太阳伤寒、太阳风温、太阳痉湿暍病的不同。同样，阳明病也有正阳阳明、太阳阳明、少阳阳明的不同。其他各病亦然。

杂病的属性，则以脏腑受邪为主，表现为一种发病后相对稳定的状态。各病表现出来的寒热、虚实、润燥，也包括在属性中，在此不做详述。

伤寒与杂病，是同一个系统下的不同表现。两者虽然有属性上的不同，但两者之间会相互转化。比如一个初起发热、恶寒、身痛、脉浮紧的病人，饮食正常，不呕不渴，按上面的属性分类，就属于伤寒病发于阳的太阳伤寒表实证。发病几天后，恶寒发热缓解，身痛消失，出现咳嗽、咯痰，病状由阳病转为阴病，病的方向有从表向里的趋势。这时就处于伤寒与杂病的中间阶段。要是任其自然发展，会出现表证逐渐减轻直到消失，以咳嗽、咯痰、不渴为主要症状，这种状态会持续一段时间，表示病的属性已经转化为杂病。若此时再因意外而出现恶寒发热，病又属于伤寒了。从各阶段表现出来的特征性的"证"来说，先表现为麻黄汤证，中间过渡阶段则为小青龙汤证，后期则为苓甘五味姜辛汤证，这是临床最常见的情况。各种错综复杂的变化，就更为常见。

二、《伤寒》对病位的界定

"问曰：阳病十八，何谓也？师曰：头痛，项、腰、脊、臂、脚掣痛。阴病十八，何谓也？师曰：咳、上气、喘、哕、咽、肠鸣、胀满、心痛、拘急。五脏病各有十八，合为九十病。人又有六微，微有十八病，合为一百八痛，五劳、七伤、六极、妇人三十六病不在其中。"这段话对病发后身体所受影响的范围，做了一个大致的界定。

病位还包括表里、上下、三焦所属、脏腑、荣卫气血、整体与局部等方面。

（一）区分表里是治疗的基础

"病发于阳，而反下之，热入因作结胸；病发于阴，而反下之，因作痞。所以成结胸者，以下之太早故也。"

"太阳病，先发汗不解，而复下之，脉浮者不愈。浮为在外，而反下之，故令不愈。今脉浮，故在外，当须解外则愈，宜桂枝汤。"

"伤寒脉浮，发热无汗，其表不解者，不可与白虎汤。渴欲饮水，无表证者，白虎加人参汤主之。"

"伤寒，医下之，续得下利清谷不止，身疼痛者，急当救里；后身疼痛，清便自调者，急当救表。"

"病发热，头痛，脉反沉，若不差，身体疼痛，当救其里，宜四逆汤。"

"病人脉浮者在前，其病在表；浮者在后，其病在里，腰痛背强不能行，必短气而极也。"

“黄疸腹满，小便不利而赤，自汗出，此为表和里实，当下之，宜大黄硝石汤。”

（二）就上下而言，也各有侧重

“伤寒胸中有热，胃中有邪气，腹中痛，欲呕吐者，黄连汤主之。”说的就是上下各部的病状不同。

“伤寒六七日，大下后，寸脉沉而迟，手足厥逆，下部脉不至，喉咽不利，唾脓血，泄利不止者，为难治，麻黄升麻汤主之。”

“狐惑之为病……蚀于上部则声嘎，甘草泻心汤主之。蚀于下部，则咽干，苦参汤洗之。”

（三）三焦也属于上下的不同

“伤寒服汤药，下利不止，心下痞硬。服泻心汤已，复以他药下之，利不止，医以理中与之，利益甚。理中者，理中焦，此利在下焦，赤石脂禹余粮汤主之。”

“食谷欲呕者，属阳明也，吴茱萸汤主之；得汤反剧者，属上焦也。”

（四）荣卫气血，也是必须考查的病位

“太阳病，发热，汗出者，此为荣弱卫强，故使汗出。”

“病常自汗出者，此为荣气和，荣气和者，外不谐，以卫气不共荣气谐和故尔。以荣行脉中，卫行脉外。复发其汗，荣卫和则愈。宜桂枝汤。”

“太阳病，身黄，脉沉结，少腹硬，小便不利者，为无血也。小便自利，其人如狂者，血证谛也。抵当汤主之。”

“妇人中风，七八日续得寒热，发作有时，经水适断者，此为热入血室，其血必结。”

“寸口脉迟而涩，迟则为寒，涩为血不足。趺阳脉微而迟，微则为气，迟则为寒。寒气不足，则手足逆冷；手足逆冷则营卫不利；营卫不利，则腹满肠鸣相逐，气转膀胱，荣卫俱劳；阳气不通即身冷，阴气不通即骨疼；阳前通则恶寒，阴前通则痹不仁；阴阳相得，其气乃行，大气一转，其气乃散；实则失气，虚则遗尿，名曰气分。”

“少阳脉卑，少阴脉细，男子则小便不利，妇人则经水不通，经为血，血不利则为水，名曰血分。”

（五）就整体与局部而言，关注整体的系统性，又注重局部对整体的影响

“伤寒五六日，呕而发热者，柴胡汤证具，而以他药下之，柴胡证仍在者，复与柴胡汤。此虽已下之，不为逆，必蒸蒸而振，却发热汗出而解。若心下满而硬痛者，此为结胸也，大陷胸汤主之。但满而不痛者，此为痞，柴胡不中与之，宜半夏泻心汤。”

“伤寒，医以丸药大下之，身热不去，微烦者，栀子干姜汤主之。凡用栀子汤，病人旧微溏者，不可与服之。”

三、《伤寒》对病向的论述

无论伤寒还是杂病，病的由来均有缘由有过程，病情的变化是常态，而稳定是相对的。特别是伤寒，相对于杂病来说，变化更快。疾病可以从变化的速度上来归类，变化速度快的，都可以按伤寒的标准来看，古人有一种说法“伤寒可以钤百病”，就是这个意思。不能把握病的变化方向，治疗就会出现“走马看伤寒”的问题，即不能预知下一步会怎样，用药也就难找到依据，并且没有侧重点。《伤寒杂病论·序》中载有“庶可以见病知源”，这个见病知源，就是要能预知病变的方向，看准它的变化趋势，病情是动态的病情，诊治也必须是在动态当中的诊治。《伤寒杂病论·序》中说：“感往昔之沦丧，伤横夭之莫救，乃勤求古训，博采众方，撰用《素问》《九卷》《八十一难》《阴阳大论》《胎胪药录》并《平脉辨证》，为《伤寒杂病论》，合十六卷。虽未能尽愈诸病，庶可以见病知源。若能寻余所集，思过半矣。”见病知源，是《伤寒》的思想精髓，也是“治未病”思想在伤寒辨证中的具体体现。

“伤寒一日，太阳受之，脉若静者，为不传；颇欲吐，若躁烦，脉数急者，为传也”，是从病情的自然变化中对发展趋势的把握。

“伤寒二三日，阳明、少阳证不见者，为不传也”，是从病程的时间中找变化规律。

"太阳病，头痛至七日以上自愈者，以行其经尽故也。若欲作再经者，针足阳明，使经不传则愈"，是针对变化规律而采取的应对措施。

"伤寒表不解，心下有水气，干呕发热而咳，或渴，或利，或噎，或小便不利、少腹满，或喘者，小青龙汤主之。"病的自然进程中，会有多种不同的表现，提示对或许出现的问题，要有预见性。凡事预则立，不预则废。

"问曰：恶寒何故自罢？答曰：阳明居中，土也，万物所归，无所复传，始虽恶寒，二日自止，此为阳明病也。"这是对阳明病的进程规律进行总结。

"太阳病，或已发热，或未发热，必恶寒，体痛，呕逆，脉阴阳俱紧者，名为伤寒。"已发热为已经出现的发热，未发热是将要出现的发热。如果因为暂时还没发热，就断定不会发热，必然应对起来就没有主张了。千丈之堤，以蝼蚁之穴溃；百尺之室，以突隙之烟焚。岂可因微而不慎哉？

"伤寒脉浮滑，此表有热，里有寒，白虎汤主之"，与另一条"伤寒，脉滑而厥者，里有热，白虎汤主之"看似矛盾，实则相通。这里先不论病性分属何处，"里有寒"在前一条只是一个表象，是暂时的，病情的变化结果也是"里有热"，是通过预先对病向的分析做出的判断。正是有了这样的判断，才不会"先机失所豫，临事徒嗟叹"。

"太阳病三日，已发汗，若吐、若下、若温针，仍不解者，此为坏病，桂枝不中与之也。观其脉证，知犯何逆，随证治之。桂枝本为解肌，若其人脉浮紧，发热，汗不出者，不可与之也。常须识此，勿令误也。"此条论述了治疗对病情变化趋势的影响，误治后成为坏病的，病变的方向就极为复杂，各方面因素相互作用复杂了，就不能以常理来推测病情的进展方向，而要观其脉证，详细诊断，知道问题出在哪里以后，再做处理。后面桂枝汤误用于麻黄汤证的情况，只是举例说明。

"伤寒发热四日，厥反三日，复热四日，厥少热多者，其病当愈。四日至七日，热不除者，必便脓血。伤寒厥四日，热反三日，复厥五日，其病为进。寒多热少，阳气退，故为进也。伤寒六七日，脉微，手足厥冷，烦躁，灸厥阴，厥不还者，死。伤寒发热，下利厥逆，躁不得卧者，死。伤寒发热，下利至甚，厥不止者，死。伤寒六七日，不利，便发热而利，其人汗出不止者，死。有阴无阳故也。伤寒五六日，不结胸，腹濡，脉虚复厥者，不可下。此亡血，下之死。发热而厥，七日下利者，为难治。”通过对不同的变化进行对比，可以分析病情发展的可能性，对预后做出判断。

“咳逆倚息不得卧，小青龙汤主之。青龙汤下已，多唾，口燥，寸脉沉，尺脉微，手足厥逆，气从少腹上冲胸咽，手足痹，其面翕热如醉状，因复下流阴股，小便难，时复冒者，与茯苓桂枝五味甘草汤，治其气冲。冲气即低，而反更咳，胸满者，用苓桂五味甘草汤去桂，加干姜、细辛，以治其咳满。咳满即止，而更复渴，冲气复发者，以细辛、干姜为热药也。服之当遂渴，而渴反止者，为支饮也。支饮者，法当冒，冒者必呕，呕者复内半夏以去其水，茯苓桂枝五味甘草汤去甘草桂枝加细辛干姜半夏汤主之。水去呕止，其人形肿者，加杏仁主之。其证应内麻黄，以其人遂痹，故不内之。若逆而内之者必厥。所以然者，以其人血虚，麻黄发其阳故也。若面热如醉，此为胃热上冲熏其面，加大黄以利之。”这段原文说的是病从伤寒的相对不稳定状态，转入了状态相对稳定的杂病，治疗对病情的变化趋势起至关重要的作用。同时，根据药后的见证，相机而处，采取不同的措施治疗，并且警告后人药物的加减要有依据，无依据加减药物将导致病朝新的不良预期方向发展。这里也提示既要有原则性，也要有灵活性，原则性与灵活性要统一。

见病知源，在伤寒中尤为重要，在杂病中则体现为脏腑关系的协调上。

“问曰：上工治未病，何也？师曰：夫治未病者，见肝之病，知肝传脾，当先实脾，四季脾旺不受邪，即勿补之。中工不晓相传，见肝之病，不解实脾，惟治肝也。”这是通过举例来说明协调各脏腑关系，是治疗杂病的一个重要方法。而这里说的“治未病”，是要让读者明白系统思维的方法才是“上工”的手法。《孙子兵法》有云：“夫未战而庙算胜者，得算多也；未战而庙算不胜者，得算少也。多算胜，少算不胜，而况于无算乎？”周全的考虑，才可以打胜仗，只着眼于一脏一腑，则无异于管中窥豹。过去开展的灭鼠运动，看到老鼠多了，就采用各种人为的办法灭鼠，最典型的就是用老鼠药毒死老鼠，结果适得其反，老鼠越来越多，而老鼠的天敌越来越少，自然界中许多生物深受其害，当然人也未能幸免。一种没经过系统思维就做出的决定，绝非上工所为。

“上工治未病”体现在疾病的具体辨治当中，重点就是对“向”的把握，对趋势的重视，归纳起来就是见病知源，从动态中诊断，对当前的病情要知根知底，清楚来龙去脉，把握病情的变化趋势。同时也为治疗提供一种有预见性的思路，不是以证套方，而是在预知病变趋势的情况下，先机而发，阻止病情向不良的方向发展，并最终使病向愈。

见病知源要有一套系统的预案，不能等出现了问题才找应对措施。渴而穿井，斗而铸锥，不亦晚乎？其安易持，其未兆易谋。其脆易泮，其微易散。为之于未有，治之于未乱。

《伤寒杂病论·序》中说："夫天布五行，以运万类；人禀五常，以有五脏。经络府俞，阴阳会通；玄冥幽微，变化难极。"变化难极，难就难在对于病的发展变化趋势不容易把握。我们非才高识妙，能思过半吗？

四、《伤寒》对量的把握

量，指的就是程度的轻重，影响的大小。"夫脉当取太过不及，非独脉也，余皆仿此"，太过不及总从"病"看，其实"病"也是对比出来的，用常人、常态的状态来做对比，才会有病人、病态。健康→亚健康→病，都是用程度来区分。人体出现发热，也是区别于正常体温，恒温动物体温高于平常了，就属于发热。但提到脉浮，多少才算浮，浮到什么程度，这是量的问题。脉诊说肥人责浮，瘦人责沉，也是从常态来做对比。病的程度，一般以四诊得来的"大略数据"为准。中医不去计算精细的数值，但量上是有区别的，轻重不一的病不可能用一样剂量的药，都是一种模糊控制。影响量的因素有许多，诊断上以病情的轻重、正邪双方的强弱为主，治疗上以干预量为主。影响量的因素，包括年龄、性别、身形、环境、饮食、形志苦乐、气候等。因为影响因素众多，难以准确把握，所以说量是中医的不传之秘。

与量有关的内容，是最复杂的内容。诊断时也许对表现出来的性质容易判断，但对表现出来的量的多少则难以把握。比如恶寒，有微恶寒、恶寒、寒战，程度就有区别。比如痛，有微痛、时痛、烦痛、掣痛、绞痛、冒昧不知痛处、痛不可近、痛如被杖、按之痛、痛而按之不痛等等。程度上的区别和把握，往往与经验有关，也和诊断的细致与粗略有直接关系。《伤寒杂病论·序》中就提到"观今之医，不念思求经旨，以演其所知；各承家技，始终顺旧；省病问疾，务在口给；相对斯须，便处汤药；按寸不及尺，握手不及足；人迎、趺阳，三部不参；动数发息，不满五十；短期未知决诊，九候曾无仿佛；明堂阙庭，尽不见察，所谓窥管而已。夫欲视死别生，实为难矣！”

治疗时对量的把握，对医者是一个考验。比如针灸，取穴多少，针入多少，针时多久，都有量的区别。《灵枢·官针》曰：“九针之宜，各有所为，长、短、大、小，各有所施也。不得其用，病弗能移。疾浅针深，内伤良肉，皮肤为痈；病深针浅，病气不泻，支为大脓。病小针大，气泻太甚，疾必为害；病大针小，气不泄泻，亦复为败。失针之宜。大者泻，小者不移。”刺之深浅，灸之壮数，均需详审。

用药也是同样道理，病情轻重不同，药量也要与其相宜。老年人五脏皆衰，汗吐下法会重伤正气；小儿脏腑轻灵娇嫩，体质易变，应春气之生发，用药讲究短频快。小青龙加石膏汤条文后有“强人服一升，羸者减之，日三服，小儿服四合”。妇人有经、带、胎、产，诊治必须考虑到相关的问题，前面说的“阳病十八”“阴病十八”还不包括“妇人三十六病”，原因就是妇女有其特殊性。人的体重也与药量密切相关，两个年龄相同的人，体重 40 公斤的人用药不可能与体重 80 公斤的人相同。“强人”“羸者”当区别用药。前面说过诊脉时肥人责浮、瘦人责沉，人们还经常说胖人多痰，瘦人多火，所以胖瘦对诊治的影响也相当大。《灵枢·口问》中提到“夫百病之始生也，皆生于风雨寒暑，阴阳喜怒，饮食居处”，说明体质的形成、病的出现，与环境有直接或者间接关系，也是不得不考虑的因素，生活环境和习惯的不同，会导致人体出现不同的偏差，用药则要顾及可能的偏差，“酒客不喜甘”就是一个典型的例子。“尊荣人，骨弱肌肤盛”“强人”“瘦人”“素盛今瘦”都与这些因素的长期作用有关。形志苦乐，与病的发生和变化关系也相当密切。天气原因的相关性就更大，无论诊断还是治疗，都应考虑天气因素。生理上，“天布五行，以运万类。人禀五常，以有五脏”。诊脉有春弦秋浮、冬沉夏洪的区别。用药方面，比如发汗方，天寒地冻用发汗药，则需要加大剂量，还需要温服或者能耐受时热饮，同时还要温覆促汗，不然就可能前功尽弃，如桂枝汤服后还需要“啜热稀粥一升余，以助药力”。

病情的轻重，对量的影响最为直接。“太阳之为病，脉浮，头项强痛而恶寒”“太阳中风，阳浮而阴弱。阳浮者，热自发；阴弱者，汗自出。啬啬恶寒，淅淅恶风，翕翕发热，鼻鸣干呕者，桂枝汤主之”“太阳病，项背强几几，反汗出恶风者，桂枝加葛根汤主之”“太阳病，其证备，身体强几几，然脉反沉迟，此为痉，栝蒌桂枝汤主之”，都是太阳病，都有头项强痛，但病从单纯的头项强痛，到痉病的身体强几几，程度上就有明显的差别，药随证变，方随法出，故用不同的方法治疗。“阳明病，潮热，大便微硬者，可与大承气汤，不硬者，不可与之。若不大便六七日，恐有燥屎，欲知之法，少与小承气汤，汤入腹中，转矢气者，此有燥屎也，乃可攻之。若不转矢气者，此但初头硬，后必溏，不可攻之，攻之必胀满不能食也。欲饮水者，与水则哕。其后发热者，必大便复硬而少也，以小承气汤和之。不转矢气者，慎不可攻也。”病情类似，不同的程度，方药的选择和使用方法也可能不同，必须有法可依，有章可循。

药量的多少，还与用法有关，同样的方药，用法不同，可以产生不同的结果。桂枝汤方后有详细的记载：“适寒温，服一升。服已，须臾啜热稀粥一升余，以助药力。温覆令一时许，遍身漐漐微似有汗者益佳，不可令如水流漓，病必不除。若一服汗出病差，停后服，不必尽剂。若不汗，更服依前法。又不汗，后服小促其间，半日许，令三服尽。若病重者，一日一夜服，周时观之。服一剂尽，病证犹在者，更作服。若不汗出，乃服至二三剂。”这种依据药后病情的变化而调整剂量的做法，也是临床必不可少的。急救用药，如“以水三升煮取一升，去滓顿服”，是考虑多用则反生他变的情况。得吐止后服，得下止后服，则是吐下类药的一个用药法则。刺激性大的药，例如当归四逆加吴茱萸生姜汤，则分为五服，而病特殊又不能这样服用的，比如黄连汤，则采用昼三夜二的方法服用，或者还可以改为少量频服，才不致因一次服用量过多而吐掉，又能让药力接续，小儿用药也多采用这种方法。除了汤剂，其他剂型的选择也与量有关，同样是综合考虑而采用的恰当方式。

说到量，一个不能回避的问题就是剂量，关于剂量有很多种说法，此处需要提醒的一点是药材的质量会严重影响到处方中药物使用的剂量。过去用的中药，与现在所用的可能品质完全不同。过去的药材虽然品种和产地的影响大，但同一产地的同品种药材质量相对稳定，现今的药材则不然。这方面的研究相当多，就不过多讨论了。

量，程度和数量，是分析和解决任何问题都必不可少的环节。用药如用兵，《孙子兵法》有云："用兵之法，十则围之，五则攻之，倍则分之，敌则能战之，少则能逃之，不若则能避之。"一个恰到好处的量，是治疗时精确控制的前提，量虽然"不传"，但必须面对，并尽量接近最恰当。

五、《伤寒》对"和"的理解

辨证也好，治疗也好，最终目的归结起来就是一个字——和。没有和，所有努力都是盲目的，一切均为空谈。这就像用兵，不能取胜，就还不如不用兵。没有和，就失去了辨证的意义。和，是医患共同的期待，是医事的最终目的，是我们的原始动力，也是所追求的终极目标。前面的性、位、向、量，都是为和服务的，和是综合了性、位、向、量后才有的结果。

尽愈诸病，说来只能是一种理想境界，人力有限，这样的理想毕竟是不可能实现的，退而求其次，则要见病知源。

和，为向愈之机，作为一个目标，也必然有截然不同的情况，病有能和的，有不能和的，有自和的，有药后而向和的。不能和的与能自和的，属于特殊情况。不能和的，治疗无意义，比如"厥阳独行"的情况，比如见绝脉，脉脱入脏者，比如"病者痿黄，躁而不渴，胸中寒实而利不止者""结胸证悉具，烦躁者""直视谵语，喘满者死，下利者亦死""吐血，咳逆上气，其脉数而有热，不得卧者""少阴病，四逆，恶寒而身蜷，脉不至，不烦而躁者"等等情况。能自和的，治疗则没必要，阴阳自和者，必自愈。治疗的目的无非是通过人为的干扰，使有向愈之机的病向着我们预期的良性方向发展，最终向和。"若五脏元真通畅，人即安和。"和，说起来容易做起来难，气有多少，病有盛衰；治有缓急，方有大小；气有高下，病有新久；证有中外，治有轻重；正反逆从，标本缓急；奇偶远近，润燥滑涩；有毒无毒，气味厚薄；玄冥幽微，变化难极。

（一）和，有不同的水平

生长壮老已，是人生的自然规律，身体处在不同的阶段，健康水平是不同的，同一阶段的不同个体，健康水平也各不相同。这种不同水平上的健康状态，区别于发病后的状态，就是相对的和。神色形态的常态化，是治疗的目标状态。这个目标是以系统稳定为基础的状态，会有不同的水平和层次。机体如果处于一个高水平的稳定状态，缓冲力大，各种因素的影响相对较小，换句话说，就是适应性更强。若机体处于一个低水平的状态，整体的缓冲力就相对较小，稳定性差，容易受各种因素影响而发生失稳，在致病因素的量相同的情况下，处于低水平状态的人就更容易发病。发病后也是这样，详细情况仍然从前面的性、位、向、量方面先做分析。这里再次引用《孙子兵法》的内容——“子曰：夫用兵之法，全国为上，破国次之；全军为上，破军次之；全旅为上，破旅次之；全卒为上，破卒次之；全伍为上，破伍次之。是故百战百胜，非善之善者也；不战而屈人之兵，善之善者也。”

（二）和，与正邪的多少关系密切

正盛邪微，病易向愈；正邪相当，则病会持续。正邪均强，则易进入白热化状态。正邪均弱，则正虚邪恋，病程迁延。这只是从对比现状来分析。前面我们说过，病程是一个动态的、不完全稳定的状态，所以正邪双方会在这个过程中发生变化，邪去正安，则病向愈，这也是治疗的目的，没有这种变化，就谈不上治疗。正不胜邪，则病向坏的方向发展，这是急需纠正和干预的。邪去正虚，也是临床常见的情况，这种状态就处在一个低水平的安和状态，一方面要避免和消除再致发病的因素，另一方面要加强正气的维护，调理和保养是主要的，要防止病情反复。劳复、食复、其他方面不注意引起反复，也是常有的。

（三）和，在于身体对变化的适应性

邪的多少，还并不是起决定性作用的，身体的适应性更为重要。生存在地球上的生物，都要与自然界相适应，适者生存，不适者被淘汰。当各种影响因素成了发病的充分条件时，人就病了。但当身体适应了这种变化后，邪将不再作为邪来对待，身体适应了，就趋向平和的状态。“《大要》曰：谨守病机，各司其属，有者求之，无者求之，盛者责之，虚者责之，

盛者泻之，虚则补之。必先五胜，疏其血气，令其调达，而致和平，此之谓也。”病机，为发病的机制，身体自然的调节也好，或者通过外来的干扰也好，只要掌控了发病的机制，脏腑气血调和，就能从病向和。从一定意义来说，完全针对病因的治疗，并不是中医治疗的全部，调整身体自身功能，适应当前的变化，尤为重要。

（四）从病向和，有不同的方式

“凡病，若发汗，若吐，若下，若亡血，亡津液，阴阳自和者，必自愈。”邪气有出路，正气恢复，邪去正安，病就自愈了。前面说过，和是一种系统的稳态，系统各因素相对的稳定和协调，是和的前提条件。“若发汗，若吐，若下，若亡血，亡津液”是致和的手段和方式，这里所说的手段和方式，并不是平均主义，而是一种平衡关系。通常所说的补虚泻实，为一种直截了当的干预，目的是期病向和，这也是一种基本措施，针对不复杂的情况，可以采用这种直截了当的方式。对于复杂的情况，要见病知源，见肝之病而实脾，相对于前面的补虚泻实来说，则为更高级的治疗措施。“太阳中风，阳浮而阴弱。阳浮者，热自发；阴弱者，汗自出。啬啬恶寒，淅淅恶风，翕翕发热，鼻鸣干呕者，桂枝汤主之”，有汗而再用桂枝汤发汗，其目的是平衡荣卫。“病常自汗出者，此为荣气和，荣气和者，外不谐，以卫气不共荣气谐和故尔。以荣行脉中，卫行脉外。复发其汗，荣卫和则愈。宜桂枝汤。”此条就更容易看出，桂枝汤以平衡荣卫、协调气血、致阴平阳秘为目的，而以发汗为手段。“太阳病，头痛，发热，身疼，腰痛，骨节疼痛，恶风，无汗而喘者，麻黄汤主之。”此处的问题则与桂枝汤不同，无汗而喘，则壅塞严重，发汗既是手段也是目的，只有出汗了，表才能和，病才能解。正常的出汗，是身体功能正常的表现。“太阳中风，脉浮紧，无汗，发热，身疼痛，不汗出而烦躁者，大青龙汤主之。”这条也是通过发汗来解决问题，但此条病情最严重的问题就是汗不出而烦躁，太阳病中风与伤寒合邪致病，病情严重，病自四肢九窍而来，血脉相传后，出现严重的壅塞不通，不发汗的话，病情将进一步恶化，将郁闷烦乱，表里不通，阴阳离决。所以此处发汗几乎成了治疗的目的，岐伯曰“脉盛、皮热、腹胀、前后不通、闷瞀，此谓五实”。亢则害，承乃制。制则生化，害则败乱。之所以要用大青龙汤这样的重剂，完全是基于性位向量方面系统考虑后的和法。刑乱国用重典，情非得已而为之也。如果此种情形下，还只是小剂轻投，无异于杯水车薪，有隔岸观火之嫌，不仁之至也，非王道也。当然也并不是说一味地用重剂才叫王道，就大青龙汤来说，取微似汗最佳，微似汗时，表气就已经和了。汗出多者，温粉扑之。一服汗者，停后服。若复服，汗多亡阳遂虚，恶风烦躁不得眠，则又矫枉过正了（“若脉微弱，汗出恶风者，不可服之”，此属话外之议）。

（五）从病向和，有不同的过程

“风家，表解而不了了者，十二日愈。”此为表解后，仍然还有小问题，需要假以时日，才会完全康复。

“太阳病，脉浮紧，发热身无汗，自衄者愈。”此为能自和而又需要通过一定的渠道来实现。

“脉浮数者，法当汗出而愈。若下之，身重心悸者，不可发汗，当自汗出乃解。所以然者，尺中脉微，此里虚。须表里实，津液自和，便自汗出愈。”此为误治后尚有自愈可能的情况，需等表里实而津液自和。

“病人脏无他病，时发热，自汗出而不愈者，此为卫气不和也。先其时发汗则愈，宜桂枝汤。”此为不能自和者，通过先其时发汗的方法，使病情因外来的干预而失去其原有的规律，达到病愈的目的。

“下利已差，至其年月日时复发者，以病不尽故也，当下之，宜大承气汤。”此条与上面的方法类似。

表未解者先解表，但也有解表不得法而出现小问题的情况。“太阳病，发汗后，大汗出，胃中干，烦躁不得眠，欲得饮水者，少少与饮之，令胃气和则愈。”这种情况通过饮食调理而后愈。

“服桂枝汤，或下之，仍头项强痛，翕翕发热，无汗，心下满，微痛，小便不利者，桂枝去桂加茯苓白术汤主之。”通过汗下后病不愈的，一定有原因，或为“风湿相抟，一身尽疼痛，法当汗出而解，值天阴雨不止，医云此可发汗，汗之病不愈者，何也？盖发其汗，汗大出者，但风气去，湿气在，是故不愈也。若治风湿者，发其汗，但微微似欲出汗者，风湿俱去也”，此处为湿气不因汗下解，则用利小便的方法使之向愈。

服桂枝汤后，“遍身漐漐微似有汗者益佳，不可令如水流漓，病必不除。若一服汗出病差，停后服，不必尽剂。若不汗，更服依前法。又不汗，后服小促其间，半日许，令三服尽。若病重者，一日一夜服，周时观之。服一剂尽，病证犹在者，更作服。若不汗出，乃服至二三剂。”病的轻重不一，用药后反应也不一，在有效病减而又未痊愈的情况下，需根据实际情况调整用药。同样是在服桂枝汤后，“服桂枝汤，大汗出，脉洪大者，与桂枝汤，如前法。若形似疟，一日再发者，汗出必解，宜桂枝二麻黄一汤”与“大汗出后，大烦渴不解，脉洪大者，白虎加人参汤主之”这两条，都因为大汗出而出现变证，其中前一条脉洪大而无大烦渴不解，病仍然有向表而解的趋势，还用桂枝汤复服，形似疟，一日再发者，则用桂枝二麻黄一汤；后一条则病传向了阳明，非桂枝汤可以再用的情况了。

发汗，以“遍身漐漐微似有汗者益佳”，不可太过，也不可不及。太过则亡阳遂虚，不及则病不愈，或者转变为其他，即“本太阳初得病时，发其汗，汗先出不彻，因转属阳明也。伤寒发热无汗，呕不能食，而反汗出濈濈然者，是转属阳明也”“二阳并病，太阳初得病时，发其汗，汗先出不彻，因转属阳明，续自微汗出，不恶寒。若太阳病证不罢者，不可下，下之为逆，如此可小发汗。设面色缘缘正赤者，阳气怫郁在表，当解之、熏之。若发汗不彻，不足言，阳气怫郁不得越，当汗不汗，其人烦躁，不知痛处，乍在腹中，乍在四肢，按之不可得，其人短气，但坐以汗出不彻故也，更发汗则愈。何以知汗出不彻？以脉涩，故知也”。

病的轻重，在用药后还需要再观察，如“膈间支饮，其人喘满，心下痞坚，面色黧黑，其脉沉紧，得之数十日，医吐下之不愈，木防己汤主之。虚者即愈，实者三日复发，复与不愈者，宜木防己汤去石膏加茯苓芒硝汤主之”，医吐下之不愈，一方面说明吐下治不得法，另一方面也说明病的难治，用木防己汤后，病情轻的没问题了，但病情重的还会复发，也说明了此病的复杂性，诊治的过程也必然复杂。

（六）向愈，有不同步骤

“夫病痼疾，加以卒病，当先治其卒病，后乃治其痼疾也”，如“伤寒，医下之，续得下利，清谷不止，身疼痛者，急当救里；后身疼痛，清便自调者，急当救表。救里宜四逆汤，救表宜桂枝汤”。急则治其标，缓则治其本，这是诊治顺序的大原则。同时，治疗还要本着先表后里的顺序，如原文中所说“本发汗，而复下之，此为逆也；若先发汗，治不为逆。本先下之，而反汗之，为逆；若先下之，治不为逆”。

“伤寒脉浮，发热无汗，其表不解，不可与白虎汤。渴欲饮水，无表证者，白虎加人参汤主之。”在这种自然的病程当中，病有从表解的可能性，就必先解表，否则为逆。

“汗出谵语者，以有燥屎在胃中，此为风也。须下之，过经乃可下之。下之若早，语言必乱，以表虚里实故也。”即使有当下的情况，用下法也得注意时机，下之若早，语言必乱也。

治疗的顺序，并不是一成不变的，需要灵活对待，若能兼治的情况下，可以兼治。“伤寒表不解，心下有水气，干呕，发热而咳，或渴，或利，或噎，或小便不利、少腹满，或喘者，小青龙汤主之。”这就属于兼治的情况，兼治与分治，都有法可依。兼要兼利，相兼的问题在治疗时不能因此而趋向严重或者恶化，这是前提。

对于误治，药后会导致新的问题出现。“伤寒大下后，复发汗，心下痞，恶寒者，表未解也，不可攻痞，当先解表，表解乃可攻痞。解表宜桂枝汤，攻痞宜大黄黄连泻心汤。”对于“病发于阳而反下之，热入，因作结胸；病发于阴而反下之，因作痞也”这种情况，治疗也得有据可循，有法可依。

对于有典型表现的病证，在对“性、位、向、量、和”各方面把握比较清楚的时候，医者会形成一种直觉，如“伤寒中风，有柴胡证，但见一证便是，不必悉具”“诸病在脏，欲攻之，当随其所得而攻之，如渴者，与猪苓汤。余皆仿此”。

《伤寒杂病论》是祖先留给我们的宝贵遗产，笔者认为此书是中医临床证治的巅峰之作，现存的内容虽然残缺不全，但基本能让人从中领略到仲圣的思想方法。其中既有原则需要遵循，也有灵活性能开启后学智慧，是中医临床的指路明灯。无繁杂的说理，有朴实的教诲。全书用最直白的语言写就，通读全文后，有如醍醐灌顶，浑然一体，通俗中见斑斓，平实里藏玄机。但毕竟成书年代久远，加之残缺不全，曲高而和寡在所难免，作为一部经典之作，如果置若罔闻，不只是中医的悲哀，也是民族的悲哀。我们要静下心来重视经典，用心读，读出作者的本意来。

性、位、向、量、和，不仅可以视为开启学习《伤寒杂病论》的钥匙、临床诊治的具体规矩，同时也能作为衡量辨证水平高低的标尺。

合抱之木，生于毫末；九层之台，起于累土；千里之行，始于足下。借用此话，与诸同道共勉！

论“六经钤百病”

张立山

论及《伤寒论》很难回避六经的问题，历代学者对六经的实质各执一词，有以标本气化立论者，有以脏腑经络立论者，有六经地面学说，有六经阶段学说，诸家之说各有依据。百家争鸣有利于学术发展，笔者认为可以根据自己的判断学习某一类为好，同时可以兼收别家所长。比如以脏腑经络解释六经有其长处，记得山西学者赵明锐在其著作中论述治疗肢体偏侧疾病按少阳经部位而选择柴胡汤。笔者在临床也曾遇一患者右侧大腿外侧麻木，舌苔黄腻，据此断为少阳湿热，经治疗后症状全无，然此患者典型少阳见证不多，而参考经络辨证从少阳论治取效。当然也有采用六经八纲辨证一目了然，而用脏腑辨证不清的患者。因此笔者觉得各家要彼此学习借鉴，这样更有利于提高临床水平。

有些偏爱《伤寒论》的学者想以六经辨证统摄所有疾病，提出“六经钤百病”之说。笔者觉得理论上也许可能，但实践中未必是一种好的方法。毕竟在中医学发展过程中产生了六经辨证、脏腑辨证、气血津液辨证、卫气营血辨证、三焦辨证等诸多辨证方法，各自有其丰富的内涵以及适用范围，各有优势也有不足，倘若用一种方法统一起来，难免会有牵强附会之感。各种辨证方法都是人们在临床实践的基础上产生的建构模式，与人体实际都有差距，难说哪一种辨证方式是完美的，因此笔者认为“六经钤百病”之说不可提得太过，能用六经辨证固然好，用其他辨证方法能有效指导临床也好。笔者认为，在多种六经辨证方法中，以胡希恕老师之“六经八纲理论”于临床较为切合，且简洁易懂，颇为实用。下面就六经与方证的一些问题进行探讨。

一、太阳病为何是表阳证

太阳病既然是表阳证，为何反而用桂枝汤、麻黄汤等辛温之药？感受寒邪，为何仍属阳？其实胡希恕老师早就说过，阴即阴性，阳即阳性。人体得了病，必定影响人体的功能。首先是代谢功能的改变，这种改变不是较正常太过就是不及。如其太过，则病体要有亢进的、发扬的、兴奋的、太过的病症表现出来，这类太过的病症，即称为阳证；如其不及，则病体也要有衰退的、消沉的、抑制的、不及的病症表现出来，这类不及的病症，便称为阴证。所以，疾病虽然复杂多变，但概言其为证，不属于阴，便属于阳。太阳病人体感受外邪，正气充沛，与邪气交争于肌表，当属阳证，与少阴之恶寒、但欲寐、正气不足之阴证显然有别。

太阳病分为表实与表虚，那会不会有不虚不实呢？笔者以为，以虚实概念而论，"邪气盛则实，精气夺则虚"，不虚则精气充足，不实则邪气不盛，若此当为平人而无病，所以探讨不虚不实意义不大。

二、虚热证归属哪一经

对于里实热证归属阳明，里虚寒证归属太阴，学界基本达成共识，但虚热证到底归属哪一经呢？笔者赞同胡希恕老师的观点，即虚而热者归阳，则里虚热证归属阳明。试观阳明证从白虎加人参汤即已有津液虚的存在，到竹叶石膏汤，津液愈虚，津血虚既是里热的结果，也成为里热的病因，因此将虚热归为阳明较为合理。可能有学者会认为，既然有里虚热，当有里实寒，里虚热归属阳明，里实寒当归属太阴。个人以为，里实寒确实存在，此所谓实，当为寒邪、水饮、寒湿、瘀血之类，乃因太阴里虚所致。我们通常所说太阴里虚，是指人虚，正如《黄帝内经》所言"精气夺则虚"，而因此导致的水饮、瘀血、寒湿等确为实邪，从病邪角度看，可称为里实寒。大黄附子汤常被作为治疗里实寒之方，该方有大黄之寒下，但伍以附子、细辛温补，既温太阴，又有下阳明之胃家实，故当属太阴阳明合病之方。

三、常见伤寒方六经归属

太阳病：麻黄汤、桂枝汤、桂枝加黄芪汤、桂枝加桂汤、桂枝加厚朴杏子汤、麻杏苡甘汤、麻黄加术汤、防己黄芪汤、防己茯苓汤。

阳明病：白虎汤、白虎加人参汤、竹叶石膏汤、葛根芩连汤、大承气汤、小承气汤、调胃承气汤、大陷胸汤、大陷胸丸、甘遂半夏汤、己椒苈黄丸、桃核承气汤、下瘀血汤、大黄牡丹皮汤、茵陈蒿汤、栀子柏皮汤、白头翁汤、苇茎汤、黄连阿胶汤、麦门冬汤、栀子豉汤、栀子生姜豉汤、栀子厚朴汤、栀子大黄汤、枳实栀子豉汤、瓜蒂散、猪苓汤、薏苡附子败酱散、葶苈大枣泻肺汤、小陷胸汤、当归贝母苦参丸、薏苡附子败酱散、厚朴大黄汤。

少阳病：小柴胡汤、甘草汤、桔梗汤、猪肤汤、黄芩汤、奔豚汤。

太阴病：理中丸、人参汤、四逆汤、通脉四逆汤、通脉四逆加猪胆汁汤、干姜附子汤、赤丸、甘草干姜汤、桂枝甘草汤、茯苓四逆汤、苓桂术甘汤、吴茱萸汤、大建中汤、橘皮汤、橘皮竹茹汤、温经汤、桂枝茯苓丸、胶艾汤、当归芍药散、大黄附子汤、小半夏汤、泽泻汤、半夏干姜散、厚姜半甘参汤、小半夏加茯苓汤、旋覆代赭汤、茯苓泽泻汤、甘姜苓术汤、炙甘草汤、肾气丸、黄土汤、桂枝去桂加茯苓白术汤、苓甘五味姜辛汤、当归生姜羊肉汤、茯苓杏仁甘草汤、橘枳姜汤、《外台》茯苓饮、瓜蒌薤白白酒汤、瓜蒌薤白半夏汤、枳实薤白桂枝汤、薏苡附子散。

少阴病：麻黄附子甘草汤、麻黄附子细辛汤、真武汤、桂枝加附子汤、桂枝附子汤、白术附子汤、附子汤、当归四逆汤、当归四逆加吴茱萸生姜汤、桂枝芍药知母汤、白通汤、乌头汤。

厥阴病：乌梅丸、柴胡桂枝干姜汤、半夏泻心汤、生姜泻心汤、甘草泻心汤、附子泻心汤、黄连汤、麻黄升麻汤、干姜黄芩黄连人参汤。

太阳阳明合病：麻杏石甘汤、葛根汤、瓜蒌桂枝汤、桂枝加芍药汤、桂枝加大黄汤、白虎桂枝汤、大青龙汤、越婢汤、越婢加半夏汤、越婢加术汤、麻黄连翘赤小豆汤。

少阳阳明合病：大柴胡汤、小柴胡加芒硝汤。

三阳合病：柴胡加龙骨牡蛎汤。

太阳少阳合病：柴胡桂枝汤、黄芩加半夏生姜汤。

太阳太阴合病：小青龙汤、半夏厚朴汤、五苓散、射干麻黄汤、乌头桂枝汤。

太阴阳明合病：大黄附子汤、木防己汤、木防己加茯苓芒硝汤。

少阳太阴合病：泽漆汤。

太阳太阴阳明合病：小青龙加石膏汤、厚朴麻黄汤。

四、时方也可归六经

在临床实践中，有些疾病找不到合适的经方，笔者对时方亦尝试六经归类，在“六经八纲理论”指导下应用，也不失为应用时方的另一途径。不少时方与经方有很深的渊源，可能是借鉴经方发展而来，比如三仁汤即借鉴半夏厚朴汤方组成，宣白承气汤与大小承气汤关系密切，清燥救肺汤是在麦门冬汤基础上形成等。此外，一些时方组方精简，疗效卓著，与经方一样，药简效宏，如过敏煎、痛泻要方。

以下笔者仅就个人常用部分时方的六经归属做一分类，仅供参考。

太阳病：荆防败毒散、九味羌活汤、三拗汤、止嗽散、玉屏风散。

阳明病：三仁汤、清燥救肺汤、宣白承气汤、导赤散、玉女煎、桑杏汤、桑菊饮、银翘散。

少阳病：黄芩泻白散、过敏煎。

三阳合病：柴葛解肌汤、防风通圣散。

太阴病：四君子汤、六君子汤、金水六君煎、二陈汤、平胃散、保和丸、六味地黄丸、痛泻要方、三子养亲汤。

少阳阳明合病：甘露消毒丹。

太阴阳明合病：温胆汤。

少阳太阴合病：柴平煎、补中益气汤、逍遥散。

太阳太阴合病：藿香正气散。

开阖枢认识六经辨证

李鸿涛

《伤寒论》为中医四大经典之一，在四大经典中，《伤寒论》更侧重于临床应用，为什么这么说呢？中医的四大经典《黄帝内经》《难经》《伤寒论》《金匮要略》之中《黄帝内经》和《难经》主要解释的是人体的生理和病理，其中既论述到了具体的理论知识，也有关于诊法、运气学说、病因病机相关理论的论述，但从临床的具体应用来看，成体系、能够垂范后世的著作，首推张仲景的《伤寒杂病论》，也就是后世的《伤寒论》和《金匮要略》。

《伤寒杂病论·序》中提到全书共16卷。虽然东汉时期的蔡伦已经改进了造纸术，但是纸张的使用还不是很便利，《后汉书·蔡伦传》中记载当时的人们书写文字依靠的主要是两种载体，一种是竹简，一种叫作缣帛。书籍来承载知识和信息，在当时，《伤寒杂病论》这部书籍就文字内容来看，也是篇幅不小的，成书不久就佚散了。到了西晋，虽然不足百年，但是这本书就亡逸了。没有以原本的形式传承下来。西晋的太医令王叔和整理编次张仲景《伤寒杂病论》的《伤寒论》部分，这在当时是非常重要的。

由于当时的社会经历了连年的灾荒、战争和疫病流行，在张仲景看来有大量的人死于伤寒病，原序中提到“余宗族素多，向余二百。建安纪年以来，犹未十稔，其死亡者，三分有二，伤寒十居其七”，可知当时伤寒病在全国是一个普遍的状况。所以，张仲景应用伤寒法、伤寒方来治疗疾病，取得了成功，便总结出了《伤寒杂病论》。据历史学家、人口学家统计，三国时期的人口数在历史上达到最少，正是在这样的历史背景下，张仲景撰写了伟大的临床学专著《伤寒杂病论》。

《伤寒杂病论》的伟大之处在于不仅示人以法，更是示人以方，后世称赞这部书为“方书之祖”，把张仲景称为“医中之圣”。这部书的可贵之处，还在于它密切地结合临床，而且以一种独特的认知方式来辨证、分析伤寒病。伤寒病在当时来说，应该属于外感病的一大类，《难经》讲“伤寒有五：有中风，有伤寒，有湿温，有热病，有温病”，其中伤寒是风、寒二邪侵犯人体所引发的一系列生理病理改变。对此，张仲景在长期治疗过程中发现了其中是有规律可循的。他认识到这种邪气是以风为先导，以寒为主体。我们知道寒伤阳，热伤阴，即“同气相求”。《易经·乾卦》曰：“同声相应，同气相求，水流湿，火就燥……本乎天者亲上，本乎地者亲下，则各从其类也。”仲景思考，这种病用什么方法、体系来概括？用这种规律把伤寒病中一系列的症状串联起来。比如伤寒中的发热，有多种热型，如发热恶寒、往来寒热、潮热、日晡潮热，或者发热伴有其他症状，如发热伴有脉浮，发热伴有脉沉，发热伴有下利，甚至发热伴有小便不利，发热伴有便血等。他发现这些证候都可以按照相应的规律、辨证纲领予以归纳，于是把伤寒按照其引发的病理生理，按照人体自身阳气的多少和阳气的功能之不同划分为六个部分，即太阳、阳明、少阳、太阴、少阴、厥阴。

伤寒的六经辨证以人体的阳气作用部位不同以及阳气的功能不同予以区别。

太阳为三阳，阳气量最大。它的功能是把所有的阳气输布于周身肌肤，以护卫人体，抗御外邪，除了“司毛孔开阖，温分肉，肥腠理”以外，还具有护卫肌表的作用。《伤寒论》有关太阳病主要论述风寒二邪侵袭人体太阳阳气所引发太阳阳气生理功能紊乱，而出现的一系列证候变化。

阳明为二阳，主要作用部位为人体胃肠道，用于受纳和腐熟水谷，使水谷腐熟、精炼、传导，帮助人体排出糟粕。同时，阳明为燥金，有燥化津液的作用。当阳明经经气受扰，生理功能紊乱就会出现胃肠道腐熟、传导功能失常，这种热往往弥漫充斥于周身。因为它的热是内敛的，容易结合有形糟粕，造成“不大便”“大便不通”，甚至“热结旁流”，也是一种燥化、热邪内敛的表现。

少阳在太阳与阳明之间，主半表半里，主人体气机的升降进退，主人体的三焦运行、输布。少阳的生理功能被扰，则人体不能行津液，不能司开阖，不能调升降。人体枢机被阻，会出现一系列枢机不和的表现。首先，开阖失常，该开不开，该阖不阖，邪热不能散出，便会郁而发热；风寒之邪不能外散，壅于肌肤，损伤阳气而出现恶寒。同时，气机升降失和，出现呕吐、胁下痞硬、胸中闷而烦甚至小便不利、心下烦悸这些证候。小便不利是水液代谢失常，胸中闷而烦是邪热内扰，或者出现咳嗽、默默不欲饮食、呕吐等脾胃升降失常症状。所以，少阳阳气功能被伤会出现人体气机升降出入的失常，三焦升降开阖的失常。

太阴的阳气主提取精微。首先，太阴者主脾，脾主运化升清，若失常则出现下利清谷，或“腹满而吐，食不下”，因为水谷受纳后，难以运化，升降失常，便出现了“腹满而吐”。太阴经循行于人体腹部，同时，太阴主中焦，若太阴阳气不足，不能温煦中焦，不能温煦筋脉，就会出现“时腹自痛”，甚至下利。其次，太阴属脾，脾主肌肉和四肢，所以，太阴阳气受损，还有一个典型症状——“四肢烦疼”，就是四肢剧烈疼痛。东汉许慎《说文解字》解释“烦，犹剧也，剧烈”。甚则心下支结而微呕，说明风寒二邪侵袭人体肌肉，损伤太阳经阳气会出现肌肉四肢的疼痛，以及太阴不能运化水湿、不能运化水谷而出现腹满、腹痛。

“两阴交尽谓之厥阴”，其功能主阖。三阴的开、阖、枢和三阳的开、阖、枢又不同。厥阴的阖，实质上是指厥阴的阳气，用于把人体的经脉之气枢转、内敛、传送于人体的少阴。我们知道少阴的阳气是人体真阳之本，要尽量避免人体阳气的亡失，要收纳人体的阳气，减少阳气的散失。厥阴之为病，有两种趋势，一种是寒化，一种是热化。寒化，厥阴的阳气不能内敛人体的阳气，使其不能储藏于少阴经，人体就会出现寒证，下利清谷，甚至利止脉不出，出现死证。热化，厥阴经阳伏太过，内阖的阳气郁而化热，就会出现热化证，热化后既可以传少阳，也可以传膀胱。传到膀胱，就会因热化过度而出现便血，所以有“伤寒八九日，一身手足尽热者，以热在膀胱，必便血也”之说。足厥阴肝经和足少阳胆经是表里相关的，所以，厥阴阳气失常也可以影响少阳，会出现小柴胡汤证的“呕而发热”。由此可见，阳气的功能是决定六经辨证的关键。

少阴主枢，是阴尽阳升的枢机，因为少阴是六经的根。“伤寒专死下虚人”，下焦阳气虚的人，得了伤寒容易出现死证，因为少阴是人体阳气的根本。心、肾的阳气是五脏六腑阳气的根本，肾阳为人体元阳之本，心阳为人体元神之本。少阴的功能是使阳气收纳、潜藏于人体少阴，以供五脏六腑、六条经脉的阳气之需，即开启新的周期，所以称之为枢。阖是什么？阖是收转进来就不动了。枢是什么？枢是枢转、调节进来以后运转、分配给个体，就像仓库一样。如果少阴阳气受损，就会出现“少阴病，脉微细，但欲寐”，很明显是阳气不足的表现，或者阳气被伤，不能温煦皮肤，不能运化，大肠失司，不能燥湿，出现下利清谷，甚至少阴阳气不能下潜、不能潜藏而出现阴盛格阳、“身反不恶寒，其人面色赤”“状若桃花”的真寒假热证。由此可见，以《素问·阴阳离合论》中“太阳为开，阳明为阖，少阳为枢”“太阴为开，厥阴为阖，少阴为枢”的理论来理解《伤寒论》中辨六经脉证并治具有指导意义。

我们要看风寒伤的是哪一经，哪一经的哪个生理功能受损，受损后又出现了哪些临床表现，整个《伤寒论》的梗概就形成了。掌握了梗概再看六经中的合病、并病，或表兼里、里兼表。比如，太阳病中的蓄水证就不是一个单纯的太阳病。它有没有太阳病的表现呢？有。发热恶寒，同时出现小便不利就是一个表兼里。太阳经受风寒，使太阳不能主升，卫表受损，同时出现足太阳膀胱经气化不利，这是一个二重证候。《伤寒论》中还有三重证候，就是所谓的“三阳合病”，既出现神昏谵语、口不仁、面垢之症，又出现发热、大便不通，还出现少阳不和的表现。三阳合病的证候也是由简单到复杂，甚至少阳的经腑同病，少阳经气不利伴有蓄血证，比如热入血室，“妇人中风，得之七八日，续得寒热，发作有时，经水适断”，不仅月经不来还出现了日晡发热，甚至出现谵语、独语如见鬼状的情况，属于兼病。所以，由简单到复杂，由主经的主证到主经的兼证甚至主病的合病，这样来理解《伤寒论》就容易了。

《伤寒论》不是天书，掌握了一定的方法就能参透它。我们往往读《伤寒论》有一种望洋兴叹的感觉，不仅条文多，方子又多，而且病机复杂。尤其重要的是太阳、阳明、少阳、太阴、少阴、厥阴的概念太模糊，不像心肝脾肺肾、大肠小肠三焦膀胱那么直接，那么具体。六经是抽象出来的概念，如果不理解这六个名词的生理功能，就很难理解《伤寒论》这部书是如何讲述的。在深入的理解《素问·阴阳离合论》中谈到的“太阳为开，阳明为阖，少阳为枢”“太阴为开，厥阴为合，少阴为枢”后，就容易理解六经辨证。我们的这种理解不是创新，《伤寒杂病论·序》中提到“撰用《素问》《九卷》《八十一难》《阴阳大论》《胎胪药录》，并《平脉辨证》，为《伤寒杂病论》合十六卷”，理论基础就是《素问》《九卷》（即《灵枢》，《针灸甲乙经》中就将《灵枢》称为《九灵》，后世称之为《针经》，这是《灵枢》不同的名字，在历代有不同的称谓）。同时，张仲景也吸取了《八十一难》中的阴阳脉法。《伤寒论》的体例为第一篇辨脉篇，第二篇平脉篇，第三篇伤寒例，然后才讲辨六经脉证并治，紧接着是辨霍乱，辨阴阳易差后劳复，可汗不可汗，可吐不可吐，可下不可下。

在《伤寒论》的首两篇中指出：“凡脉大、浮、数、动、滑，此名阳也；脉沉、涩、弱、弦、微，此名阴也。凡阴病见阳脉者生，阳病见阴脉者死。”这是很简单的中医的阴阳理论在脉法上的应用，而其在脉法上应用的根源在扁鹊的《难经》中。由此可见，张仲景不是凭空撰写出《伤寒杂病论》的，而是在前人的基础上加以归纳和总结而成。所以，六经病脉证并治体系是直接来源于《黄帝内经》，而其中的“开阖枢”理论就是《伤寒杂病论》的理论根基。离开了“开阖枢”理论仅仅用简单的经络、经脉循行、经络与脏腑来解释《伤寒杂病论》就显得很片面了。说白了，《伤寒论》讲的就是寒伤阳，阳气是如何受损以及阳气的变动，而《温病条辨》讲的就是热伤阴，讲的是阴液的变动。同时，张仲景也吸取了前人的方书《汤液经》、药物学经验《胎胪药录》、脉学的专著《平脉辨证》合而成《伤寒杂病论》十六卷。

张仲景讲得很清楚，《伤寒杂病论》是他在实践的基础上，“感往昔之沦丧，伤横夭之莫救，乃勤求古训，博采众方”撰著而成。最后也讲，“虽未能尽愈诸病，庶可以见病知源，若能循余所集，思过半矣”，意思是“我不敢称我这本书是全书，虽然不是全书，但是见我六经之病就可以知道我六经的辨证法是从哪来的”。所以，学《伤寒论》不学《黄帝内经》是不行的。现在的人往往强调《伤寒论》的重要性，这不假，《伤寒论》是很重要的，但是，它仅仅是《黄帝内经》的一个例子，发展成庞大的伤寒学体系也仅仅是《黄帝内经》中的沧海一粟。

《黄帝内经》才是构建整个中医理论体系的渊源，才是整个中医的奠基之作，没有《黄帝内经》的“阴阳学说”“开阖枢理论”就没有《伤寒杂病论》。所以说，《黄帝内经》是非常重要的，不仅是张仲景，后世历代医家皆因此受益。

明末清初的吴又可在《黄帝内经》的理论基础上创造性的发明了“戾气学说”，应用了“表里”的概念，总结了疫病侵袭人体表里进退的九种传变途径。叶天士的“卫气营血”理论也是来源于《黄帝内经》，卫——“卫气者，充皮肤，温分肉，肥腠理，司开阖，卫外而为固也”，气——“上焦开发，宣五谷味，熏肤充身泽毛，若雾露之溉，是谓气”，营——“营气者，泌其津液，注之于脉，化以为血”，血也一样，都是人体正常的生理功能，抽取了《黄帝内经》中相关的生理概念，把它引申到具体的病症辨证中。抽取这些概念之后，再对这些概念的基本功能的受损及其所辖范围的失常加以应用。如卫气失常会出现发热、咽痛、微恶寒或不恶寒；气受损会出现发热、壮热，甚至出现不大便、潮热、日晡发热、舌苔老黄甚则焦黑；营分受损，血液被劫会出现身热夜甚、心烦不寐、斑疹隐隐、舌绛、苔少；入血会出现动血证，吐衄、发斑、狂躁、亡血的一系列证候，与名词所指代的生理功能及所辖的生理功能密切相关。前文所述吴鞠通的三焦辨证，也是源自《黄帝内经》中的名词，“上焦开发，宣五谷味，熏肤充身泽毛，若雾露之溉”，这是上焦的生理功能，就是所谓的“上焦如雾”；中焦一并胃中，胃有升降的功能；下焦为决渎之官，主排泄。

在《伤寒论》的带领下，明清时期的医家丰富完善了外感热病学的理论体系。根据“寒伤阳，热伤阴”的性质不同，分别采取了六经辨证、卫气营血辨证、三焦辨证，还有表里九传辨证，都是因时制宜、具体问题具体分析的最好例证。

古人为什么能创新？就是因为在《黄帝内经》的基础上，寻求古训的基础上，予以了创新。谁做了榜样？就是张仲景。为什么讲张仲景是“医中之圣”呢？就是因为他给大家做了很好的榜样，援引、抽取了《黄帝内经》中的概念。把《内经》中的概念充分的应用于伤寒病的诊断、辨证、处方用药上，不但示人以法，而且示人以方。伤寒方好用，就是因为理法方药一气贯通，理说得通，法用得准，方药自然得效，这也是为什么《伤寒论》应用了1000多年仍然被推崇的原因。

当然，我们也要辩证地看待《伤寒论》，不可以一法概万法。后世很多医家从《黄帝内经》中的不同观点、不同角度汲取了营养并有所发展，从而使中医学说和理论百花齐放。如李东垣从《黄帝内经》中总结、归纳出了《脾胃论》，以补脾胃、升举阳气为基本治法，形成了升阳益胃汤、补中益气汤、升阳散火等一系列的学术观。叶天士从脾胃相关的矛盾运动，提出了“凉润法”。胃主通降，以降为和；脾主升清，以升为顺。脾喜温升而胃主凉降，于是他补充了益胃升津通降法，使脾胃学说形成了一个完整的体系。还有后世的温补学说，汲取了《黄帝内经》中的命门理论而别开生面，独创一家。薛己重视脾肾，其后的孙一奎、赵献可、李时珍、张景岳诸家非常重视命门理论，如赵献可的“水火命门说”，孙一奎的“动气命门说”，丰富和发展了《难经》的“左肾右命门说”。赵献可的“水火命门说”认为左者属水，右者属火，水火既济。孙一奎的“动气命门说”认为命门既不在左，也不在右，是肾间发出的动气，这种气在二者间交汇往处。《黄帝内经》中所说“鬲肓之上，中有父母”，即膈之上为心，心为五脏六腑之大主；“七节之旁，中有小心”，命门学说认为人体的脊椎有二十一节，从下向上数，第七节为命门的位置，“小心”非心，但是它的作用和心是等同的，非常重要。这些学说、理论都来源于《黄帝内经》，所以说不读《黄帝内经》根本不行。由此可见，《伤寒论》只不过是《黄帝内经》理论中的沧海一粟，学好《伤寒论》，学习张仲景继承与创新并重的精神和方法，才能为我们中医未来的发展带来希望，而墨守仲景法和仲景方是不利于学术的发扬的。

更有甚者，认为张仲景以后的医家都不配出现，仅仲景一法足矣。所谓的“六经钤百病”，不管内伤还是外感，伤寒之法可以统领百病，这种说法是错误的。虽然《伤寒论》中也谈到了脏腑合病、六经合病、表里兼病，但是，毕竟讨论的主体是外感病，即便是内伤病的病机与外感病的病机相似，出现了表里的失和、开阖的失常、升降的失调、脏腑气机的紊乱，可以应用伤寒法、伤寒方予以调治，我们也不能说能用伤寒法和伤寒方就证明了伤寒法和伤寒方可以通治百病，就像我们说馒头和大米可以充饥，就推导出来馒头和大米可以替代天下所有的食品一样，这句话很明显是错误的。这种逻辑是站不住脚的，是以一家之言抹杀了天下之言。

我们今天再学《伤寒论》，就是要学张仲景的法和理，方和药也只不过是举例说明。在张仲景所处的时代，方药的使用经验是有局限性的，因为他当时可以看到的文献是很少的，他看到了《汤液经》《素问》《九卷》《八十一难》《平脉辨证》《胎胪药录》这些已经很了不得了，而且这和他的人生经历有关。他曾经在长沙做过太守以及他受到的良好的教育，使他能看到很多经典的著作。

从现代来看，后世医学理论的丰富和发展，出现了很多好的书籍，产生了很多有效的方药，完全可以补充《伤寒论》中的不足。而且，这些方药可以和《伤寒论》中很多的方药配合、协调起来，起到更好的疗效。不是说伤寒法和伤寒方不可以变，张仲景自己也是在变法、变方。他不是完全照搬《汤液经》《胎胪药录》中的原文、原经验、原方，也是经过了自己的再创造。比如原文第146条“伤寒六七日，发热、微恶寒，肢节烦疼，微呕。心下支结，外证未去者，柴胡桂枝汤主之”，很明显风寒之邪伤于太阴经肌肉出现了四肢烦疼，太阴经不能主运化出现了微呕、心下支结满闷的情况，用柴胡桂枝汤，其中桂枝化气调阴阳，以振奋脾胃的阳气。桂枝汤在《金匮要略》中倍芍药加饴糖称为小建中汤。桂枝汤是桂芍各等分，有补充、振奋太阴经阳气的作用，比小建中汤的作用更强，治疗心下支结微呕更有把握。《金匮要略·血痹虚劳病脉证并治》讲“虚劳里急，悸，衄，腹中痛，失血，梦失精，四肢酸疼，手足烦热，咽干口燥，小建中汤主之”，很明显是阴血不足伴有阳气也不足用小建中汤，其中芍药量要大（六两）。柴胡桂枝汤不需要用这么多芍药，这首方子就是小柴胡汤合桂枝汤各一半，用小柴胡汤解热，用桂枝汤振奋太阴的阳气，解热祛风寒。治疗这样复杂的病机，应用到了两个基础方的合方，很明显这是张仲景的创新。这样的例子不胜枚举，像柴胡桂枝干姜汤、桂枝麻黄各半汤、桂枝二越婢一汤，就是根据临床实际的病机灵活地进行方剂的加减与合并使用，根据临床病机的需求所设立，并没有说哪个法、哪个方决然不敢增一味、减一味。桂枝加龙骨牡蛎汤、桂枝去芍药加蜀漆龙骨牡蛎救逆汤、柴胡龙骨牡蛎汤等等，这些方子给我们示范了太多这样的思想，告诉我们要灵活地根据临床中的病机、表里兼病的不同、脏腑兼病的不同予以加减变化，

《伤寒论》可以治杂病的道理也在于此。

我们今天看整部《伤寒论》的主线就是阳气，阳气如何受损，如何保存阳气，如何调节阳气，如何防止人体的阳气受伤害，引导人体的阳气驱逐邪气。比如说阳明病，因为阳明主合，若阳气内敛内闭，阳气不能散越，不能发挥正常的腐熟和燥化功能，反而出现邪热，这种邪热弥漫充斥于周身就是白虎汤证，大汗、恶热、面赤、口渴、脉洪大，就要用石膏、知母、粳米、甘草组成的白虎汤来清泄这种闭合内敛的阳气，使这种阳气得以疏解、清解，从而达到表通里和。这就是为什么石膏是辛甘大寒，吃了却会发汗的原因，就是它清解了郁热，身体一出汗，表里就通和了。大承气汤证也是因为邪热内敛与肠中有形的糟粕结合在一起，所以用通泄法，使内敛内闭的阳气解除，随燥粪下泄，邪热便得以驱逐，则表里通和。

《温病条辨》概述

李鸿涛

《温病条辨》作为中医经典的名著之一，它在中医理论体系的发展过程中，起到了承前启后里程碑式的意义。

为什么这么说呢？因为自《黄帝内经》奠定了热病学的基础和理论框架之后，张仲景在寻求古学、博采众方的基础上充分的引述，发挥《黄帝内经》中热病学的治疗观点，并选用和创制了一些治疗热病的有效方剂，形成了《伤寒杂病论》。后世将其分为两部分，一部分是《伤寒论》，一部分是《金匮要略》。《伤寒论》部分，古人总结 397 法、113 首方（实际上就是 397 条、113 首方）。《金匮要略》共 10 卷 22 篇，220 余首方。

张仲景的《伤寒论》，可以说奠定了以风寒二气侵袭人体后所引发的一系列病理生理的改变，以六经作为辨析这一系列病理生理改变的纲领，从而奠定了以六经辨证为基本框架的理法方药体系。自此以后，因为受到《素问·热论》和《难经·五十八难》的影响，一般来说，“今夫热病者，皆伤寒之类也”，凡是临床以发热为主的外感病，后世统称为伤寒，即广义伤寒。但是，因为后世医家没有充分理解和掌握张仲景创方与六经辨证体系的初衷，便将一切不管什么原因导致的发热性外感都统称为伤寒，从而导致了以伤寒来统辖热病的辨证论治的局面延续了上千年。

实际上，到了金元时期，刘河间就已经提出了热病应与风寒病区别对待。他所创立的三焦理论，根据上、中、下三焦来论治不同的火热病证，并且提出了火热病应同时发表和攻里治疗的观点，创立了双解散、防风通圣散，还有表里双解的治疗方法。而且，根据火热病所处三焦位置的不同，创制了一系列治疗火热病的方剂。

自刘河间以后，医学界的发展仍尊张仲景为“医圣”，尊其方为“经方”。甚至到了明末，人们依然固守仲景之法和仲景之方，不辨外邪的性质，还是遇到外感发热性疾病一概以伤寒法、伤寒方论治。于是，导致了很多误治的病例。

明末江苏东山人吴又可，在学医从军的时候发现有很多士兵感染瘟疫后，军医用仲景伤寒法治疗，导致很多患瘟疫的士兵不治而亡。可以说当时从治法的选择和疾病分析判断上都产生了偏差。吴又可通过长期的观察和实践发现，人体感受邪气并不是单纯从肌表一个途径侵入，于是提出瘟疫之邪致病并非风寒导致，并非从皮毛而入，从而提出了著名的“疠气致病学说”。讲疠气非风、非寒、非暑、非湿，乃天地间别有一种疫气所感，这种疫气不同于天地间的六元正气。

《黄帝内经》中有《六元正纪大论》一篇，其中“六元”指的就是风、寒、暑、湿、燥、火。将不同于六元正气偏差所导致的六淫兼夹杂气、毒气而致病的邪气称作“疠气”，有暴疠遂滋、暴疠横溢的气势，损害脏腑、气血，起病急骤，变化迅速的特征。于是，他认为疠气致病不由皮毛而入，而是由口鼻直接吸收而入，且病邪由口鼻吸收而入后，往往由口鼻直达中焦。中焦有个特殊的部位叫“膜原”，也叫“募原”。什么叫膜原？去表不远，趋近于胃，乃表里之分界。虽然在中焦，但既不在胃上，也不在皮毛上，它离表不远，在胃附近，是表里的分界，后世称之为“半表半里”。而它又不同于伤寒之少阳证，是瘟疫特有的病位。这样的病位有什么意义呢？也就是说，它的起病不在中焦，也不在上焦，而是在半表半里，存在着疾病病位的复杂性；既不能用清的办法，也不能用下的办法，既不能发汗，也不能清泻，而应采取和解的方式来治疗，但这种和解又不同于小柴胡汤。

于是，吴又可在长期的观察中创制了达原饮系列方剂。从达原饮的药物组成上来看，这首方子的治法主要是辛香行气，燥湿辟秽，清热养阴，方中有厚朴、槟榔、草果燥湿行气，黄芩、知母苦寒清热，芍药既可调和气血，又可防止破气药过度伤正，有和营血、缓挛急的功效，而且草果、槟榔等芳香类药物苦燥清泄，用和解的方式，辛开苦降，疏利膜原的邪气，治疗暑湿疫，在当时获得了极大的成功。暑必兼湿，而这种疫毒用芳香燥湿、苦寒清热的方法来治疗，既未用仲景法，也未用仲景方，说明瘟疫是非风、非寒、非暑、非湿的天地间别有一种疫气所感，这种疠气致病是以膜原为中心。

在此基础上，吴又可创造了表里九传法的辨证方式，认为疾病以膜原为中心，有表里九种传变方式，在表里之间进退，有先表而后里，有先里而后表。总之，吴又可所创立的辨证论治方式不同于六经辨证，并认识到瘟疫的致病邪气很明显与湿和热相关。风寒致病以六经辨证论治体系来治疗是没有问题的，但对于湿热致病，或者湿热兼有疫毒致病有明显的局限性。这种思想恰恰影响了其后的名医吴鞠通，这也是我们今天学习《温病条辨》的意义。

吴鞠通是个无师自通的医生，他大概生活在乾隆至道光年间，江苏淮阴人，据资料考证他活到了 89 岁，是一位享有高龄的医家。他生活的年代瘟疫盛行，年幼时，他的父亲感染了瘟疫，因治疗不当而亡，他感到为人子者不知医，十分惋惜和懊恼，于是发奋学医。初学医，学而不精。又过了四年，他的侄子也得了瘟疫，他开始用仲景法、仲景方来治疗，均不见效，逐渐发展成了喉痹，遂用冰硼散吹喉，但越治病情越严重，最后发黄而死。两位至亲的离世，让他抱憾终身。

于是，他发愤学习医学，离开故乡来到北京，正好赶上当时纪晓岚主持《四库全书》的编撰，朝廷正在收集书籍。吴鞠通凭借他所掌握的医学知识，参与了编撰，接触到了大量的医书。当时，他就看到了吴又可的《瘟疫论》，受到很大启发，认识到温病和伤寒有截然的区别，应该另立一门来讲清楚；但又认为吴又可的用方和辨证显得颇为复杂，治法不够完善，且难以琢磨和掌握。于是，在重新翻阅古人的医书后，他接受了喻嘉言三焦分治的观点，对他影响最大的是“三焦逐邪”，即“上焦如雾，升而逐之，兼以解毒；中焦如沤，疏而逐之，兼以解毒；下焦如渎，决而逐之，兼以解毒”，采取芳香辟秽的方法来治疗疫病。其次，他接受了吴又可认为的瘟疫之病不同于六淫（风、寒、暑、湿、燥、火），而是天地间别有的一种疫气所感，应该区别对待，而它的性质偏温，不可作伤寒治，也不能墨守仲景古方。同时，他结合当时天下第一名医叶天士的《临证指南医案》，通过实践总结，将其中很多的治法和方药提炼出来，形成了《温病条辨》里的众多方。

《温病条辨》涉及198方，其中包括仲景方30首，其他的方子大部分是从叶天士的《临证指南医案》中提取出来的。比如，著名的银翘散就可以从《临证指南医案》中找到原医案，还有三甲复脉汤等。犹如《中焦》篇所提到的五个加减正气散，也是他将《临证指南医案》里的治疗经验和验方，通过加工整理形成的理论体系，归属到他的三焦辨证理论体系当中。所以，《温病条辨》是吴鞠通在总结前人治疗温病、瘟疫的基础上，结合几十年的亲身实践所总结出来的一部书，可以说这部书在温病学的发展史上起到了承前启后的作用。也可以说，吴鞠通是一位温病学集大成者。他把温病的范畴由狭义的温病拓展到广义的温病，除了风寒以外，将暑、湿、热、燥甚至寒湿也归在《温病条辨》的讨论范围，发挥和继承了前人的学术思想，使得温病学作为一门独立的学科脱离伤寒而得到进一步的发展。后世许多医家都是在此基础上有所创新，所以在整个温病学的发展过程中不能不提吴鞠通和他的《温病条辨》。

吴鞠通接受了叶天士提出的卫气营血的辨证模式，纵以三焦，横以卫气营血。后世评价他是叶天士和张仲景的功臣，没有他，叶天士的《临证指南医案》发挥不到如此高的境界；没有他，叶天士很多宝贵的经验不能发展凝练得这么淋漓尽致。就《温病条辨》这部书而言，它奠定了温病辨证论治的体系，也就是全书的编辑体例，他所创制的辨证体系是什么样的呢？按他自己的话讲，《温病条辨》是仿照张仲景《伤寒论》的模式，采用条文式的书写方式。为了发挥自己的观点，除了条文式的书写方式之外，还对每个条文进行注释，所以，他采取的是自文自注的方式，也就是自己出条文，条文下自己解释，这样不但使某些病证的论治纲领得以清晰地阐释，而且对在条文里没有完全阐释清晰的内容，又进行了解释说明。使温病学脱离《伤寒论》的体系，能够有独立自由的发展空间，成为一门新的学科。

我们从《温病条辨》的目录就能看出来，卷首为《原病》篇，又叫作《引经十九条》，是从《黄帝内经》中摘录十九条原文作为此篇。原即探求的意思，“原病”就是探求疾病的本源，探求疾病的机制。《引经十九条》

都是从《黄帝内经》中摘出来的有关热病、温病、瘟疫的论述，从瘟疫、温病的病因病机到治疗的基本法则、治疗处理的手段以及愈后都有明确的要求。从《原病》篇就可以看得出《黄帝内经》中对温病的辨证论治已经初具规模。而《伤寒论》探讨的仅仅是风寒二邪侵袭机体而引发的一系列病理生理变化为主的六经辨证论治体系，与吴鞠通所引述的三焦为纲、九种病名为目的辨证论治体系是可以互相补充的。

《温病条辨》的体例以上、中、下三焦为纲，分为《上焦》《中焦》《下焦》三篇。上焦具体来讲就是指上焦的部位，主要涉及心与肺，“心之外围为心包”，所以“温邪上受，首先犯肺，逆传心包”。虽然，上焦病证以肺胃证为主，但是可以出现逆证，即心包证。中焦主要是脾与胃，主要出现脾胃的升降功能失常，包括胃肠的功能失常、传导失常，可以出现承气证。下焦主要是肝与肾，对于温病来讲，主要是热伤阴引起的肝肾阴虚，以阴虚内热证或阴虚动风证或阴竭阳脱证为主，因为温病讨论的是热邪、温邪，就涉及伤阴耗液的问题。

整个体例在三焦的统领下，以九种病名为具体探讨的细目。九种病名涉及风温、温热、瘟疫、温毒、冬温这五种不夹湿的温病，也就是说没有湿邪，只有温邪、热邪；夹湿的温病是湿温、暑温、伏暑；还有一种特殊的温病，是秋燥，需单独进行讨论。因为《黄帝内经》病机十九条唯独没有谈到燥邪，吴鞠通认为应该补充。刘河间也补充了燥邪，认为“诸燥枯涸，干劲皲揭，皆属于燥”。燥邪的早发与晚发，秋燥分为温燥和凉燥，在《温病条辨》中都有所讨论。书中将不夹湿的温病合在一起，五种温病一起讨论；把夹湿的暑温、伏暑、湿温合在一起进行讨论，同时还有独特的一种温病，即秋燥，单独进行讨论，形成了以湿热与温热进行分类的一种辨证论治体系。

温病分为新感温病和伏邪温病。在当令季发病，即以暑热炽盛为主要临床表现，叫作新感温病。一般来说，外感病不管是伤于寒，还是伤于燥或伤于热，都应该出现发热恶寒。而像春温病初起，直接出现壮热、烦渴、脉洪大，没有经过表证，所以认为它不是由外感导致的，而是因里热外发所致。临床上，或者初起就表现为身热夜甚、心烦不寐、斑疹隐隐，或者谵语发狂，或者吐血衄血，没有出现卫分证，直接出现营分证，这是一种伏气温病。

在不夹湿的温病里，温热就属于伏气温病，初起即以营热阴伤或里热津伤为主要致病特点，不出现卫分证，直接出现气分证或营分证。所以在不夹湿的温病中，伏气温病涉及的就是温热，相当于春温。春温是什么？春温是初起即以营热阴伤或里热津伤为主要致病特点，多发于春季的伏气温病。

而对于夹湿类的伏气温病只有一种，就是伏暑。伏暑好发于秋冬季节，我们知道暑气一般是伤于长夏之季。从节令上来讲，我们把一年分为风、热、暑、湿、燥、寒六气，暑气应该属于三之气的范围，热和暑占了两个阶段，而湿占的是四之气。一般发病，先夏至日病温，后夏至日病暑。过了长夏之季，过了暑令而再发暑病，如到了秋季，应为燥气主病而出现暑湿证候，或到了冬季，应为寒气主令，却出现暑温证候，皆因长夏之季受暑，感而未病，潜伏在体内，到了秋冬季节因为外感引发或正气不支而发病，称为伏暑。伏暑是一种伏气温病，发病特点和发病季节明显不相当，就叫伏气。

那么，夹湿的温病和不夹湿的温病合在一块来看，是按照卫气营血的顺序来排列的，在同一个纲目下探讨同一个疾病，它是有纵横的区别的。所以说，三焦探讨的是“病暑病温者，始于上焦，终于下焦。上焦不治，则传中焦，脾与胃也；中焦不治，则传下焦，肝与肾也”，由上到下的过程，这样从上至下的发病特点，称为顺传，一般讲的是不夹湿的温病。而夹湿的温病，往往以脾胃中焦为中心，具有蒙上流下、内熏外争的致病特点，也是循三焦传变，但是不同于不夹湿的温病的由上至下传，以脾胃为中心，可以往上走，可以往下走，可以往外走，也可以往内走；但同时也有三焦的致病规律。

对于同一种温病来讲，不管在上焦、中焦、下焦，它都存在着卫气营血这样的致病特点。尤其在上焦，上焦的卫分证、气分证。卫分证的代表方剂是银翘散、桑菊饮；气分证的代表方剂是白虎汤、白虎加人参汤；营血分就是逆传心包，如清营汤、犀角地黄汤。在中焦也是一样，到了中焦的气分证就不再是阳明气热了，而是承气证，即“阳明温病下之不同，其证有五”，会出现宣白承气、导气承气、牛黄承气、增液承气等，来治疗阳明中焦腑实证，也就是温病的中焦证。到了下焦，损伤肝肾阴液以后，会出现阴虚内热证，或者是阴虚动风证，损及营血。

所以，从全书来看，这是一部温病辨证论治的集大成之作，既有三焦辨证、表里辨证，也涉及卫气营血辨证。从方药的运用来看，体现了由浅至深，由表及里，由功能到脏器的一个逐渐深入、逐渐加重的过程，而且全书体现了护阴液、护阴精的基本治疗原则，即“留得一分阴液，便有一分生机”。这恰恰是与《伤寒论》的不同之处。《伤寒论》是护阳气，即“留得一分阳气，便有一分生机”，所以在《伤寒论》中不管是表阳还是里阳，是经络之阳还是脏腑之阳，是三阳之阳还是三阴之阳，处处要顾护阳气。

整个《伤寒论》里都是护阳。护少阴阳气用的是四逆类，即所谓的四逆汤、通阳四逆汤、真武汤。因为厥阴有阴有阳，有进有退，退则为阴极，阴极则阳衰而亡，进则阳气化热，化热就变成热证了，厥阴篇中有阳气太过导致的便血，“伤寒八九日，一身手足尽热者，热在膀胱”，而且容易出现寒热错杂，以乌梅丸为主治疗，既有清又有温。而太阴经病证是以温脾为主，温扶太阴脾气，治疗以桂枝汤或柴胡桂枝汤为主，强调护阳，不管护的什么阳，重在六经的阳气。

那么，《伤寒论》中有没有体现护阴的观点呢？当然有。因为阴竭，往往伴随阳脱，所以在六经病证中，如下利清谷不止会出现阳脱，张仲景没有直接治阴反而治阳，抓住了主要矛盾。而《温病条辨》中也有下利，这种下利是由热所导致的，所以应以救阴为主。腹泻，有阴竭阳脱不同的病机。所以整个《伤寒论》不管从哪个角度来说，都是在护阳气，为什么护阳气？因为它探讨的是风寒邪气侵袭人体，风邪容易开腠理，寒易伤阳，所以探讨的是风寒二邪。而温病就不一样了，温邪是热是火，易伤阴，所以辨证纲领明显和伤寒不同。

再回到《温病条辨》，我们看温病的辨证论治，不管是以卫气营血辨证为主，还是以三焦辨证为主，讨论的核心都在热、在温上。根据夹湿与不夹湿，分为夹湿类温病、不夹湿类温病。因为湿与热相合会导致病机的复杂化，湿热病与温热病绝对不一样。湿热病的致病特点往往是以脾胃为中心，具有蒙上流下、内熏外争的致病特点；而温热病是按照卫气营血的规律传变的，按照三焦“始于上焦，终于下焦”。湿温病往往出现湿热停留于气分，停留于中焦，而缠绵难愈。而湿热病随着人体病机的变化，体质的不同以及用药的干预会出现湿热病化燥、化火，或变寒变湿，所以湿热有可能转化为燥火，或者转化为寒湿。

所以，《温病条辨》是以三焦作为基本纲领，探讨九种温病的辨证论治及理法方药的著作。临床中用到的三焦辨证、卫气营血辨证、表里辨证以及脏腑辨证，在《温病条辨》中均有突出的体现。我们在阅读的时候要按照这个基本思路来学习《温病条辨》，学习古人辨证分类的思维。

第二部分

理法心悟

现代中医诊治疾病的整体模式

周 鹰

谈现代中医，自然要提中医现代化。但要达到怎样的程度，中医才算实现了现代化？以笔者之见，现代化是过程，并不具有最终目的。中医自《黄帝内经》到《伤寒杂病论》的出现，就已经形成了比较完善的医疗理论体系。随后，中医在唐宋、金元、明清各个时期，都完成了其所在时期的现代化，所以中医学才能够流传至今。今天，中医仍有很好的公众认同度和需求基础，并逐渐被外国人所重视，就足以说明这个判断。反之，若在任何一个时期，中医未能适应当时的社会，不能够与当时的社会同步发展，中医就不能流传到今天。因此，中医现代化，应是中医适应社会、完善自身、不断向前发展的过程，而不是最终要达到什么特定的目标。

但是，中医发展到今天，在利用现代科学技术方面，确实遇到了许多问题。那么，中医如何利用现代技术来发展自身？现代科技又如何为中医发展服务？以及中医界人士在诊治疾病的整体过程中，在哪些环节上可以利用现有的科学技术，在哪些环节上还不能利用现有的科学技术？这几大问题正有待于我们当代中医工作者与当代科技工作者去解决、去拓展、去创新。

一、当代中医在检查人体疾病时，要利用一切可利用的现代科技手段，检查收集各种病情资料

在科技迅猛发展的今天，中医如何利用现有的科学技术来发展自身，是摆在中医界人士面前的一大课题。现代技术手段是人类共有的财富，世

界各种医学都应主动利用现代科技手段来检查、收集各种病情资料。在检查收集病情资料的方法与手段上，是不应该分你我的（资源技术共享）。中医界人士要积极主动、“理直气壮”地让现代科技为我所用，西医界人士也不要把现代科技据为所有。

现代医学在其久远的初始起步阶段，其所有的望、触、叩、听检查手段，与中医的望、闻、问、切没有本质区别，都是医家利用自己的感官查找搜集病情资料，只是各具特色罢了！然而，现代医学由于紧跟现代科学技术的发展，积极主动地利用现代科技手段来检查人体的疾病，就延伸了其望、触、叩、听的检查方法，使其有了快速长足的发展，能够不断地查找到更深层次的病理变化。

中医经历了从《黄帝内经》到《伤寒杂病论》的发展后，就已经形成了比较完善的医疗理论体系。随后在2000多年的发展历程中，中医在临床应用方面仍渐进发展，取得了很多重大成果。但在疾病检查的方法上，仍一直停留在临床医师的望、闻、问、切上。可是，一些更深层次的病理变化，单凭临床医师感官的直观检查和询问病人的主观感受，是不可能了解到的。因此，从客观需要来说，中医很需要新的现代科学技术的检查手段，来延伸我们的感官作用。但在近200～300年间，特别是近几十年间，当现代科学技术高速迅猛发展时，中医界人士却没能很好地利用现代科技手段来发展自身。在检查诊断时还只是停留在一些外在表现的症状、体征上，而不能在更深层次的病变基础上进行诊断。总之，长期以来先是没有先进的科学技术手段可资利用，后是有了先进的科学技术手段，又不能积极主动地去利用，这就阻碍了中医学的自身发展及思路的拓展，久而久之，使中医学与现代人之间形成了一种代沟，终至中医学不易被现代人所理解与接受。这正是中医在近几十年处于劣势的症结所在。

中医要发展，首先就要发展检查人体疾病的方法。中医临床工作者完全可以利用现有的科学技术，来延伸自己的望、闻、问、切的检查手段，实现中医在检查疾病方面的现代化，使其与现代医学同步发展。如在检查、诊断与眩晕有关的高血压、低血压、脑动脉硬化、脑血栓、脑出血、颈椎病等疾病方面，充分利用现代技术这是目前中医界人士经过自身的努力完全可以做到的事。

但问题的关键在于用怎样的观点去认识、用什么样的思维方式去分析这些用现代科技手段检查出来的各种结果。实际上，也正是在这点上体现出了中西医之别。

二、中医对检查收集到的所有病情资料，都要按中医的理论和思维方式进行辨证分析

中医工作者利用现代科技手段检查出来的各种深层次的病理结果，与通过望、闻、问、切所收集到的各种病情资料，其性质、作用、意义是相同的。但其后，不论是对能够明确诊断某种疾病的病（如糖尿病、肺心病、急慢性肾小球肾炎等），还是对不能够明确诊断各种疾病的证（如低热待查、尿潜血待查、各种部位的疼痛待查等），则都应按中医的理论、用中医的思维方式来对病人的整体情况进行辨证分析。现代医学是在现代科技发展的基础上，沿着解剖分析、实验研究的思路发展起来的，它从微观的角度对人体的结构（器官、组织、细胞、分子）与功能的研究，取得了突飞猛进的发展。但不可否认，时至今日，当代西医在利用现代科技手段，研究人体生理、病理方面达到的水平，仍远落后于其他当代学科。现代医学远远没有发展到能够解释清楚人体生理、病理的水平。所以，现代医学高精尖的检查手段、仪器设备，仍不能确认所有的疾病。往往面对着大量的、有明显症状的病人，却查不出阳性体征和相应的理化指标，而无从诊断治疗；即便是可以明确诊断的疾病，往往也不能针对因人而异的体质、生理、心理因素，及社会、环境因素的不同，而采用各自有别的治疗方法予以解决。中医工作者，则是把通过现代科技手段所获得的各种病理结果，看作病人的一个或几个临床症状，与用传统“四诊”方法所收集到的各种病情资料放在一起，再根据中医理论进行综合分析，确定发病的机制后，才依据病机有针对性地立法定治。现代中医诊治疾病的整体模式关系如下：检查收集病情资料，对能够辨证的病或不能辨病的证进行辨证审机，立法定治并实施。

可见，中医辨证的过程，就是对所收集到的各种检查结果（包括利用一切可利用的检查手段），按照中医的理论进行综合分析，确定发病机制的思维过程，而分析审察发病机制，恰是中医诊疗过程中的核心环节。

三、辨证审机是中医理论体系的核心

中医理论体系包括八个方面的学科：思想方法——整体动态观、阴阳五行观等；生理医学——藏象、经络；病理医学——病机；诊法医学——“四诊”和一切可利用的现代检查手段；判断医学——辨证审机（即审察分析症状、体征，确定发病机制）；治疗医学——治则、治法（方药、针灸、手术等一切可利用的治疗手段）；临床医学——内、外、妇、儿、针灸、推拿等各种临床学科；预防医学——养生保健。

中医学之所以历数千年而不衰，并在当今传统医学中占有突出的地位，不仅在于它有良好的诊疗效果，还在于它有一个独特的、完整的、相对稳定的理论体系。这一理论体系的组成部分之间，既有鲜明的联系和渗透，又相互区别和独立。其中辨证审机一确定病机，是这一理论体系的核心部分。它在中医诊治疾病的整体过程中，起着决定性作用。

（一）病机的概念

病机是从整体和动态的角度，对患病机体所呈现的病理状态和病理变化的高度概括，是在辨别、分析和综合所有证候（症状、体征等）的基础上，对疾病本质做出的结论。病机是一个综合性的病理概念，它涉及中医病理的诸多方面。从横向看，它概括了病邪、病性、病位、病势等要素；从纵向看，它以正邪斗争为主线，反映了疾病的发生、发展、传变、结局等，包含了整个发病过程的动态变化规律。就适应范围而言，病机可分为两类：①概括程度最高，一般疾病都能适应的基础病机，如阴阳失调、邪正盛衰等，可称为总体性基础病机；②概括程度较低，仅适应个别疾病的特定病机，主要反映脏腑、经络、表里等一定病位的病理状态和病理变化，如风寒束表、心火扰神、湿浊困脾、瘀血阻络等，可称为定位性基础病机。此外，还有单一病机（如邪热犯肺、肝气郁结等）与复合病机（如脾寒肝热、枢机不利、脾肾阳虚、痰瘀互结等）之分。

（二）辨证审机一确定病机，是中医诊治疾病整体过程中的关键环节

中医诊治疾病的整体过程可分为四个环节：收集证候——“四诊”和

一切可利用的现代化检查手段；辨证审机——分析审察发病机制；立法定治——确立治疗方法；治法实施——方药、针灸、手术等一切可利用的治疗方法。前两步是认识诊断疾病的过程，后两步是处理治疗疾病的过程。然而，最能体现中医诊疗基本规律的，是辨证审机—确定病机。这是因为中医的诊断主要是病机的诊断，中医的治疗是针对病机的治疗。虽然中医的诊断结论由病名和病机组成，但病机是主要的，病名往往是次要的。因为决定中医治疗疾病的首要因素是病机，而不是病名。例如，对感冒患者，仅诊断为感冒是不够的，因为据此还难以立法定治，只有进一步识别其具体病机（风寒束表、风热犯肺等）才能根据病机立法定治。但仅识别了单一病机，仍然不能设立完整的治疗方案。因为病人所患疾病的病理机制，往往是复合病机所致，如风寒束表闭热于内，与风寒束表闭湿于内的治疗方案是有别的（分别要用麻杏石甘汤、麻杏薏甘汤）。又如一个冠心病的患者，其证候是本虚标实等多种内在病机的外在表现，本虚有气虚、阳虚的一面，又有阴虚血亏的一面；标实有寒凝、血瘀、气滞、痰阻等，故治疗上要标本兼顾，避免使用几种同类药物却又忽视其他方面。特别是治疗冠心病的中成药，种类众多繁杂，应按其组成、性味、功能加以分类，按类选药，联合应用，如人参归脾丸、生脉饮等补气，冠心苏合丸、速效救心丸等化痰，心血康、复方丹参片等活血，中成药的联合应用与重复用药有着本质上的区别。

可见，中医辨证审机的实质是确定病机，决定中医治疗疾病的根本依据是病机。《黄帝内经》强调“谨守病机”“治病必求于本”，即是谓此。因此，在中医临床的诸多环节中，检查的目的在于为辨证审机准备资料，辨证审机的目的是识别、确定病机，而病机结论又是立法的依据，治则是落实立法的具体措施。由此可知，病机是连接中医诊断和治疗的纽带，既是中医诊治疾病过程中的关键环节，又是中医基础理论和临床各科的交点。

（三）审机定治体现了中医学的主要特色

所谓中医学的学术特色，是同西医学与其他传统医学比较而言的。对此，现代一般归纳为“整体观念”和“辨证论治”（即“审机定治”）两条。前者属于思想方法，而后者的实质就是如何进行病机分析，从而依据病机立法定治。

中医界常以“同病异治”和“异病同治”来论证中医学区别于西医学的学术特色。因为中医治病，主要不是着眼于“病”的异同，而是着眼于病机的审察。“同病”之所以需要“异治”是因为病机相异，“异病”之所以会出现“同治”是因为病机相同，可见“审机定治”能直截了当地概括出中医学的这一特色。如用六味地黄丸和平肝舒络丸也可治愈顽固性咳嗽（病机为肾阴亏损，水不涵木，致肝火独亢，木火刑金，肺失清肃而咳）；又如用半夏泻心汤治疗因中焦寒热错杂、枢机不利，引起的呼吸、循环、消化、泌尿、造血、内分泌、神经等系统出现的各种病症（包括头痛、眩晕、不寐、咳嗽、哮喘、鼻炎、口疮、胸痹、痞证、郁症、便秘、腹泻及妇儿杂症等），均取得很好的临床疗效（即异病同治）。同样，高血压引起的头痛眩晕、肢体麻痛，又因中医发病机制的不同，而采用补肾健脑、滋阴潜阳、平肝息风、化痰开窍、活血通络、养血柔筋等不同治法给予治疗（即同病异治）。

可见，中医学与西医学在学术思想上的最大区别，在于认识疾病的角度、方法和对疾病本质的理解不同。西医主要从病灶的局部出发，用微观的分析物质结构的方法及实验手段，来研究和认识人体的病灶——人体的病；认为疾病是由某些生物、化学、物理等致病因子，对人体某一部分的损害，或人体缺乏某些必需物质所致。因而一旦特定病因被查出来，诊断便确立，治疗便以消除查出的病因为主。中医则主要从整体出发，用宏观、综合、系统的方法及实验手段，来研究和认识患病的人，注重分析人体功能的失调；认为疾病是在一定病因（与西医学的病因有别）的条件下，外感或内生的病邪同人体正气相搏，从而导致机体的内部和体内外环境之间的平衡协调关系遭到破坏，呈现出异常状态，而这种状态可用病邪、病性、病位及病势等综合而成的病机加以概括和表述，治疗则是针对病机以扶正祛邪、抑强助弱，重建体内外的平衡协调关系。如一个南方人来北京工作后，由于不适应北京的干燥气候，便长期咽痒咳嗽，久治不愈，经各种检查后，认为是灰尘螨过敏所致，但无良好治法，而笔者用清燥救肺汤加味治疗（病机为燥热伤肺，肺失清肃），使其能够适应北京的干燥气候，服药7日，痒止嗽愈。所以，“审机定治”这一表述形式，能够紧紧扣住中医认识和处理疾病的关键，从而突出了中西医在学术上的主要区别。

四、中医辨证审机定治的思维方式不同，也不具备现代科学要求的统一尺度和标准

中医学研究人体的生理、病理，是在不干扰机体生命活动的前提下，对人体生命活动过程中自然流露出来的生理现象和病理症状，从宏观、整体的角度进行综合分析研究。临床上强调某种症状的出现与一个人的体质、生理、心理、生活条件、季节气候及环境等因素有关，其病理证候是生理、心理、社会因素作用于人体生命过程中，表现在整体层次上的状态总和。中医学这种思维方式，强调的是因人、因时、因地的个性，不具备现代科学要求的统一尺度、统一标准，所以说中医在辨证审机、立法定治、遣方选药的环节上，是无法与现代医学标准相一致、相沟通的，所以在这一层意义上显然就不宜想当然地妄谈妄评和乱联系中医的现代化问题了。

真正的急症，往往属于标证，仅表现为一点，需要我们采用一切手段，去积极地抢救治疗，来挽回生命；真正的缓症，往往属于本质，亦仅表现为一点，需要我们给予健康保健的指导。而临床所见的病人，绝大部分是在两个极点之间，即在急与缓、标与本之间的连线上，需要我们去辨证审机，分析出所诊病人的急与缓、标与本之间的比例（即在连线的哪一点），才能给予针对性的治疗。分析阴阳、表里、寒热、虚实之间的比例，亦如此。如半夏泻心汤的临床应用即为一例。半夏泻心汤用于中焦寒热错杂证，我们在临床应用时，需要在辨证的基础上，首先分析出所诊患者的发病机制，为中焦寒热错杂；同时还要进一步分清寒占几分、热占几分。只有确定了病机的寒热比例，才能据此调配半夏泻心汤中的寒热药的比例，给予正确的治疗。同样是中焦寒热错杂证，由于发病机制即寒、热的比例不同，在调配半夏泻心汤中的寒热药的比例时，也要做相应的变化，才能取得最佳的疗效。而正确判断寒热、虚实、阴阳、表里的比例，及调配相应药物的比例，就非常需要临床医师丰富的临床经验和悟性。因此，医生用中药为患者治病，不仅要学好中医理论，更重要的是还要会临床应用，才能治好疾病。

中医学这种辨证施治的思维方式，是无法用现代自然科学的统一尺度、

统一标准来衡量的（可视为是一种非线性关系），这也正是中医学在辨证审机、立法定治、遣方选药的环节上，目前还无法与现代医学直接联系、直接沟通之关键所在。所以，可以说，要解决这种沟通障碍，使中医向前发展，不是仅凭中医界自身就能办到的事，显然需要全社会的投入，共同努力，才能实现。就如同西医的不断发展，是整个社会努力的结果一样。（图2-1）

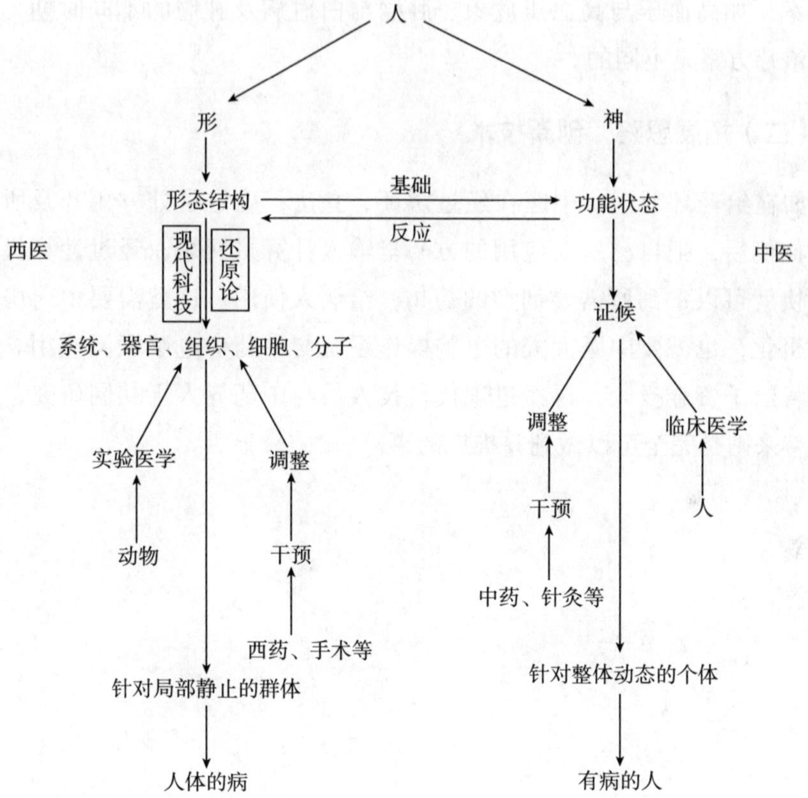

图 2-1　中西医学术路径对比图

五、中医在给病人实施具体治疗的环节上，可以利用现代科技手段

（一）资源技术共享

中医临床工作者对所收集到的各种病情资料，进行综合分析（辨证审

机），在确立了整体的治疗方案后，不应拒绝任何先进高效的药物及各种治疗手段。中西医及各种治疗方法，都是为病人治病的治疗手段，中西医均可应用。关键是中医是按照中医的理念，用中医的思维方式来指导应用。任何一种单一的治疗方法，都不可能适应所有的疾病，更不可能适应每个疾病的所有时期。同时，任何一种疾病及疾病的任何一个时期，都不可能只有一种治疗方法可以应用。要根据病情综合分析，选择最适合病人的治疗方案。如高血压与高血压危象、肿瘤与白血病及肿瘤的不同时期，其最佳的治疗方案是不同的。

（二）拓展思路，创新技术

如在给药环节上，中医在经过辨证、立法，确定了处方用药及所用药量的比例后，把自己所要应用的方药量输入计算机网络，经过计算机处理后很快就可以拿到所需要剂型的药物，给病人使用。这就需要中药房工作计算机化，也需要中医大夫的电脑操作系统与中药房电脑联网应用。只要有人肯给予资金投入，再经过现代科技人员与中药界人士共同研究，在不远的将来则是完全可以做到并推广的事。

中医之辨——辨证中的定性与定量

周 鹰

中医是一门理论说明与临床应用功能兼备的医学，早在春秋至秦汉时期，中医就已经形成了完整的理论体系，并发展到相当成熟的阶段。后世只是将中医业已成熟、完整的医疗理论体系应用于临床，在临床应用过程中加以演绎和发挥。从张仲景以后，历代中医学者，只是在临床应用过程中，有个人的临床应用体会及特色罢了。伤寒学派，善于运用六经的辨证方法来诊治疾病；藏象学派，善于运用脏腑辨证的方法来诊治疾病；温病学派，善于运用卫气营血、三焦辨证的方法来诊治疾病；经络学派，善于运用经络辨证的方法来诊治疾病。而八纲辨证、气血津液辨证的方法，则是各个学派在诊治疾病过程中，所必须运用的最基础的方法。

中医治疗疾病，采用辨证论治的方法。辨证的内涵：一为定性，二为定量。八纲辨证、气血津液辨证、六经辨证、脏腑辨证、卫气营血辨证、三焦辨证、经络辨证，都是中医临床分析、确定患者疾病属性（定性）及程度（定量）的方法，并以此确定正确治疗方案。对取得好的疗效而言，定性是基础，定量是关键。

一、定性

定性就是确定疾病的属性，为中医治疗疾病正确与否的基础，可以用语言和文字来表达（如寒、热、虚、实、瘀、阻、郁等）。中医在诊治疾病过程中，首先要确定疾病的属性。中医师在广泛搜集病情资料后，以自己善于运用的辨证方法（如八纲辨证、气血津液辨证、六经辨证、脏腑辨证、卫气营血辨证、三焦辨证、经络辨证等）分析病情资料，从而确定疾病的属性。只有确定了疾病寒、热、虚、实……的属性，才能针对寒、热、虚、实……的属性，确定温、凉、补、泻……的治疗方案。

中医治病，不是针对病名、症状、体征，而是针对疾病的属性。如果泛泛地说头痛怎么治？慢阻肺咳喘能治吗？这是难以确定的，必须见到患者，将其放在患者的整体状态下，运用中医辨证分析的方法，分析确定头痛、咳嗽的属性，才能治疗。

中医研究个体在整体状态下的个性，难以产业化；西医研究群体在特定环境下的共性，易于产业化。若问头痛、慢阻肺咳喘怎么治？此时，头痛、慢阻肺咳喘实际代表的是头痛、慢阻肺咳喘的整个人群。那么，疼痛止痛、咳嗽镇咳是西医治病的方法。中医要把头痛、咳嗽放在患者的整体状态下分析，如果确定是寒凝血瘀性头痛、痰热阻肺性咳嗽，那么，散寒活血、清热化痰就是治疗寒凝血瘀性头痛、痰热阻肺性咳嗽的方法，就能达到止头痛、止咳嗽的目的。可见，中医确定的具体治疗方法，不是针对病名、症状、体征而言的，而是针对具体属性的病证而言。因此，中医在确定了疾病的属性之后，就不再考虑病名、症状、体征，只针对疾病的属性确定治疗方案。热者寒之，寒者热之，虚者补之，实者泻之。

笔者曾接诊一位咳嗽 3 个月余的女患者，通过望闻问切，辨证分析，确定其咳嗽为阴虚肝旺、木火刑金所致，给予六味地黄丸和平肝舒络丸治之，并嘱其将两种中成药同时服用，早晚各服一丸。可是患者拿到药后，便责问道："你开的两个药没有一个写着治疗咳嗽，为什么要给我开这两个药？"笔者回答："您咳嗽 3 个多月了，差不多上面写着治疗咳嗽的药，您都用过了，但咳嗽却没治好。今天我就是要用上面没有写着治疗咳嗽的药，来治疗您的咳嗽。"患者服药 3 天后而愈。又如常有患者反馈，找中医大夫治疗甲病，没有提及乙病，却将乙病也治好了。笔者在诊疗一位男性高血压患者的过程中，他主诉头痛，未提及还有阴囊湿疹的病史。经辨证分析，确定其为肝风上扰、湿热上蒙性头痛，治疗给予平肝息风，化湿清热。服药 7 剂后，患者头痛愈，阴囊湿疹亦明显好转。究其原因，其头痛、阴囊湿疹的属性相同，皆因肝风湿热所致。故此，平肝息风，化湿清热，既止了头痛，又治了湿疹。可见，中医辨证的目的是确定疾病的属性，中医的诊断是疾病属性的诊断，中医的治疗是针对疾病属性的治疗。“感冒”“咳喘”“肺炎”都不是中医的诊断，“风寒束表”“痰热壅肺”“肺失清肃”才是中医的诊断。感冒冲剂不治所有人的感冒，感冒冲剂也不治同一患者所有时期的感冒。

二、定量

定量就是确定疾病寒、热、虚、实、瘀、阻、郁等的程度，是中医治病疗效好坏的关键，不能用语言、文字来表达。中医定量是个体特征、时间、地点、环境等各种因素的动态综合，其与现代医学定量的意义不尽相同。现代医学强调共性，其定量常常是针对群体而言；中医强调个性，其定量是针对具体病人的具体情况而言。一个人的定量，不代表所有人的定量；一个人一时的定量，不代表这个人所有时期的定量。中医在治病过程中的每一次定量，都是根据特定患者的具体情况来确定的。

中医辨证的定量，通常是在两个极端的状态中做出的经验判断。真正的急症，往往属于标证，仅表现为一点，需要我们采用一切手段，去积极地抢救治疗，来挽回生命；真正的缓症，往往属于本证，亦仅表现为一点，需要我们给予保健指导。而临床所见患者的状态，绝大部分是在两个极点之间，即在急与缓、标与本之间的连线上，需要我们去辨证定量，分析出所诊病人的急与缓、标与本之间的比例（即在连线上的哪一点），才能给予针对性的治疗。分析阴阳、表里、寒热、虚实之间的比例，亦如此。以半夏泻心汤的临床应用为例：

属性	中焦实热	中焦寒热错杂	中焦虚寒
用方	清胃散	半夏泻心汤	附子理中汤

临床应用半夏泻心汤治疗中焦寒热错杂证时，需要在辨证的基础上分

析出所诊患者的疾病属性为中焦寒热错杂证，同时还要进一步分清寒占几分、热占几分。只有确定了疾病属性的寒热比例，才能据此调配半夏泻心汤中的寒热药的比例，给予正确的治疗。同样是中焦寒热错杂证，由于疾病属性的寒、热比例的不同，我们在调配半夏泻心汤中的寒热药的比例时，也要做相应的变化，才能取得最佳的疗效。而正确判断疾病的寒热、虚实、阴阳、表里的比例及调配相应药物的比例，就非常需要临床医师丰富的临床经验和悟性。因此，医生用中药为患者治病，不仅要学好中医理论，更重要的是还要会临床应用，才能治好疾病。

三、定性与定量

定性，决定中医治病的方向性；定量，决定中医治病的准确性。疾病治疗效果的好坏，定性是基础，定量是关键。

中医院校学习是基础定性教育，临证实诊是定量学习。医学院校毕业生只有通过临证实诊，才能提高把握定量的准确性。医学生经过院校学习，针对疾病一般都能准确定性，但是，比较精确的定量，就必须经过大量的临床实践才可以达到。读书多临证少的人也许能在定性方面夸夸其谈，但见到具体病人，很可能不知所措，不知寒占几分，热占几分，虚占几分，实占几分。这样的医者往往开方不能准确定量，或勉强定量，疗效必不会佳。

师带徒是中医学习必不可少的教育环节。一天不临证，一天就难以体会中医的内涵。再说半夏泻心汤，治疗中焦寒热错杂证，这是定性。但是，用于具体病人时，其寒是几分，热是几分，这就需要我们给予准确的定量。寒的成分多，干姜就用的多；寒的成分少，干姜就用的少。虽然说半夏泻心汤是一个寒热错杂的方子，但在具体应用时，根据病人寒热程度的不同，医生处方的整体方性，可能是偏温性的，也可能是偏寒性的，亦可能是平性的。可见，中医是非常讲究定量的，只是这种定量方式不能够用文字和语言来描述，只能通过医生在处理病人的具体情况时，以处方用量的形式来展现出个体化定量特征。

判断疾病属性（诊断）准确，就一定能治好疾病吗？确定疾病属性准确，只是诊断大体正确。医生在正确判断疾病属性的基础上，只有判断疾病寒、热、虚、实、瘀、阻、郁的程度（定量），对疾病特征有一个更加细致的把握，才是治好疾病的关键。

中医用中药治病，采用辨证论治的方法。医生用药、用量以疾病的属性（定性）及寒、热、虚、实、瘀、阻、郁的程度为依据，而患者往往没有能力确定自己所患疾病的属性及程度。因此，不能把中药定为非处方用药，让患者依据病名、症状、体征，自己选药治病。患者治病，首先应该找到自己认可的中医医生，让其为自己所患疾病给予准确的定性、定量判断，据此正确选药、准确用量，方能促使疾病向愈。

中医之研——属性关系

周 鹰

自然为万物所成，万物皆有“象”与“质”。人类研究自然万物：一则，形上思维，从物象入手，以研究自然万物的属性与关系为目的；二则，形下思维，从物质入手，以研究自然万物的结构及功能为目的。人类为了表达自然万物的属性及关系，创立了“阴阳五行”学说，用“阴阳”理论表达自然万物的属性；用“五行”理论表达自然万物相生、相制的关系。

中医形上思维，从物象入手，研究人体（常态与病态）、致病因素及药物的属性与关系。那么，中医表达属性的标准是什么？中医表达关系的标准是什么？现在我们都讲标准，很多人指责中医没有标准，所以不属于科学的范畴。这是今人重质略象，强调世界是物质，却忽略了世界也是物象的，因而读不懂中医的结果。中医研究属性，“阴阳”为其表达属性的标准；中医研究关系，“五行”为其表达关系的标准。总是有一些只用形下思维思考问题，不懂形上思维的人，一而再、再而三地说，要想弘扬中医、发展中医、推进中医的现代化，就一定要取缔中医的“阴阳五行”，因为它是唯心的、不实的，是虚的。这是只用形下思维思考问题、不懂形上思维的人，在那里作祟。“度量衡”是现代科学表达定量的标准，现代科学是以西方文化为背景，以形下思维为主体。如果说，取缔了中医的“阴阳五行”，就好比取缔现代科学的“度量衡”，是一样的荒谬。因为，取缔了“度量衡”，现代科学就不复存在了；取缔了“阴阳五行”，中医也就不复存在了。

一、中医研究属性

中医研究属性，用阴阳、表里、寒热、虚实、气血、精津、饮液、痰湿、瘀阻等表达疾病的属性；用风、寒、暑、湿、燥、火等表达外界致病因素的属性；用四气、五味、升降、浮沉等表达药物的属性。

（一）中医研究疾病的属性

中医研究疾病的属性，“阴阳”是中医表达疾病属性的标准。“阴阳辨证”是中医分辨（辨别）疾病属性（性质）的总纲，“八纲”“卫气营血”“气血津液”“脏腑”“三焦”及“六经”辨证的方法，都是中医区别疾病属性的方法。临床上各类患者所表现的症状、体征及各种异常的理化检查指标，虽然繁杂多变，但总不外“阴阳”两大类别，如表、热、实属阳，里、虚、寒属阴，气属阳，血属阴，气实属阳，气虚属阴。

（二）中医研究致病因素的属性

中医研究致病因素的属性，“风、寒、暑、湿、燥、火”是中医表达外界致病因素属性的标准。尽管自然界的致病因素，从其结构来看，各式各样、千奇百怪；但就其属性来说，不外风、寒、暑、湿、燥、火。如致病因素属“风”的特性，按“风”去治；属“寒”的特性，按“寒”去治；属“湿”的特性，按“湿”去治，等等。

（三）中医研究药物的属性

中医研究药物的属性，“四气、五味、升降、浮沉”是中医表达药物属性的标准。每味中药的属性，都是中医依据中医药理论，在临床医疗过程中总结而得。如人们在服用了川芎后，发现其能止头痛，于是便用其治疗所有人的头痛。然而，在用川芎治疗头痛时，又发现其并不能治疗所有人的头痛。于是，中医以中医药理论为依据，在临床医治过程中，观察什么属性的头痛服用川芎可以止痛。结果，凡是血瘀性头痛，服用川芎都能把头痛止住，于是便确定了川芎具有活血的属性。

（四）中医用药性解病性

什么是中药？黄连是中药还是西药？六味地黄丸是中药还是西药？黄连是植物药，不姓中也不姓西。当我们用黄连的苦寒药性清热的时候，它是中药；当我们用黄连的药理杀菌抑菌的时候，它就是西药。可见，中西药区别的关键在于用什么样的思维方式，在什么理论指导下应用。当我们不进行辨证，用六味地黄丸治疗所有的腰痛时，那就是西医的理念，用六味地黄丸去止痛。但是，六味地黄丸决不治疗所有人的腰痛！如果病人属于《伤寒论》中所讲的寒湿困阻——肾着汤证的腰痛时，越吃六味地黄丸，腰会越痛。有的病人会说，我吃六味地黄丸治疗腰痛没有效，所以六味地黄丸治不了腰痛，中医治病没效。其实这是对中医的误解，当我们用六味地黄丸补肾滋阴，治疗肾阴不足的腰痛时，才能说它是中药。因此，六味地黄丸、黄连等，它们既不是中药也不是西药，它们是植物药。再比如说，地龙是动物药，磁石是矿物药，青霉素是化学药，它们既不是西药，也不是中药。当我们用青霉素苦寒之性清热解毒的时候，它是中药；当我们用青霉素杀菌抑菌的时候，它是西药。是中药还是西药，关键在于是用药性，还是用药理。因为，中医研究病性，西医研究病理；中医研究药性，西医研究药理。在治疗中，中医用药性解病性，西医则用药理解病理。

（五）中医在用药性的基础上用药理

中医研究“药性”，治病是用“药性解病性”；西医研究“药理”，治病是用“药理解病理”。那么，中医是不是就可以不掌握“药理”、不用“药理”治病呢？当然不是！面对不断涌现出来的现代疾病，中医一定要尽量掌握现代药理。但是，中医在用“药理”治病的过程中，一定是在用“药性”的基础上用“药理”。先用“药性”，再用“药理”，在用“药性”的基础上用“药理”，这是中医用“药理”治病的根本原则。例如我们通过药理研究，知道薏苡仁有很好的降糖作用，夏枯草、白僵蚕、桑叶、黄芪、地黄等药，也有很好的降糖作用，这是用现代药理研究出来的结果。但是，如果我们见到糖尿病患者，就用薏苡仁降糖，那就不能叫中医，因为你只用药理，没有用药性。如果一个糖尿病患者血糖高，我们经过辨证，确定其病机是湿邪内困，治疗就要运脾化湿，选药时如果不知道茯苓有没有降糖作用，但知道薏苡仁有降糖作用，那就可以用薏苡仁。在用薏苡仁“药性”化湿的基础上，用薏苡仁降糖的“药理”作用降糖，用夏枯草、白僵蚕、桑叶、黄芪、地黄等药治疗糖尿病，都应遵守这一原则。先用“药性”，在用“药性”的基础上用“药理”，这就是中医的现代发展。但如果只用“药理”，不用“药性”，那已经不是中医了。如果一个糖尿病患者病机是阴虚内热，还在那里用薏苡仁降糖，不但血糖降不下来，肯定还会加重口干舌燥的病情，出现很多不良反应。又如小檗碱、大蒜素，一寒一热，从药理上讲作用都是灭菌消炎，用于肠炎的治疗。但中医治疗肠炎，属于肠胃湿热的用小檗碱，属于肠胃寒湿的用大蒜素，这就是在用“药性”的基础上用“药理”的治疗方法。

二、中医研究关系

中医是一门关系学。其注重研究人与自然及人体自身脏腑、气血的协同、协作的关系，强调的是互助、互制，用五行理论表达其相生、相制的变化规律。

（一）局部与整体

中医把人体放到自然环境中，研究人是如何适应自然，如何在自然界中生存，研究人与自然的关系。中医为人体做了解剖，在五脏六腑、组织器官的基础上，研究其是如何在人的整体环境中协调工作，研究人自身的功能关系。中医研究脏腑经络、气血津液、药物配伍等各个方面的关系。我们所看到的任何一点现象，都不能代表整体。脏腑经络、气血津液及药物的功能表达，建立在其相互协调的基础上。诊察疾病，亦在于诊察失常的内在关系。《素问·灵兰秘典论》中所载的“十二官者，不得相失也”即指此意。

中医认识人体，重点不在局部定位，而在整体联系。因为人体是一个有机的整体，每一个脏腑与其他脏腑之间都有着密切联系，从而相互影响，相互为用，相互制约。脏腑各自有各自的功能，但是必须建立在相互协调的基础上，才能表达各自的功能。例如肾主水，但其主水功能的正常表达，是建立在肺通调、脾运化、肝疏泄及三焦通畅的基础上的。又如心主神，是建立在心火清降下交于肾，肾水温升上济于心的基础上的，使心火不致上炎，才能心旷神明。所以心主神，一定是要在其适应的环境中才能主神。如果一个人心不主神了，一定是心的问题吗？不一定！有可能是心所处的环境失常了，心主神的功能受到影响了。如心肾不交之证，与脾胃升降之枢机失常有着极大的关系。脾虚气陷不能制水，则肾气下陷而不能上交于心；胃气逆升不降，影响于心，心火虚浮而不能下潜于肾，致使升降阻滞，水火分离，则神魂漂浮而不得安寝，脑涨神疲而健忘。

（二）主体与环境

中医以“和”为期，除追求脏腑、组织、器官间的协同、协作关系，更强调人与自然环境的和谐共处、人与外界各种生物的和谐共存。中医从宏观角度看问题，将人体看作一个有机的整体，机体的各部分相互影响、相互协调。因此，中医学在研究疾病时，主要从整体出发，用宏观、综合、系统的方法及实验手段，来研究和认识“有病的人”，注重分析人体功能的失调。中医学认为疾病是在一定病因（同西医学的病因有别）条件下，外感或内生的病邪同人体正气相搏，从而导致机体内部和体外环境之间的平衡协调关系遭到破坏时所呈现的异常状态。治疗上，中医是依靠人体的自身康复能力，用药不过是借以调动人体自身组织康复能力，调整重建体内外的平衡协调关系，强调治疗“有病的人”。如一个南方人来北京工作后，便长期咽痒咳嗽，久治不愈。经各种检查后，认为是灰尘螨过敏所致，咨询了很多中、西医大夫，均认为无法根治。我用中医学的思维方式，对其进行辨证分析，认为该患者从潮湿的南方来到北方后，因为不适应北方干燥含有灰尘螨的气候，以至肺燥失宣，咽痒咳嗽。用清燥救肺汤加减，清热润肺，调整患者自身的适应能力，重建体内外的平衡协调关系，服药7日，痒止咳愈，未再复发。

（三）现象与规律

不管是中医还是西医，研究对象都是人。中医通过对人体外在有形现象的研究，探求人体内在功能的调控规律。外在有形的现象，包括宏观、微观特征及生理、病理指标。中医可利用一切可利用的手段，获取不同层次的、外在有形的现象，并在此基础上，运用形上宏观的思维方式，研究其内在的协同、协调、协作的关系。西医利用现代技术，研究人的结构及功能，如解剖生物学、细胞生物学、分子生物学等，从宏观到微观，看到的是不同层次的、外在有形的现象。人类生命活动的本质，在于人体内在功能的调控规律。现代人应用形下思维理念及现代科学技术，不能演示人体内在功能的调控规律。人体内在功能的调控规律，受外界环境和心理因素的影响。人体内在功能的调控规律一旦被改变，必将引起人体功能的异常，而出现病理现象和病理改变（先是功能失调，后是病理改变）。人体某方面的功能调控规律的改变，将引起与其相对应的病理现象和病理改变，同时又进一步加重原有功能的失调，并影响引发新的功能失调（既是病理产物，又是致病因素）。

当今，医学是通过人体外在的、有形的现象，来寻求治病的方法。西医在揭示人体外在有形的现象方面，已经走在了中医学的前面，中医无法与其比拟，但它不能揭示生命活动的本质。中医学在揭示人体外在有形的现象方面，远远落后于西医，但通过人体外在有形的现象，所总结出来的人体生命活动过程中的调控规律，也许就是在揭示生命活动的本质。因为，中医按照自己所总结出来的人体生命活动的调控规律，用形上宏观的思维方式分析诊治疾病，确实解决了很多病理现象和病理改变。西医靠现代科技手段，能够解决的只是外在有形的病理改变，却不太注重探讨总结人体生命活动过程中的调控规律。中医完全有能力运用好现代科学技术，解决自己原来不能解决的微观现象。而西医认为无法解决的病理现象和病理改变，中医也能运用自己所总结的调控方法解决。但不是所有问题都能解决，这有病已经到了“死不治”的程度问题，也有中医大夫诊治水平问题。所以，中医要与时俱进，利用好现代科学技术，揭示人体更深层次的外在有形的病理改变。

（四）发展与未来

中西医的起始阶段，都对人体做了大体解剖。中医形上宏观思维，注重功能关系的研究；西医形下微观思维，注重组织结构的研究。西医在大体解剖的基础上，形成了解剖生物学。但是，在医治疾病的过程中，发现疾病不能用解剖生物学解释清楚。于是，就做深层结构的研究，形成了细胞生物学。从解剖生物学到细胞生物学，是西医的一大飞跃，当时人们为之振奋。西医认为只要能够把人类的细胞研究清楚，就能解决人体的所有疾病。但是，在研究了细胞生物学后，发现仍然解决不了人体的所有疾病。于是，又往更深一层的结构研究，形成了分子生物学。从细胞生物学到分子生物学，又是西医的一大飞跃，人们依然为之振奋，认为一旦把人类的基因排序问题解决了，就能解决人类的所有疾病。但是，现在看来还是不行！曾有美国基因学者说：分子生物学，仍不能解决人类所有的病理现象，医学界应该注重从研究结构转向研究功能关系了，这方面中国的中医做得最好。

中医的历代医家在解剖生物学的基础上，运用形上宏观的思维方式，研究脏腑、组织、器官彼此协同协作、互约互制的内在关系。那么，今天有了细胞生物学、分子生物学，中医能不能在细胞生物学、分子生物学的基础上，依然研究中医，按照中医形上宏观的思维方式，把细胞生物学、分子生物学的知识拿过来，研究细胞之间、分子之间是如何协调工作的。现代中医院校毕业的高级知识分子们，微观知识都掌握得很好，如果能站在微观的层次上再去研究关系，我想应该会有所突破，这也许就是中医未来的发展方向！

中医之思——形上宏观

周 鹰

长期以来，人们在做中西医的对比时，常常说“中医是宏观知识，西医是微观知识”。恰恰是这种认识，造成很多人认为中医落后、不科学。中医学与西医学的根本区别，不在知识的宏观与微观上，而在于思维方式的不同。中医不是宏观知识，西医也不是微观知识，中西医的根本区别在于中医是形上宏观的思维方式，西医是形下微观的思维方式。中西医均可利用一切技术手段获得宏观知识与微观知识，但是它们对所获得的宏观知识与微观知识的认识、分析、思考的方式不同。

一、道与器

《易经》云:“形而上者，谓之道；形而下者，谓之器。”“形”指的是物体，从医学的角度来说，指生物体和药物体;“道”指的是“形”的运动规律，反映“形”发生、发展、变化的时间轨迹;“器”指的是“形”的组成结构，反映“形”存在的空间特征。“形而上者，谓之道”，以研究“形”的运动规律为目的，用综合、系统的研究方法，从“形”发生、发展、变化的运动状态，研究“形”的运动规律，为“形上宏观”的思维方式;“形而下者，谓之器”，以研究“形”的组成结构为目的，用还原、分割的研究方法，研究“形”的组成结构，为“形下微观”的思维方式。

人类历史上，出现过两次文化高峰。第一个文化高峰出现在春秋至秦汉时期，以形而上的宏观思维方式为主导，这是中医形成、成熟的文化背景；第二个文化高峰出现在16世纪西方文艺复兴时期，以形而下的微观思维方式为主导，这是西医迅猛发展的文化背景。东西方两种文化，形成了两种思维方式，造就了两种医学模式。春秋时期也有形下思维，但不占主导地位。16 世纪西方文艺复兴以前，人们观察事物、探讨未知，以形上宏观研究为主导，中国是核心，处于领先地位。16 世纪西方文艺复兴以后，人们以形下微观研究为主导，至今仍为人们思考解决问题的主流思想。但是，形上宏观的研究方法并不过时。因为，用形上宏观的研究方法仍能解决很多人们在生活当中用形下微观的研究方法解决不了的问题。中西医引领着东西方两种文化，代表着截然不同的两种思维方式。

二、宏观与微观

中西医都以人这个“形”为研究对象，都以保持人的健康、消除疾病为目的，但研究的思维方式不同，研究的角度、着眼点也不同。中医学形上思维，以研究人的形上性为主体，用宏观的思维方式，研究人整体层次上的状态及运动变化规律，注重的是人体的功能调控的变化；西医学形下思维，以研究人的形下性为主体，用微观的思维方式，研究人整体层次下的结构及功能，注重的是人体的自然结构的变化。

中医学为形上宏观的思维方式，当遇到宏观知识的时候，用宏观思维，当遇到微观知识的时候，还是用宏观思维。其对待科学知识的态度是宏观知识，宏观对待；微观知识，宏观对待。西医学为形下微观的思维方式，当遇到宏观知识的时候，用微观思维，当遇到微观知识的时候，则用更进一步的微观思维。其对待科学知识的态度是宏观知识，微观对待；微观知识，微观对待。不论是宏观知识，还是微观知识，中医学总是把它放到整体状态下，运用综合系统的分析方法，沿着整体功能调控的研究方向发展，得到的是宏观或微观现象发生、发展、变化的运动规律；而西医学总是运用还原分割的分析方法，沿着解剖结构的研究方向发展，得到的知识越来越微观。

中医对直观看到的宏观现象，用形上宏观的思维来分析、认识。比如看到患者长了一个肿物，中医要把这个肿物放在患者的整体状态下思考，区别肿物的寒热虚实，给予相应的治疗；西医则是研究这个肿物的结构特征，给予相同的治疗。我们的祖先是通过运用宏观现象来分析内在变化，如果我们把中医只定位在宏观知识上，那么中医今天就不能利用现代技术来了解、掌握微观现象。现在已经形成了只要运用现代技术，就不是中医的错误认识，这是对中医的误解。中医完全可以运用现代技术来延伸视觉，从而搜集到更多深层次的微观现象。以前，中医利用肉眼可以观察到口腔溃疡。那么，现在完全可以利用电子胃镜观察到胃溃疡。电子胃镜虽然是技术发展的产物，而技术资源是人类共享的，没有你我之分。

如我们利用现代技术，诊察到一个发热患者血中的白细胞数值高，西医认为有炎症，就用抗生素给予抗感染治疗。发热患者血中的白细胞数值高，中医也承认是西医说的炎症，但中医要把这个血中白细胞数值高的现象放在这个人的整体状态下去分析，如果是热毒的表现，那么可以运用抗生素或清热解毒药来治疗；如果是寒湿的表现，则决不可以运用抗生素或清热解毒药来治疗。中医在利用抗生素的过程中，体会到抗生素比任何苦寒清热解毒的中药还要寒凉，所以当病人的炎症属于寒湿状态时，中医是不主张使用抗生素的。否则，会寒上加寒，加重病情。这个分析治疗的过程，就是中医常常说的辨证论治。

三、目的与手段

任何医学，在诊治疾病的过程中，首先都应该收集病情资料。中西医在收集病情资料的方法上，没有本质的差别。如西医望、触、叩、听的检查手段与中医的望、闻、问、切的检查方法，都是医家利用自己的感官查找搜集病情资料。只是，中西医在运用这些方法的过程中，各有特色。中医更擅长看舌象，体会脉象；西医只把握脉搏的节律，有力无力。而这些差别，是建立在各自长期临床运用的基础上的。中医长期思考探讨脉搏的差别，所以才有 28 种脉象之别。然而，西医由于紧跟现代科学技术的发展，积极主动地利用现代科技手段搜集更深层的、微观的病情资料，就延伸了其望、触、叩、听的检查方法，使其有了快速长足的发展，能够不断地查找搜集到更深层次的病理变化。同时，人们看到西医利用科技进步和科技创新，使西医学知识从宏观向微观渐进发展，总是不断地出现新观点、新理论、新概念；而中医总是停留在宏观知识上，所以被认为是落后的、不科学的。中医应当运用好科学技术，搜集深层微观的病情资料，不断发展、完善自己检查疾病的手段。科学技术，没有姓氏的差别，就好比核技术一样，战争狂用来为战争服务，能源家拿来为开发能源服务，医学家拿来为医学服务。技术是人类共享的资源，现代医生，无论是中医还是西医，在治疗疾病之前，应该运用一切可以运用的手段，来搜集病情资料。那么，中西医的区别在哪里？如何对待搜集到的病情资料，用什么样的思维方式分析、认识它，是中西医区别的关键所在。

面对口腔溃疡和胃溃疡患者，中西医大夫均可以通过简单的望诊看到口腔溃疡病灶，也同样可以通过胃镜看到胃溃疡病灶。但在治疗上，西医强调共性化、产业化，对所有患者的口腔溃疡或胃溃疡的治疗方法是相同的——同病同治；口腔溃疡与胃溃疡，又因其病种的不同而分属不同的科室，采用不同的治疗方法——异病异治。中医强调个性化，对所有患者的口腔溃疡或胃溃疡，因其在不同个体所表现的寒热虚实等病机的不同，治疗方法也是不同的——同病异治；同时口腔溃疡与胃溃疡又可因病机的相同，而采用相同的治疗方法——异病同治。因此，中医在治疗口腔溃疡、胃溃疡等疾病时，是根据病机的不同分别选用清胃散（胃热）、导赤丹（心阴虚火盛）、玉女煎（胃阴虚火旺）、龙胆泻肝丸（肝胆湿热）、半夏泻心汤（中焦寒热错杂）、附子理中汤（中焦虚寒）等方药给予治疗，而不是根据病名、病灶选用上述方药给予治疗。

中医研究是利用一切可利用的知识、技术发展自身；研究中医是利用现代知识、现代技术，研究、诠释中医。中医发展的关键，在于坚持形上宏观的思维方式，并利用好现代知识、现代技术。

五行大义

张明锐

阴阳五行，不详知源流，却影响深远。既然讲它，我们就要知道它是从哪来的。古人说“天地之间，唯阴阳之消长”，宇宙中的一切变化，无非就是阴阳之间的消长，而产生了成百上千、成千上万的变化。“六合之内，唯六气之往来”，六合——东、南、西、北、上、下，就是空间。我们这个空间里面，唯六气之往来，即风、寒、暑、湿、燥、火的往来变化，就形成了万物的变化。所以阴阳和五行之间，存在着静态的对应和动态的流动关系。比如太极生两仪，为一阴一阳，这一阴一阳分别再两两组合，生出太阳、少阳、太阴、少阴，此为太极生两仪，两仪生四象。四象——太阴（金）、少阴（水）、太阳（火）、少阳（木），再加上当中的中土，就是五行，这是一种静态的对应。同时，对五行来讲，我行，与生我、我生、克我、我克加在一起，即是五行。它们之间的生克关系是灵动的，这就是一个动态的平衡。也就是说，五行是阴阳在升降过程中不同阶段的特性表现。

一、五行源流

河图，相传是上古时期所记载并广泛流传的，言龙马出黄河时身负之图，为圣人所记录，下图（图 2-2）中连接的黑线是后人补充，便于观览。原图仅为黑点和白点，一黑一白，代表一阴一阳，这就意味着整个图是从阴阳演化而来的。

河图由从一到十共十个数组成，天数有五，地数有五，两两相合，就成了天数和地数，后世称之为天地之数各五。天数为生数，地数为成数，即一二三四五为生数，六七八九十为成数，生成之数与五行息息相关。

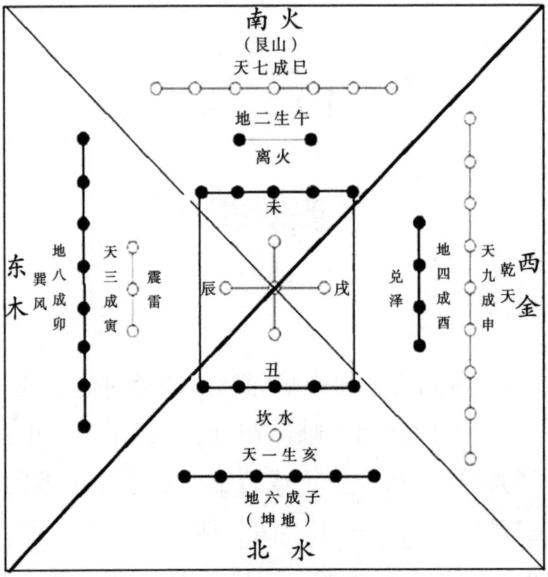

图 2–2　河图

“五行之理，原出于自然”，五行理论本身就是从天地中自然产生的。“天地生成，莫不有数。”生，为产生，指的是先天原数，即原始之数。成数则是由先天之数化生而成的后天之数。生和成各有自己的数，乃“圣人察河图而推定之”，那么是如何推定的呢？

天一生水，地六成之。天地之间，最早产生的是水，在河图的下面，北方水位（一、六共宗，居北方），用一个白点表示为天之生数。白点之下，用六个黑点表示地之成数。天有一个生数，地就有一个与其对应的成数。阴阳之间相互顺成。一和六中和，一白一黑相互抵消，最后得数为五，五即是中土之数。也就是说，天之生数加上中土之数五，化生出一个后天的成数，下面四个生成之数以此类推。

地二生火，天七成之。在河图的上方，南方火位（二、七为朋，居在南方），用两个黑点表示火之生数，用七个白点代表火之成数，黑白相抵后，留五个白点，仍为中土之数。

天三生木，地八成之。在河图的左侧为东方木位（三、八为友，居东方），用三个白点代表木之生数，八个黑点为木之成数，黑白相抵后，余数依然为中土之数五。

地四生金，天九成之。在河图的右侧西方金位（四、九同道，居西方），用四个黑点代表金之生数，对应的九个白点代表金之成数。黑白中和后剩下五个白点，即为中土之数五。

东西南北四面，木火土金四行之生数，皆以其得中土之数五，而由生入成，成就木火土金四行各自的成数，此谓由气化形。

天五生土，地十成之。在河图中央为土位（五、十相守，居中央），中有五个白点，为中土的本数，也叫土之生数。天地之间，之所以生水、火、木、金、土，就在于天地代表阴阳，阴阳化生五行，即生数一二三四五分别加上土的生数后，五行再次变化为六七八九十……直到千千万万，这就意味着在河图洛书出现时已经存在十进位制。

双手合十，为太极，分开后左右手就是两仪，手有五指即中土之数，伸出来天一生水，地六成之；地二生火，天七成之……所以，天地之数，五行之数，本生于自然。

四季轮回，冬至之时，在正北方天空会出现一颗星，此为水星，也叫辰星。春分之时，正东方天空中出现的一颗星为木星，也叫岁星。夏至之时，正南方天空中出现的一颗星叫火星，也叫荧惑星。秋分之时，正西方天空出现的一颗星叫金星，也叫太白星。所以河图应该是上古时期古人根据五星的出没时节，按照天地的生成之数绘制出来的上古天文图。

天一生水，就是说一切的初始皆为水。草木刚结果实还没有成形时，里面是水；胎卵初结之时，母腹中先生羊水。所以说莫不先因水生而后成形，水为生数之首，万物之先生，故其数为一。人为万物之灵，人体受孕后，产生羊水，而胚胎很小，对于受精卵来说，其在羊水之中恰如汪洋大海中的一条鱼，天一之水生时，受精卵便在徜徉生长，逐渐从单细胞变成多细胞，逐渐变成了无脊椎动物，渐渐有了腮呼吸，后来有了肺，最后，到六个月尾巴往回缩，才形成胎儿，这就是生物进化的完整过程。从单细胞到多细胞，从无脊椎到有脊椎，从鳃呼吸到肺呼吸。所以有人说羊水是一个非常神奇的东西，它应该和上古时期宇宙形成时水的成分一样。后来，人们在亿万年前的一块玛瑙之中发现里面是水，是原始海洋之水。将玛瑙打开后进行研究，发现这个水的成分和人羊水的成分多有相似。

哲学家讲一滴水就是一个世界，佛家讲芥子纳须弥。一个人类胚胎生长的全过程，就是生物进化的全过程。所以张颖清教授的全息论是有道理的。五行中的形质，水火最轻。水火是最奇怪的东西，是无形的，先天言阴阳，后天言水火，水火之性近乎阴阳，为造化之始。造化之初，万物将萌，最早出现的就是水和火，所以天一生水，地二生火，水火就是阴阳。

二、中土的来由

有人讲，宇宙在初成的时候，就像一个水中的大气泡，不断地扩张；有人说现在宇宙仍然在不断扩张，它的扩张，即使一秒钟的扩张也是你一生都难以看到头的。当人需要静下来的时候，比如夏天万里晴空，星辰满天，你躺在草原上，当你看着满天星辰的时候，你会有一种感觉，人的渺小，就像大地中的一粒尘土，大海里的一滴水，而地球的渺小，在太阳系里，又何尝不像大海里的一滴水呢？而太阳系在浩瀚的宇宙中，更是沧海一粟！所以层层扩大，你认为大到边的东西在另一个层面上可能只是一滴水的大小而已。

在宇宙形成以前，也叫宇宙初成，当时是一片混沌，浩渺虚空，阴阳混成，这个时候我们称为太虚，太虚之中清浊不分。盘古开天就是这种状态，混沌之中，阴阳未判，我们称这种状态为无极或太极。随着时间的流逝，这个状态会有序地慢慢改变。我们现在讲的时间相对而言比较狭隘。时间与空间，其实就是缘分。什么叫缘分？就是某一个时间和空间相交的时候，这个坐标点就是缘分。时间是怎么来的呢？有人讲，事物在产生之前没有时间。从这个事物形成的一瞬间开始，对它来讲就有了自己的时间。比如，一个房子建起来的瞬间，它的时间就开始了，这叫初生。随后，一年、两年、十年、一百年过去了，它开始坍塌，随着时光的流逝，风吹雨打，被风沙所分解、吞没。当它最后被吞没的一刻，就是时间的终点。从初始到终结的这个过程，就是这个房子所拥有的时间，时间是物质产生与消亡的重要标志。

宇宙从形成开始，它的时间就产生了，随着时间的产生，太极就开始有了自己的运动规律。宇宙中有一个重要的法则，也称为天道——清阳者左旋而升，浊阴者右旋而降。也就是说，物质里面轻清的部分会左旋而升，物质里面重浊的部分会右旋而降。清气左升，聚而为阳，浊气右降，聚而为阴。在不断地升降中，阴阳就分开了。我们常说，宇宙是个大人体，人体是个小宇宙，所以宇宙的法则（阳升阴降）对于人体也是一样的。

阴阳升降过程中，清气左升，浊气右降，必须有一个参照物，就是升降中岿然不动的物质，此类物质不升不降，不清不浊，是谓中土。所以中土是阴阳升降的枢纽。这句话至关重要，是研究阴阳升降的机关所在。只有深刻体会中土是阴阳升降的枢纽，才会明白，阴上升要通过中土，阳下降也要通过中土。阴阳枢纽之功，就意味着我们在调补阴阳时，无论是滋阴还是扶阳都离不开中土这个枢纽。掌握中土的枢纽作用，好多问题也就迎刃而解了。例如为什么患者阴虚，而你用了很多滋阴的药，反而症状继发，变证迭出？患者阳虚使用温阳药物时为什么会反增上火？此中关键就是没有去重视调理中土，中土是阴阳升降的枢纽，离开中土而论阴阳，就是镜花水月。

三、阳降阴升，水火既济

对人体而言，中土就是脾胃。戊土为胃，属阳土；己土为脾，属阴土。脾气主升，胃气主降，己土主升，戊土主降，即脾升胃降。中土是阴阳升降的枢纽，同时中土的升降之力也是阴阳升降的动力。阳在上，本性主升，要使阳气下降，就需要一个动力，即戊土之力，戊土主降。己土助阴气上升亦是如此，所以生理上阴升阳降的动力是来自于中土脾胃的。

为什么说治中焦如衡？中焦就是脾胃，它的升降运动必须达到一种平衡，一旦脾胃升降平衡被破坏，其病机可以涉及五脏六腑、四肢百骸。所以一定要记住这一点，中土是阴阳升降的枢纽。在临床上，你认为你的辨证及处方用药非常准确，但用药后却不见疗效，此时往往就是因为忽略了重要的东西、点睛之笔，就是中土脾胃阴阳的升降。

阳气主升，但升上去以后不是终结，生理上而言最终还得降下来。如果阳火独亢于上，阴水独寒于下，此时就是病理状态。正常的生理状态应该是水火既济，水升火降。润下之水得以上升，炎上之火得以下降，此时就需要一个枢纽，就是脾胃。

清气左旋而升，其性温，升到一半的时候成木（主升主温就是五行中木的特点），再往上升，积温而成热，最后就化成了火（火曰炎上）。所以木和火，就是清阳之气上升过程中的两个阶段。阳气升到一半的时候是木，全升起来就是火。所以大家注意，合起来讲就是阳气、清气，分开讲就是木、火。

浊气右旋而降，其性凉，降到一半的时候成金（主降主凉就是五行中金的特性），继续往下降，积凉而成寒，就化成了水（水曰润下）。所以，阴是金和水合起来的特性，分而言之就是金和水。所以，清气上升的两个阶段就是木和火，浊气下降的两个阶段就是金和水。

水曰润下，水往低处流是其天性，生理层面的水火既济，则需水升而上济心火，所以此时水上升需要一个动力，其中一部分动力是脾土的力量。同时，我们说木主升发，木还有一个重要的功能，就是水可以从木中上升，大家想想大地中的水要通过树木才能升起来。这就是说，水要升起来的另一个动力就是木，木的上升之力把水吸起来，上济心火。另外，金下降的时候把火熔进去，通过肃降之性把火运降下来，下暖肾水。金木有形，水火无形，火之炎上、水之润下为天性使然，逆其性才能完成水火既济的过程。所以，使火下降或者水上升，既需要有通道，也需要有力量。而这个通道就是金木，即金木为水火升降的通道，力量就是中土升降之力与金木升降之力。

金木为水火升降的通道，因此，想达到水火既济，离不开疏调金木。若使水升，必调肝木；若使火降，必调肺金。这里就有许多问题出现了，如果水升不上去，则火独亢于上；如果火不能下降，则水亦独寒于下。那么，水不能上升的原因是什么？在肝，肝属木，当肝木被郁，情绪抑郁的时候，肝木通道闭塞，水既无通道，又少动力，则水不上升而火独亢于上。此时，补水制火于事无补，必须疏调肝木，肝木功能得复，则水自然上升以济心火。临证所见心火独亢、三焦火盛等病证很大一部分只是表象，根本原因，其实是木郁。引起木郁的原因有很多，情志、劳逸、饮食都可以导致木郁，所以解决这个问题的根本，是要辨证施治，疏调肝木，使水的通道和动力得复。而临证中恰恰容易忽略这一点，木郁未解，泻火、降火、散火都是权宜之计。因为有时火本身并不亢盛，是因为失去水的上济滋养，才显出亢盛之象，此时仅仅着眼于治火，其实就已是舍本逐末，不如将肝气疏开，肝木自然会运水升水，上济心火。所以我们见到很多病人肝气郁结以后，会出现两种现象，即抑郁和烦躁。抑郁就是显现了水的性质，沉寂安静；烦躁易怒就是显现了火的性质，亢奋躁动。

金主肃降，它会把火熔于金中运下来，金的肃降之力便是心火下暖肾水的动力，此处若了然于心，便明白调肺气之宣降是降心火以暖肾水的重要思路。如果肺气宣降失职，则心火无法下移以暖肾水，因此必须调肺。心火下暖肾水的前提是必须确保肺的宣降功能正常。所以金和木是水火升降的通道，无木则水不能升，无金则火不能降。

临床上，木火刑金所致的咳嗽，直接清泻肝火，苦寒直折，这个症状就可以得到明显缓解，但也存在一个问题，苦寒之剂最易败胃，伤及中土，往往咳嗽虽愈，而患者脾胃之伤半月之内很难恢复。如果在治疗的时候考虑到疏肝扶土，可用炒麦芽、炒谷芽佐之，麦芽谷芽本身是五谷之芽，本可补土护胃，而芽类主升发，长于疏肝解郁，这两个药，既能补土又能疏肝，用之则肝木得疏，肾水得升。另一方面，炒麦芽、炒谷芽得火而生土，土运而生金。虽然是两味药，但其作用却涉及整个脏腑系统的五行关系，既提高疗效，也避免了好多问题。一般三五剂药足矣。否则治了咳嗽伤了胃，得不偿失。

所以，中医要明悟阴阳五行之道，深刻体会中土为阴阳升降的枢纽，金木是水火升降的通道。在临床上诊疗水平当有大幅度提升。如果肺气失于宣降，这个火就无法下来，出现下焦虚寒诸证，仅考虑温阳，则服药后可能出现上火现象，原因在哪？在于金失肃降，此时若在处方中佐以降肺之药，如莱菔子和紫苏子，一个降肺气，一个降大肠之气，使金气得以肃降，这个温阳而产生的火便随之而降。可见，五行中调金木是升降水火的关键。

中土是后天之本，其他四行全赖土生。己土（脾）主升，生养木火两行，而戊土（胃）主降，生养金水两行。调中土就能调补木、火、金、水，李东垣因之而悟补土真谛，著成《脾胃论》一书，成就补土派宗师。所以，调补脾胃是调补其他四行不足的关键所在。

我们回顾并总结一下太极、阴阳、五行和中土的关系。太极生两仪，阴阳形成。阴阳升降而成木火金水四行，即四象。四象与中土合为五行。所以五行是分开的阴阳，阴阳是合起来的五行。

阴阳为五行之气，五行为阴阳之质。所以说，气质就像形神一样，阴阳是五行之神，五行就是阴阳之形。五行之间的生克制化，以土木两行为例，木并非直接克土，而是通过木的阴阳之气去克制土的阴阳之气，所以五行之间的生克制化就是五行之间阴阳之气的生克制化。对人体而言，人体就是一个五行的混沌体，你分别不出哪块属金，哪块属水。比如肺主金，但肺在体又主皮毛，一身上下皆有皮毛，可知人之一身皆当属金；心主火，心又主血脉，一身上下皆密布血脉，可知脏腑四肢百骸当皆属火；肝主木，在体合筋膜，一身上下、四肢百骸都有筋膜，可知一身脏腑四肢百骸皆当属木；脾肾亦然。所以人体是一个五行混沌体，但我们把它分成五行、五脏的体系是为了便于理解、辨证与运用，所以不可完全分割开。五行每一行中都含有其他四行之气，这叫五行互藏，正是这一点体现了人体脏腑功能相涉，气血交融。

中气升降，木火升发，金水沉降，都是一身阴阳之气升降的动力所在，我们所说的阴气能降，阳气能升，动力在哪里呢？第一，就是脾胃中土，脾气主升，胃气主降，中土升降之力是人体阴阳升降的动力之一；第二，就是金木水火（肝肺）升降，木火生发上炎给予阳气上升的动力，金水肃降下润给予阴气沉降的动力。人体之所以阴不上逆、阳不下陷，就在于中土的气机升降和木火金水的升降。

阴居于下，一旦阴气上逆，会凌心射肺，它为什么会上逆？是因为沉降的力量不够，就是胃主降的作用、金水沉降的作用不够了。而阳气之所以下陷，是因为上升的力量不足，就是脾主升的作用、木火升发炎上的作用不足。浊阴喜封藏，收藏于金水，上逆则为病。所以，在治疗疾病时我们就有了方向，水气弥漫、凌心射肺要考虑药物沉降之力和沉降的渠道，比如五苓散洁净府，打开通道，使病理之水有一个排泄的渠道，同时还有一个排泄的力量。这样我们就知道一个重要的道理——调阴阳需要通道和力量。

四、五行的释义

五行最早出现在《尚书·洪范》中。洪者，洪大也；范，就是规范。洪范即可理解为宏大的规范。传说周武王问治国之道于箕子，箕子乃商纣王之叔父，古之圣人，为武王讲治国大道有九种方法，称为“洪范九畴”，九畴之首即是五行，就是人家熟知的“木曰曲直，金曰从革，水曰润下，火曰炎上，土爰稼穑”。

“木曰曲直”，何谓曲直？木主升发，喜直而恶曲，曲就是不直。木喜条达，喜直，木被郁则为曲。所以，木直是生理，木曲为病理。有人认为，五味之中辛味主木，辛主升散；有人则认为，酸入肝，故酸味主木。其实木曰曲直，木直之时即为辛味，主升发，此为生理；木曲之时即为酸味，主收涩，此为病理。所以木曰曲直讲的是木的生理和病理，同时也说明木之生长过程是曲直交替，动态发展，而直是趋势所在。

“金曰从革”，金的特性是肃降，“从”为顺从而降之意。从是金的生理特性，金是顺从而降的，如果不降就是革，革就是不从，就是其病理特性。

为什么讲木和金的时候用两个完全相反的词？这就是告诉大家，木和金是通道，“曲直”“从革”是金木的运动形式，直与从是金木的发展趋势。比如到了春天，春气要暖，乍暖还寒，暖后夹寒，暖寒交替，就像虫子的爬动，这个曲直运动。所以我们调气机的时候要相辅相成，升中佐以降，这样气机就灵动易调。在升发木气时，升中佐以降；在沉降金气时，降中佐以升提。这样升降之机会非常顺畅，不是直升直降，而是曲升曲降。

“水曰润下，火曰炎上”，讲金木的时候是从反正两个方面讲，说明金木是通道，能上、能下、能反、能正。而讲水火只讲了一个方向，火炎上，水润下，但这不是从生理层面而言的，火性炎上是先天之性，后天上炎而不能降为病理层面；水润下也是先天之性，后天只沉下不能升也是病态，为水火失济。水火的先天之性，唯上唯下，炎上润下，在生理层面必须火降水升，方能水火既济。那怎么去改变它呢？这就需要外力，外力改变水之润下而使它上升，所需要的力量就在于木，在于己土（脾土）。火曰炎上，要使炎上之火沉降下来，需要金的肃降和戊土（胃土）主降之力。

综上所述，木之曲直相对、金之从革相对，二者都是相反的，而火之炎上和水之润下是单向的。因此，火性炎上，非金熔而降之则不能温下；水寒趋下，非木涵而升之不能上济。

《素问·金匮真言论》中讲了酸入肝，同时在《素问·脏气法时论》中又讲了肝宜辛，五行中肝所主之味到底是酸味还是辛味？其实这要取决于肝的功能状态，木若条达，即木直，那它的五味所主当是辛味，辛主升发；若肝木被郁，即木曲，曲则生酸，其所主之味当是酸味。因此，辛味是就木的生理而言，酸味是就木的病理而言。但从另一个角度来讲，春季属木性辛散，木气生发条达，树木枝繁叶茂，此时辛入肝木，辛性升散与木直性同，故辛味入肝养其枝叶，即辛味补木之用；秋季主金性酸收，树木枝叶凋零，但根干生长迅速，此时酸入肝木，可见酸味养肝木之形体，所以辛味和酸味皆能补肝，酸入肝而补肝之体，辛入肝以助肝之用。可见《素问》中的两段话并非矛盾，是从体用两方面分别说明五味与五脏的关系。

"土爰稼穑"，为什么前四行都讲"曰"，而土独讲"爰"呢？有的书里讲，爰就是曰，如果一样的话，直接用"曰"就行了，古人惜墨如金，何必如此？所以"爰"不止是"曰"，其篆书上下皆为手形，中为书简，故爰是颁布的意思，比"曰"字更加正式，古人以一字之别分清主次，厉害！稼穑是种植和收割，可以把它引申为土的功能，能长养万物。木火土金水即代表万物之类。"爰"字和"稼穑"两字告诉我们，土是万物之母，是五行之母，是一切气血能量的根本。所以在五行生成的时候就能看出来，中土和其他四行的地位根本不一样。《尚书》里讲的五行是大有深意的。

总而言之，水能润下是天性使然，火能炎上是秉性所在，但是，水上行方能济心火，火下行才能暖肾水。这个力量源于木直金从，也就是木升金降，这是水火升降之根本所在。

五、相生为病

我们常说的五行生克制化无非就是相生、相克、相乘、相侮。没错，但需要补充一点东西。相生相克，贵在相互。什么叫相生？木生火，火生土，土生金……这是相生吗？显然不是，"相"是彼此、相互的意思。木生火如果叫相生，那还不够，除非火也能生木。火能生木吗？中国南方主火，南方多热带丛林，那里到处都是树木；同时夏天主火，夏天是木气最旺盛的时候，草木在夏季时生长最为茂盛。由此可见，火确实生木，木火相生。土生金，金亦生土，此谓相生。岩石经过长年累月地风化，就可以化为土壤。土壤经过沉积、高温、高压就变成了岩石。所以，在五行理论中，狭义的相生是木能生火，火也能生木；水能生金，金也能生水等。广义的相生相克，是五行中任何一行都能生其他四行，都能克其他四行。这种生克隐藏在五行之间相互作用的阴阳之力上，这广义的生克关系才能使五行活起来，实现动态平衡。这个世界上，一元论、二元论、三元论、四元论，都不及五元论能自圆其说。五行中每一行中又含有五行，没有比五行更灵活的东西了。

通常我们遇到的一些疾病，比如木太旺要乘土，要侮金，即所谓乘侮，这个大家能想到。但往往却没有注意木太旺以后伤及火，木太旺以后伤及水。而水火之间的病变在乘侮之前可能就出现了，如果没想到这一点，那我们原来的辨证就丢了一半。而且在临床中我们会看到，木旺乘土的同时就有水火之间的症状出现，只不过我们在辨证的时候局限于单向的生克理论而把这些都忽略掉了，觉得和这些无关，其实每一种症状都和脏腑与五行有关。今后，大家除了要知道乘侮为病，也要体会相生为病。相生为病是中医辨证的一个重要思路。

五行中的一行生之太过，即泄之太过，就会出现相生为病。木若生火太多，就伤及木的根本，这个生火的过程叫作“泄”，泄了木气，就会反生为克，本来是相生的却出现了克的现象。

我们讲木升发的作用受阻以后，水气不能上升，不能制火，这是一种情况。还有一种情况，就是木本身也不能生火，所以此时治疗的关键在于火，要考虑补火生土。木盛以后不能生火，则木就来克土，如果木正常去生火，它绝不会去克土，这种规律叫“贪生忘克”。如果木能生火，就把火的不足补上，那这个疾病的治疗点就在这儿，这是捷径。如果不这么治，而去疏肝，用疏肝泄木的方法把木气减弱，就会发现有几个问题。其一，把木气减弱到正常范围，如果此时土虚未能改善，是不是还出现木来乘土？这叫土虚木乘。其二，如果接着疏泄木气，把它减弱到和土力量相当的水平，土木平衡了，但是此时木弱于正常，金必来乘之，新的问题就出现了。所以许多疾病越治越多，原因就在于此。这就是说五行论治的时候，要治到什么程度，在这里就是将这个木疏到正常的时候，应该是疏木补土，名方逍遥散的立意就在于此。

五行之间是灵动相通的，我们从哪一行着眼，从哪个方向入手，可能都有道理，全凭临证中医生自己擅长的方向选择。有的人善于用小柴胡调肝木，可以通过木来解决其他四行的盛衰；有的人注重扶阳，他可以通过火来影响其他四行的盛衰。比如金气过盛可以通过火来制金，让金气减弱；肝木过盛，可以通过火来泻母气；土气不足可以补火生土；水寒我们用火来温肾散寒。这样也能解决相关的问题。所以，十个中医给一个病人会诊，开出的方子各不相同，但都能有效，这正是中医五行脏腑辨证的灵动之处。

（一）火赖木生，木盛火塞，火盛木焚

五行之间彼此会相互影响。火赖木生，即木能生火，但木盛则火塞。有农村生活经历的同学都有一个经验，填柴生火时，将一把柴放在炉灶里，火着得很旺，如果把一捆柴全都塞到炉灶里，火反而熄灭了，这就是木盛则火塞的道理。本来是木生火，但是木气太旺以后，反而会克火，这叫母强子弱，生中有克，恩生于害。所以木能生火，木也能克火，生克是相互的，五行之间能达到动态平衡的根本原因就是彼此存在的生克关系。木和火在这种状况下出现了病态，我们平常讲的木盛乘土、侮金可能还未发生，却因相生为病而出现木盛火塞。

我在课间实习的时候看到20多位冠心病患者，其中多数患者都有一个共同特征，就是烦躁易怒、肝木太过，只有四五位患者病位在心。这里十六七位患者都是木气太盛继而出现心脏的症状，所以我就和带教老师请示，既然是木气太旺，我们不治心脏，而以疏肝为主，兼顾心系，再和单独以心病辨治的患者做个对比，老师同意可以一试。我们把患者分成两组，一组疏肝解郁，也有滋水涵木来制肝；另一组用丹红注射液、脉络宁注射液等来活血益气治心脏。结果发现，用疏肝解郁治法的患者3天以后诸症均得以缓解，而专门治心脏的患者却是起效缓慢，往往需要治半个月。治心脏无非是通过活血化瘀，滋补心气、心阴等来使火的功能正常，进而达到以火来泄木，使肝木缓缓地降下来，这个时候与通过直接从肝木入手，解决木盛火塞相比，治疗效果就明显不一样。患者本来是气滞导致的瘀血，

形成心病症状，不断地调心，去活血化瘀，病因在肝，却不断地治心，结果出现的问题就是攻伐无过。所以很多瘀血证，主因是肝木出了问题，气帅血行，不调气而调血，非其治也。我常用的一个药对就是丹参和郁金，一味丹参功同四物，可以养血活血，同时配伍郁金，郁金的作用就是疏调肝木，使木能疏达、舒展。

后来，笔者陆续遇到一些猝死的病例，回访问诊中得知，这些人平时体质特别好，能吃能喝，但是脾气暴躁，可见脾气暴躁的人疾病往往会出现在心上，正是木盛火塞。

反过来看，火能生木，火盛木焚。如果火气特别盛，就会伤害到木，所以他们之间的相生就化成了相克。比如高烧的病人可出现角弓反张、四肢抽搐、筋脉挛急的症状，那么这种状况我们叫火盛木焚，肝木主筋，肝受火焚则筋脉失养挛急。五行相生关系而产生的疾病在临证中非常容易忽略，因此，在治疗上，从相生为病这条辨证路径上分析，大家会对中医诊治疾病有更深的理解。

（二）土赖火生，火盛土焦，土盛火晦

土赖火生，火盛土焦。五行中火能生土，若火行太盛则令土焦。就人体而言，火过盛会导致脾胃受损，这一点是司空见惯的，例如高热的病人大多都没有食欲，这就是土焦的表现。《伤寒论》中提到，热病方愈，食肉则复，高热的病人康复后骤补以肉食，会复发高热，这是因为高热时火盛土焦，脾胃受损，热退后脾胃功能尚未恢复，肉食一进，脾虚不能运化而食积发热。第二次的发热和第一次的发热性质截然不同，第一次是外感风寒，第二次是食积发热。所以《伤寒论》中讲的食复的病机就是火盛土焦。

土盛火晦。晦是晦暗之意，火晦即火衰。土气过盛，就是说如果一个人脾胃气盛，身体过于肥硕，这种情况下此人的心功能是较弱的。所以很多肥胖的人会经常出现心慌、动则心悸汗出的症状，甚至心衰，这就是土盛火晦，就是土气太盛导致了心君受损。

火和土之间有一个奇特的关系——土能藏火。在远古时期，人们开始使用火的时候，还不知道钻木取火，只知道从自然界把火找回来，他们怎么保存火呢？他们会把火藏在灰土里面，这样就能把火保存下来。

对中医来讲，如果一个人阳气极衰，此后最容易出现阴盛格阳，这个时候我们要用独附汤，单独一味附子，直接煎服，回阳救逆，这是阳气衰竭时的急救之法。对于普通阳虚患者没人敢贸然使用独附汤，因为独附汤骤补阳气，会导致火盛土焦，所以医圣张仲景在《伤寒论》就用附子干姜甘草汤。干姜、甘草两味药都是入中焦脾胃的，这两个药合入独附汤中就相当于以土藏火，使温阳的效果缓缓而发。举个例子，在农村，冬天如果想第二天早起不重新点火生炉子，那必须在前一天晚上就把灰土盖在炉火上面，这样第二天早晨只需清理火炉底部灰烬，炉火仍然红红的。这个灰土就相当于干姜、甘草。附子和干姜、甘草放在一起会缓缓生火，这个火就能保存很长的时间，但火燃而不旺，起到一个缓补阳虚的作用。而阳衰、阴阳离绝者我们就用独附汤，这就是正确利用火和土两者之间的五行关系来应用于临床，要悟透土能藏火。

（三）金赖土生，土盛金埋，金盛土瘠

金赖土生，即土能生金。如果土气过盛则金气受损，称为土盛金埋。土气过盛往往金埋得极深，无法开采。对于人体而言，土气过盛则土不能生金，这个时候会导致金虚。土盛易壅滞成痰，肺在上为华盖，肺虚之后，会有一个吸力，从脾土（母脏）汲取气阴补肺金之虚，而中焦痰盛会产生一个向外扩张的注力，一吸一注之间，导致肺成了储痰之器。很多过度肥胖的人会出现呼吸功能衰弱，肺活量明显低下。对于肥胖的患者出现了肺部问题我们不能只知道调肺，更要明确治疗的关键在于调脾土。

金盛土瘠，金气过盛则土地贫瘠。众所周知，凡是拥有金矿的地方大多土地贫瘠，一片荒滩戈壁，甚至是不毛之地。金含量越多，土壤越贫瘠，因为金盛则土难长养，子盛母衰。临床上我们见到许多长跑运动员，经过长期的训练肺功能强大，且往往比较瘦，一般都是属于中等偏瘦的身材，这就是金盛土瘠。而且径赛运动员往往会出现胃炎、胃溃疡等病，脾胃都不是特别好，此正所谓金盛土瘠。

金盛则木气必虚，木虚则不能疏土，土的稼穑和生发都依靠木的耕疏，因此土厚而自重，就会变得僵硬。再好的土地，三年不种庄稼则转成荒原。所以土要时时得到木来疏达才能正常稼穑。金盛则木虚，木虚则不能疏土。

木就相当于犁耙，土没有木的疏解作用就会出现问题，无法稼穑。那怎么办？此时必须制金扶木，使木气得复而能疏土。但是治疗的枢机在火，如果能使火的功能正常，第一，火能克金，第二，火能生土，第三，火也能生木。木能生火我们很容易理解，但是火如何生木呢？大家想，火气最盛当属夏季，夏季草木茂盛，这就是火能助长木气，火能生木。所以这个问题里，表面看是金克木，其实暗藏了一个火虚的问题，火如果不虚，它就能来制金了，这种情况我们从火入手，是中医辨证施治的捷径和手段。

（四）水赖金生，金盛水浊，水盛金沉

水赖金生，金盛则水浊，水盛则金沉。小儿感冒后经常并发肾炎，本来是感冒，后来变成肾炎，这种情况就是金盛水浊。金为水之上源，如果肺金邪气过盛就会顺势向相生方向传变，从而导致肾脏功能异常。就像并发小儿肾炎，这时治疗往往不是治肾，而是去宣肺祛邪。

水盛金沉，水气过盛就导致金气下沉，影响到肺金的功能。给大家讲个多年以前的医案。一位老年患者咳嗽半年多了一直没好，我当时简单辨证开了5剂药，到了第5天遇见，我问怎么样了，他说："再给我看看吧，还没起效呢，王道无近功，估计还得吃一段时间。"这位患者，对大夫多理解啊，我详细辨证后又开了5剂。就这样我共开了5次药，有一天老先生打电话说还得再给他看一看，我就知道肯定无效，但当时中医内科教材中介绍咳嗽只有5种证型，我已经都用完了。我说您别过来了，明早我过去。我第二天早上7点多就去了他们家，去时老爷子正在罗汉床上打坐，我就坐在床侧跟他聊天，聊的过程中我发现他有一个动作，老抠脚趾，一会儿就抠一次。他穿的那种白布缝制的袜子，我问他脚怎么了，他说总痒。我把他的袜子拽下来一看，发现他的脚趾头之间互相镶嵌，肿成这样他自己都没有发现，但这个问题一下提醒了我，他这个咳嗽和水盛有关——水盛则金沉。水气太盛影响了肺金的宣降。所以我只在第一个方子里加了15克车前子，告诉他再服3剂药。3剂之后，这个咳嗽彻底治愈。水盛金沉，对于咳嗽来讲，"五脏六腑皆令人咳，非独肺也"，饮食、劳倦、六淫、情志、其他脏腑病变皆能致咳，百人可有百证。

（五）木赖水生，水盛木漂，木盛水涸

木水两行，水能生木，但同时木也能生水，此谓相生。举个例子，我老家有座荒山，就在村后面，我们八九岁的时候就开始挖育林坑种树，但是今年种了明年死，死多活少，后年再补再挖。40年以后，满山都是树，山上竟然涌出了泉水，源源不断。当时不理解，后来才明白，这正是木能生水。木能把地下的水提起来，木是水上升的通道。俗语讲得好：土中有木，方为水库。所以当病人肺阴不足时，在滋阴的同时肯定要考虑疏肝，从而打开水之通道。

水盛则木漂，就是说水气过盛会损伤到肝木。水能生木，但如果水过大，木就会被冲刷掉，就会飘起来。一盆水能浇活一棵树，如果一江水，这棵树就被淹死了。海啸的时候，参天大树都被连根拔起。所以说水虽然生木，但它也能克木，叫生中有害。

木盛则水涸，木气太盛又会导致水气干涸。比如我们把一棵小树苗栽在盆里，这个小树苗会长得很好。但如果把一棵大树栽在盆里试试看，水很快就被吸干了。有个20年前的医案，当时我在学工办兼职，有位学生给我介绍了他老家的一位病人，这个学生告诉我，病人患有干燥综合征，严重到20分钟必须滴一次眼药水，否则眼睛就转不动。没有眼泪，没有鼻涕，没有唾液，以至于上肢打弯的地方都裂口。当时不知道机制，其实在西医来讲就是免疫系统的疾病，特别难治。全国各地都看过了，激素治疗效果也不明显。病人来了以后，大概五十六七岁，自我介绍的第一句话："我是某某干部的姐姐。"第二句话："我住在新城宾馆总统套间。"她的脉特别奇怪，脉按之芤。我正慢慢琢磨着，大约5分钟左右，她一下把我的手甩开，大声说道："你到底会不会看病。"就在这时我想起在整理李凤翔老师的医案时，老师有这么一句话："病人在你面前的一切表现都是症状。"我们知道发热是症状，那发怒也是症状。纵观她的全部表现，我瞬间明白，病人干燥综合征的水不足，是源于木太盛，木盛则水涸。木盛水涸，治疗的时候应该综合治理，所以我首先想到补金伐木。对于木旺要泻肝，同时也要滋水，还要扶土。所以，当时处方滋水用天冬、麦冬各45克，生地45克，芦根、白茅根各30克；滋水涵木，泻肝用青皮10克，白芍45克，

重用白芍伐肝木；用甘草缓急。那么对于金来讲，想把金气扶起来，就要宣发，如用紫苏叶、苦杏仁恢复肺的宣发功能，扶金制木。同时，金本身就很弱了，我想达到长久之计，就要补土，要用四君子汤补土生金，金生水，水滋木，所以方中加用四君。5剂药，嘱咐病人早晚服用。第3天晚上12点，病人的女儿突然打电话来，说她妈妈在房间里号啕大哭，哭着哭着发现有了眼泪，高兴得不行，又在那里放怀大笑，看来是之前的方子起效了。后来，我开始仔细分析，木气过盛之后要吸水，侮金乘土，那我现在用药伐木、补金、扶土、滋水，木气被伐，反侮肺金的力量就减少了，扶土而土能生金，金复苏变旺，当金的功能恢复的时候，肺金七情主悲，所以她莫名哭泣，金能生水，于是眼泪就有了。

病人吃完5剂药后又来复诊，从气色上看，脸上开始有光泽了，这个水恢复的时候会有一种滋润的光泽，进办公室后就鞠躬，彬彬有礼。我根据她的症状又调整了方子中五行力量的大小，加了生牡蛎90克，因深海之物能助水气下沉而增封藏之力。半个多月之后，病人眼泪、鼻涕分泌正常，也不用不停地点眼药水了，基本治愈。这个病案就深刻地体现出木气过盛导致水液干涸的五行机制。

现代医学认为，干燥综合征是免疫系统的疾病，病情非常复杂，需要用免疫抑制剂和激素维持。另外一个干燥综合征的典型病例，大家可以参看我的一篇题为《行云布雨法治疗干燥综合征一例》的文章。这个病治疗得效后我在考虑一个问题，就是说西医的病名对于中医的辨证、遣方、用药作用不大，中医还要四诊合参来辨证，辨证之后用中医的五行脏腑理论去遣方用药，这才是正道。

水盛木漂，肝硬化后期的病人会出现腹水，这时候就是水气太盛进一步影响到肝木，水气过盛则不能生木反而害木。肝硬化的病人，本身就有肝木受损，我们讲过木是水上升的通道，结果这个通道出现了问题，水气就弥漫在下面。再有一点，“见肝之病，知肝传脾，必先实脾”。如果治肝病的时候不管脾胃，一旦脾土虚了，土不制水，水气弥散，就出现了腹水。这时候腹水怎么治？关键在于治肝和脾，疏肝补土。肝硬化腹水往往是在治疗过程中没有顾及脾土而导致的变证。

六、相克为病

相生是相互的，相克亦是相互的。

（一）土本克水，土虚水泛，水盛土流，水衰土坼

土虚水泛，土虚是脾胃之气不足，所克之水反而克土，叫反克，也叫相侮。我们说相侮，往往和本义上还有一段距离，如果把这个理念读成土本克水，土虚水泛，就比水来侮土清晰的多。这种理解的方法，在辨证的时候更直接。土本来是能停蓄水源的，但土虚之后水开始逆犯而上，这叫土虚水泛。水盛土流，大水之后，水土流失，土地就会荒芜。体内水气过盛，会导致土的流失。这样就把五行关系非常直接地呈现在我们眼前。

土本克水，水盛则土流，水衰则土坼。以小儿水泻证为例，小儿稚阴稚阳之体，脾土易虚，脾胃虚弱，所以，小儿饮奶水过多时，弱土无法运化太多的水液，就会出现水泻证。这种腹泻只需利水，土自能恢复，因为水刚盛而及时利水，水盛未及伤土，所以此时不需要补土，仅利水则诸症悉除。一般的小儿腹泻，临证中往往不给任何止泻的药物，就用 12 克车前子在锅里微炒，然后研末，温水冲服，一天之内就能治愈，效果最快的两个小时见效。

这个办法曾在《苏东坡文集》中出现。书中记载，有一次，苏东坡得了腹泻，经多名御医治疗不愈，有一天他的夫人忽然听到外面走方医的串铃声，就差仆人前去询问有没有治腹泻的药。出去一问，还真有，三文钱一包，就买了两包回来。苏东坡一看说："我辈脏腑与世人不同，不吃。"夫人无奈只好悄悄将药掺在饭里。第二天，腹泻竟然好了，苏东坡以为不药而愈，夫人笑着告诉他把走方医的药给掺到饭里了。苏东坡很惊讶，就派人出去找到这个走方医，花二两纹银买下他的药方，买来一看，发现只车前子一味，研末冲服。

所以水气过盛导致的腹泻，这个水既没有影响到木，出现水盛木漂；也没有影响到金，出现水盛金沉；更没有影响到土，出现水盛土流。只是单纯的水泻，只需要把多余的水泻掉，那么问题就解决了。单纯的水盛，实则治其标，急则治其标。

如果水再盛，且病程更久的话，水就会伤及土，水盛则土流，这时候就用车前子加上四君子补土制水。若服用后未见疗效，说明四君子也补不了无火之土，此谓虚不受补，乃水盛日久，命门火衰，导致火不生土，得用四君子加肉桂，来补火生土。再重则为失治误治，积重难返，水盛土流。水盛治疗中要导水，要扶土，但这个土太过虚弱，仅扶土是不够的，还要补火生土。补火生土，土就是堤岸，堤坝已经筑就，但还不稳，怎么办?就在堤坝上种树，植树护堤，还要加炒谷芽、炒麦芽，这些芽类药物木气旺且能补土，我将其比喻为植树护岸、固护堤坝。炒谷芽、炒麦芽还有个特点，谷、麦本身就属五谷，有健脾扶土之功；发芽以后，有疏肝之用，这些芽类木气最旺，有升发之性；炒过之后，火能生土。所以炒谷芽、炒麦芽已经暗含着补土、补火生土、疏肝健脾诸多功效。古人讲麦芽能回乳，但我们有时候用了无效，我告诉大家不回乳的原因：第一，生麦芽不回乳；第二，炒麦芽大多不回乳，原因是麦芽炒完之后半个月效果就弱了。回乳的话就要用生麦芽 120 克现炒现用，再熬汤服才能回乳。

土和水之间相克，就会产生很多问题，要解决这些问题就要运用五行之间的关系，同时还要有主次之分。关于以上介绍的水泻病案，第一是导水，第二是补土，第三是补火生土，如还不奏效就需要“植木固岸”。

土本克水，但水弱则土坼（干裂）不运，在临床经常能见到有的病人舌头上全是裂纹，而且夜间口干，详问症状，各不相同。有的人是干燥综合征，有的人是慢性胃炎，有的人则是干咳、夜咳比较厉害，有的人是顽固性皮肤瘙痒症等等。总之一点，就是土无水而裂，土水之间的平衡被打破了，这个时候必须要滋水，把土坼问题解决。所以在治疗胃炎、胃溃疡，包括萎缩性胃炎的时候，如果出现这种舌象，兼见脉细、芤，在用药的时候就需要重用滋阴补液之品。前一段时间我治过一个胃溃疡伴严重肠化生的患者，服用中药 2 个多月后再做胃镜，完全康复。

（二）水本克火，火盛水竭，火衰水寒（火弱水盛）；水虚火炎，水僭火浮

人体是一个整体，火若独炎于上，不能下暖肾水，此时会在人体某些部位表现出寒象，也会出现上热下寒。火中藏寒，水中藏热（燥）。所以热

极可以化燥，寒极也可以化燥。

水僭火浮。僭，是超越本分之意，当体内命火不足，或水邪（阴邪）亢盛的时候，命火（龙火）有个特点，龙火藏于水中，水行多高，龙行多高，水要上浮，这个火随之上浮。命火在下焦，生于水中，是人体阳气的源泉，当邪水上僭，会出现凌心射肺，同时命火随水上浮，会出现特别严重的火热病，其面如燎、头面生疮、身热如汤等症状，这是由于水邪太盛导致命火冲上所致。这种火热病，越用苦寒药命火越衰，阴水越盛，严重时可出现阴阳离绝。此病必须要以温阳为先，益火之源，以消阴翳。使阴水下降，龙火随之下移，引火归元。若水邪已去，这时引火归元要封髓，用封髓丹（黄柏、砂仁、炙甘草各 10 克）。

笔者曾治一位 80 岁老人，牙痛彻夜难眠。考虑到老年患者有可能是虚火上炎。患者平时怕凉，一旦吃凉的食物就会腹泻；另外，吃完饭就想睡觉，这是食则思卧，是脾虚。根据这两点，推断他的牙痛应该是虚火。我给患者开了封髓丹，把这个虚火封回水府之中。我告诉他吃 3 剂药就好了，结果没想到次日就给我打电话，告诉我吃完 1 剂药后牙痛即愈。

还有一位患者突发鼻衄，血流不止，去医院急诊冷冻出血点，疗效不佳，两日间出血未止，其女紧急求治。听上述情况后，处以封髓丹加白茅根 60 克。白茅根是治疗鼻衄的特效药。病人服药 2 日，衄血彻底止住。2 年后问及预后，此病一直未再犯过。所以，不同的年龄段有不同的体质特点，老年人很少有实火，大多是虚火所为。

水本克火，但是火盛则水竭，火过盛也会伤及水，所以就会有泻南补北法、泻火补水法。“留得一分津液，便有一分生机”，当火盛之时，温邪上受，务必要顾护津液，最忌火盛水竭。

火衰则水寒，若火衰则会出现水气寒凝，同时会出现下元虚寒、小腹冰冷、尿频、遗尿或便秘等症。这里要专门提一下便秘，便秘未必是上火，阴虚便秘、血虚便秘、气虚便秘、寒凝便秘、阳虚便秘，种类太多，必须辨证施治。女子便秘十有八九是寒秘，即下元虚寒导致的寒秘。但是病人不分原因，便秘就吃芦荟胶囊、番泻叶、牛黄解毒片甚至龙胆泻肝丸等苦寒药，往往伤及肾阳、元气、命火，苦寒败肾，临床上屡见不鲜。

（三）火本克金，火弱金寒，金盛火息，金衰火亢

火本克金，火弱则金寒。金寒不能生水，水不能制木，会表现出异常干燥、清水淋漓等症状。有一类病例，每年七八月间，医院经常有大量过敏性鼻炎患者就诊，症状多为清涕淋漓、喷嚏连连，这种病证正是火弱金寒。强金得火方成器皿，如果强金无火熔炼，就会出现一派寒象。临证时若患者舌象无火热表现，可从金寒论治，方用桂枝 12 ～ 18 克，干姜 15 克，炙甘草 10 克，如果加蝉蜕 10 克，葶苈子 15 克效果更好。蝉蜕和葶苈子一提一降、一清一泄，可复肺金宣发肃降之功。鼻为肺之窍，肺窍中流水淋漓，为肺中水盛，用葶苈子泻肺水；桂枝、干姜、甘草是治其根本，蝉蜕、葶苈子康复肺金宣降之功能。还有部分鼻炎患者是以痒为主，眼睛痒、鼻子痒、口腔痒，这种表现多属肝经郁火。也有其他原因导致的鼻炎，如痰湿、气郁等等，只需辨证施治，多有良效。

2006 年笔者在咸阳做养生讲座时，一位女性硬皮病患者求治。该患者一年前股骨干骨折，手术后打了钢板。术后渐渐下肢开始变凉，逐渐增粗，皮肤变厚变硬，捏不起来，如轮胎状，后来又逐渐蔓延到腰部，泡到热水里亦难解其凉。经过详细四诊后，考虑患者平素乃阳虚之体，从小手脚冰冷，生育儿子后手足暖了 5 年，这一点很多中医都见过，孕育男孩以后母体阳气渐盛，这个阳气会改变母亲的体质 5 年，5 年之后手脚又开始变凉。于是，我就想到这个钢板的问题。患者本身火衰，体内又放入金属，再加钢钉，金盛火衰形成了火弱金寒的一种体质，虽然没有清水淋漓，但是水寒下注，下肢变得又粗又硬，因肺主皮毛，故皮肤开始变硬。金不得火难成器皿，就影响它的正常功能。于是以附子干姜甘草汤加威灵仙、细辛及生姜 6 片，其中附子 15 克，干姜 25 克，共 7 剂药。回来以后十多天，患者儿子打电话告知症状有改善，脚腕处皮肤开始松软，继前方附子再加 10 克，前后共复诊 5 次，治疗将近 2 个月，患者下肢症状明显缓解，下肢体温开始上升，而且一直没有完全愈合的骨骼，竟然愈合。遂将钢板取掉，后硬皮病症状完全康复。

火本克金，金盛则火息，金衰则火亢。金主降，肃降的力量可以携火下暖肾水。如果金衰，肃降无力，就会形成火独亢于上，水独寒于下的形

势。临床常见到上热下寒证的患者，不知道从何诊治，其实就是从恢复金木的功能来入手。

我家孩子有一次咳嗽，发高烧，当夜即发现呼吸短促，心率每分钟200多次，嘴唇周围发紫，考虑是金盛火衰，连夜用麻黄附子细辛汤。麻黄解在表之邪，附子扶助心阳，心动疾数不一定是火，阳衰也可如此。频频喂药，当时孩子处于昏睡状态，喂药2个多小时后呼吸平稳，热退，次日便精神如常。

（四）木能克土，土坚木折，土衰木摇

木能克土，若土坚木折，则为反克，即相侮。木本克土，但若土过于坚实厚重，木必受损。另外，土衰则木摇，土衰固木无力，风木自摇。结合临床则容易理解，平素酒肉太过之人，称之脾胃坚实，往往会出现脂肪肝，古称肥气。这个脂肪肝就是土盛木折的表现，是因脾胃湿土太盛，使肝木受损。脂肪肝逐渐加重，成了重度脂肪肝后，肝回缩而出现硬化。脾盛土壅，是脂肪肝的一个根本成因。

曾有一位老年帕金森症患者来门诊求治，经过仔细辨证后发现老人肝气特别旺，烦躁易怒，而且从小就容易腹泻，每天2～3次。木无土不能植立，木生长在土中，土衰之后土层就变薄，土薄则木易摇动，生气当如刮风一样，木摇更甚。此病从这个角度考虑就容易辨治了，通过扶土疏肝，七八剂中药以后症状明显缓解。后来我就把这种思路运用到小儿多动症的治疗上，也取得良好的疗效。小儿多动症，多动就是风象，怎么治疗多动？其一，是土虚治以扶土疏木；其二，若阴虚、水不涵木导致木燥而动，就要滋水涵木。如此通过中医的五行脏腑辨证治疗小儿多动症就简单易行了。至于小儿抽动秽语综合征，也当从肝脾论治，小儿抽动秽语综合征的中医治疗，是从肝脾土木着眼，兼顾肾阴。

土虚中气不足，脾土自病。在临床上我们发现，很多女孩子，肩膀下搭，后背驼，直不起来，为什么这样呢？正是中气虚，土衰导致筋肉的张力不够，不能直立，所以这种时候要补土。还有中年妇女的乳房下垂、坠臀都是土衰的表现。

（五）金能克木，木盛金缺，木衰金革，金盛木枯

金能克木，木盛金缺，木衰金革，木盛太过则反克，导致金缺。比如用锯子锯树没问题，用刀片锯则“金”必受损，所以木和金之间的力量差距过大就会出现一系列的问题。

木盛金缺，木郁化火，风火相煽，势必刑肺。治疗就要泄木，釜底抽薪，清火以救肺，所以就有了《串雅》所载的黛蛤散，以治木火刑金之咳嗽。木不能升发，金气就不能肃降，二者相辅相成。木升化火，金降化水，这是金木的生理作用，水升上去和火降下来除了木和金两个通道和力量之外，就是戊己土（脾胃）。从人体五脏关系中不难发现，脾胃的升降之力和金木升降之力几乎涵盖和影响全身的气机升降。所以善治者治气。余临床诊治一位病人，其舌下瘀血特别多，脉络像树枝一样，舌面上有瘀斑，经常心慌、怔忡，睡眠不好。这属于血虚血瘀，就好比水渠之中的水在流动，水量正常的时候不会有什么瘀滞，但当水越来越少，流动就变得缓慢了，慢慢会出现沉积，也就是瘀血。治疗血虚血瘀，如果一味地活血，反而越活血，血越虚，活血的同时也是在耗血。这个时候要在养气血的同时，少佐活血，才会有效。否则，血虚以后就会出现失眠、怔忡、心慌、气短等症状。

（六）盛极为病，得克得泄

当金过盛的时候，要得火来克，所以金盛得火，方成器皿，一个病如果是金气过盛，要以火制金。另一种情况是要泻水，实则泻其子，强金得水，方挫其锋，五脏中一脏太过，皆可以运用此法。有个女孩问我，她得了慢性咽炎怎么治？我只能说辨证施治。我们经常被现代医学中的“炎症”困惑和误导，西医讲的“炎症”与中医所谓的“上火”可能没有任何关系，甚至有的炎症反而是火衰所致。

这个女孩子的咽部呈暗红色，加之其舌象淡润、足冷，这是阳虚的表现。阳虚引起的咽炎，不能用金银花、连翘，用之肯定无效。此时当以温阳为治，可用桂枝干姜甘草汤、苓桂术甘汤治疗。她说喝凉水都发胖，这是因为她体内火不足，火衰则气化无力，喝进来的水无法化成津液，导致

津液不能正常输布，咽必干痛。同时火衰不能生土，土虚水泛，下肢多伴有水肿。这种情况，通过节食减肥是没有用的，唯一的办法就是温阳化水。

强水得土，方成池沼。扶土制水，所以说水盛成患，要考虑将扶土治水纳入辨证思路之中。

强水得木，方泄其势。木是水上升转输的渠道，所以说水盛为患，要将疏木泄水纳入辨证思路。

强木得金，方成栋梁；强木得火，方化其顽；强火得水，方成相济；强火得土，方制其焰；强土得木，方能疏通；强土得金，方制其壅。其理同上，不多赘述。这就是要告诉大家，一行过盛可以调节本行，可以调其所不胜，也可以调节其所生。

七、克中有用

我们不但要知道生之为生，也要懂得生中有克；明白克之为克，要知道克中之用。不及者补之则益，太过者损之斯成，所以相克也在相成之内。

八、五行互藏

五行之间互相含藏，叫五行互藏。五行之所以能够互生互克，就是因为五行互藏。每一行中都有其他四行的气运存在，这是相互生克制化的前提。比如水之互藏，天一生水，天水是造化之源，万物之所生最初都是水，五行之中无不有水。木中有津，津是木中水；土之有泉，泉是土中水；金之有液，液是金中水；火之熔物是火中水，所以五行之中都有水。又如火之互藏，木钻之而见火，金击之而见火，石凿之而见火等，所以五行之中都含有火。木之互藏，有升发之气，木生于水，止于土，熔于火，成于金。金之所藏，山石中有金，生于土，淘之于河沙，隐于水，散可结，柔可刚，化于火。草有汞，木有镴，藏于木。何谓金藏于木？草中含有汞，是一种金属。镴是什么呢？是铅和锡合成的一种东西，在古代从一种树木中可以提炼出锡，叫木中有金。以上就是五行之间的互藏互用。

吕祖“养命”《百字碑》的命功浅说

贺信萍

《吕祖百字碑》，又称《百字碑》。吕祖是唐代人，就是八仙之一的吕洞宾。据《宋史·陈抟传》记载，陈抟曾经多次见到过吕祖，就是那个“彭祖寿经八百岁，不比陈抟一觉眠”的“睡仙”——陈抟老祖。他说吕祖精通剑术，百余岁而相貌如童子，行走极快，顷刻之间，已经在数百里之外。我们今天就来共同学习研究吕祖对于生命修养的经验——《百字碑》。

一、人能长生久视吗

关于生命的修养，譬如人究竟能不能长生的问题，是古今中外人类共同关注的焦点。但是在全世界的各种宗教中，唯有生长于中国的道教，是以“长生久视”为宗旨，宣扬乐生、贵生的宗教。历代都有很多立大志的人，将毕生精力投入此中。经过几千年孜孜不倦地追求，道家在这方面积累了许多宝贵的经验，并且形成了系统的理论和方法。

《素问·上古天真论》的核心问题就是在谈摄生，并且为我们提出了“贤人”“圣人”“至人”，乃至于“真人”的伟大目标。

道家观点认为，修丹是达到“长生久视”的重要途径和方法，具体修持方式有很多。秦汉时期，以外丹术为主，就是通过服食炼制药品来养生。钟吕传道以后，宋元以来，以内丹术为主，就是通过内养内炼的方法达到长生久视的目的。内丹术又称“丹道”，学术界称之为“内丹学”。

那么，修道者究竟是在修什么？

白玉蟾祖师说“内炼成丹，外用成法”，到元代也有人说是“内炼成道，外用成法”。内炼“成丹”了，也就是内炼“成道”了。从实践的意义上说，“修道就是修丹”，而“丹道”水平的高低，体现了修道的水平和成就。

中医学者们应该对马丹阳祖师有所了解，他既是一名伟大的内丹修行家，又是一名针灸技术极为高超的医者，他所创立的“马丹阳十二神针”甚为著名。明代杨继洲所著的《针灸大成》中记载了“马丹阳天星十二穴治杂病歌”，并称其“治病如神灵，浑如汤泼雪”。马丹阳祖师作为全真教创始人王重阳祖师的大弟子，全真祖庭重阳宫的第一届住持，他认为内丹修行，应“静坐以调息，安寝以养气，心不驰则性定，形不劳则精全，神不扰则丹结，然后灭情于虚，凝神于极，足不出户，而妙道得矣”。

二、《百字碑》之由来

吕祖被后世称为“内丹之祖”，他的《百字碑》有什么来由？《吕祖百字碑》一共有两首，每首二十句，各一百个字，又名《百字铭》。山西芮城的永乐宫吕仙祠内，有两块题名都是《吕仙翁百字碑》的汉白玉古碑，是目前发现的最早的《吕祖百字碑》。这两块碑的碑首都是龟趺螭首，从雕刻风格可以判断，均属于元代碑刻。其中，被称作“养性”《百字碑》的碑阳（碑的正面）正文开头是“本性好清净，保养心猿定”，碑末署题为“九峰纯阳上宫刻石”。碑阴（碑的后面）是元代著名的道长朱象先书写和篆额的“仙翁留题九峰”诗，刻有吕祖所作题诗二首。碑阴题诗的文字书写风格和碑阳完全一致，因此可以判定碑阳的内容也应该是朱象先书写的。由此可知，元代时期《百字碑》就已经开始在教内流传。

另一块称为“养命”《百字碑》的正文开头为“养气忘言守，降心为不为”。碑刻大小、形状、装饰风格与上面的“养性”《百字碑》完全一致，只是碑末的署名是“大纯阳万寿宫刻石”。永乐宫吕祖祠在元代称为“大纯阳万寿宫”，说明这块碑从元代开始就一直立在这里。

我的师父闵智亭道长（中国道协第六届会长）在八仙庵也曾经写刻过这块“养命”《百字碑》。这块碑的内容最早是师父指引我学习的，他给我讲解过这块碑里的疑难关键之处。也是因为这个缘由，我可以和大家一起学习分享。

元代以后，有很多名人为这两块碑做注解。明代，著名的道长、内丹东派的开创者陆西星在他的《方壶外史》丛书中就收录有一篇《仙翁吕岩百字碑测疏》。到了清代咸丰年间，内丹西派的开创者李涵虚即李西月，自称在峨眉山遇吕洞宾及张三丰二仙，授以大道，得丹道秘要，在他所辑清代刻印的《张三丰先生全集》中《玄机直讲》一篇里也对这两块百字碑做了注解。此外，清末著名道长刘一明在《道书十二种》中也收录有《吕祖百字碑注解》，刘一明道长是山西人，长期在甘肃修道，有不少中医道医的著作流传。民国以后做阐释和注解的道长和修道者更多，我所见到的就有二十余家。可以说凡是解说内丹入门功夫的都会谈到此碑。需要特别指出的是，20 世纪 80 年代，崂山太清宫住持匡常修道长也曾著有《百字碑浅注》一书，发明指要，有许多真知灼见。

我个人认为，清代内丹西派李西月收在《玄机直讲》的注解最为洞明简要。在此，我以三丰祖师的注解为主，加之自己对诸家见解的学习，来谈谈我对“养命”《百字碑》的理解。

“养命”百字碑

养气忘言守，降心为不为。

动静知宗祖，无事更寻谁。

真常须应物，应物要不迷。

不迷性自住，性住气自回。

气回丹自结，壶中配坎离。

阴阳生返复，普化一声雷。

白云朝顶上，甘露洒须弥。

自饮长生酒，逍遥谁得知。

坐听无弦曲，明通造化机。

都来二十句，端的上天梯。

三、概说二十句

首先，概括来说，《吕祖百字碑》完整论述了内丹修炼的方法、过程、修炼景象三个方面。

分开来解，“养气忘言守”一句，总论修道的全体大用；“降心为不为”一句，说的是炼己筑基时开始入手的手段；“动静知宗祖，无事更寻谁”二句，是说炼己筑基，首先是要识得自性本源；“真常须应物，应物要不迷”二句，是说炼己的过程中自性不迷才能实功积累；“不迷性自住，性住气自回，气回丹自结”三句，是说炼己积累勤功得到的结果，开始了还丹自结的过程；“壶中配坎离”一句，是说还丹初结之后，缓慢内炼的功夫；“阴阳生返复”一句，是讲阴阳变化，得丹由嫩而坚实的过程；“普化一声雷”一句，说的是结丹和得丹时的景象；“白云朝顶上，甘露洒须弥”二句，说的是服丹后的景象；“自饮长生酒，逍遥谁得知”二句，是说服丹后自身自我灌溉的景象；“坐听无弦曲”一句，说的是产大丹的十月温养的功夫；“明通造化机”一句，总结了大丹修成、结胎之后的了性、了命的根本大义。

前十八句，对于还丹入手、始终次序、火候工程，全部吐露，至简至易，依法修炼，从低登高，由远达近，最后真正修炼到“上了天梯”，也就是阳神外化，精神不灭，就是最终道成的道果，也就是马丹阳祖师所说的“足不出户，而妙道得矣”的境界。

下面，对每句再分别加以解说。

“养气忘言守”

内丹养生最基础的命功功夫就是养气，养气的方法就在于“忘言守一”。忘言，就是闭口不说话。首先在“忘”字，即无思无虑，要先除妄心，再闭口言，即老子说的“坐忘”。这里关键是“守”，什么是守？三丰祖师注为“忘言守一”，一在何处？

我们的中医经典《黄帝内经》也讲“守”，《内经》里载有“恬惔虚无，真气从之，精神内守，病安从来”，还有“从欲快志于虚无之守”。其实原则是一样的。“守”是指人的精神思维意识活动，由平时的散乱妄动，趋向于凝定专注。

三丰祖师说“守一”，一是什么呢？“道生一，一生二，二生三”，二就是阴阳，一就是阴阳的源头，是超越动静二元之上的源头、本体。

也有一种具体方法，是守下丹田，通过守丹田使平时杂乱的意识慢慢趋于宁定。但要注意的是，要似守非守，意念太重反而会壮火食气。如果女性过分用意守下丹田，还容易引起血崩之患。

老子说："塞其兑，闭其门""载营魄抱一，能无离乎。专气致柔，能婴儿乎"。所以，"忘言"不仅仅是不说话那么简单，而是通过闭口不言、合目不视、充耳不闻等方式，减少杂念妄念，减少精神意识的散乱流失，渐渐归一而凝定。杂念妄想清净了，心火自然会下交肾水于丹田。

这里要特别提出一个"气"字，在很多古代修道的典籍里，很多地方是用"炁"字。上面一个"无"字，下面是四点"火"字。无火就是炁。这个火是什么呢？就是妄动的思维意识，相当于我们中医所讲的"相火妄动"。如果不妄动，这个"炁"就慢慢生出来了。

所以"守"的关键，不在于什么神秘的穴道，而是使精神意识由散乱妄动变为相守凝定。如果刻意用意，就违背"养气忘言守"的"忘"字了。联系下文的"为不为"，自然可以明白这个道理。

具体做法：盘坐或者直坐，脊柱竖直，口唇闭合，舌轻轻地抵上颚；双手抱拳，手抱太极（如图 2–3 所示），像太极图一样，阴中有阳，阳中有阴；放在下丹田（肚脐下三寸），眼睛微闭，静听自己的呼吸做到无声，洗心涤虑，意念沉于下丹田，似守非守。慢慢地金津玉液就下来了，随之慢慢地分几口吞下，或一口吞下，直接至下丹田。意念不要太重，太重容易壮火食气，火大水少，火就会把水耗干。另外大家要注意坚持，百日筑基。为什么要舌抵上颚？从道教和医学来讲，中医看病要望舌，病人舌头伸出来看舌头的颜色、润燥。舌头的舌加三点水就是一个活字，所以要想活就不离水，金津玉液也是来源于这里，这就是中医讲的水火既济的意思。

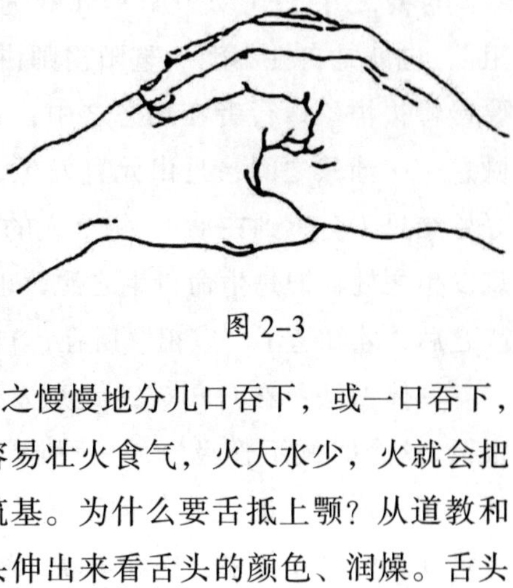

图 2–3

"降心为不为"

"降"字是个多音字，有两重含义：一个是"降伏"的"降"，另一个是"下降"的"降"。降心，第一个意思就是降伏妄念，放心息心。心要清静，不要妄念丛生，要放下妄念才能守住静。要把心胸放大一点，把自己舒缓开来。放心的做法是把一切事想穿想完，有一个念头来了就把它想出结果后放下，再来再想再放下，杂念来了都排出去，杂念就都解决了。杂念少了，心和呼吸慢慢就相依了。正念常存则妄念不生，久则自静。降心，第二个意思就是息心火，即把心火慢慢降到丹田里，与肾水结合去产药结丹。肾为水，心为火，杂念太多的原因是心火旺，肾水没有上济心火而出现脾气暴躁、心烦。

具体做法：二目轻闭，下视下丹田。心息相依，在呼气时把真气沿中脉从膻中慢慢往下丹田引，不要着急，意念千万不要重，要“似为似不为”，一次延伸一点点，一个月左右后会感到呼气时有微微的气流下走的气感。

“动静知宗祖”

自身之中，气动为阳，气静为阴，阴阳动静，循环不已。所谓“宗祖”，也就是自性本源。重阳祖师讲“五行不到处，父母未生时”，这个需要慢慢去悟。修行者在功态之中，无念无思，口鼻呼吸，不为我主，渐细微息……油然之间，丹田元息发生，鼓荡起伏。大约一个多月后，下丹田开始结丹（会感到在动），每个人的禀赋不同，动的方式也不同。这正是元息发生之处，即是生命再生之源，也是此身生命之“宗祖”。也可以说是动静之后，才知道了“宗祖”所在，自己“秉身为人”的最初所来。

具体做法：在丹田鼓荡元息发生，对下丹田有体察之后，“呼气接天根”，这个时候不管吸气，只管呼气，身体便会出现气感，毛孔慢慢地张开，每一次呼气时把真气向下丹田输送，维持这一状态，贵在心意不动，方可任真气自在往来，连绵不断，绵绵若存。一有妄念，则状态便被破坏，真气就会断。此时，丹初结，丹田部位慢慢就会有一些感触，气流开始运作。

“无事更寻谁”

“无事更寻谁”是对“养气忘言守”的进一步揭示。归真气于下，不忘也不助，这种状态要维持其不受任何破坏。像母鸡孵卵时身上体温很高，但是“急不急二十一”，待二十一天小鸡就慢慢孵出来了。我们修道的人一百天左右开始有丹苗出来，如同小鸡出壳一样，这时自己能感觉到有气感、气流。等丹苗自然涌现，即功夫已经可以生长了，一有时间不由你自己就开始打坐，同时感觉到天人合一。人可以看作是一个小宇宙，生在大宇宙之间，息息相应、息息感应，会感应到天地的伟大，天地就像自己打坐修道一样，这个时候心也静了，杂念也少了。自己能静坐好长时间，每天静下来一次，第二天觉得精神饱满，心情喜悦，容光焕发。我想这个是大家养生、修道的好方法。

具体做法：凝神调息，正念不散，每呼气轻轻向下送真气。慢慢地内外呼吸无别，身心混融一团。丹田气穴中的真气集聚多了之后，先天一气自然生发，就会开始有淡黄色的“黍米之珠”在下丹田出现。随着金津玉液的吞咽，这就是黄苗（丹芽），此时只要守丹田即可。

“真常须应物，应物要不迷”

第一个意思是修道者在修道过程中自然要去接触社会事物，真常在心，不拒应事。但事来则应之，事去便无心。其实每个人都在修行，面对的每一个工作，面对的每一位病人都是在修行、积功德。常应常静，本心不迷。还有一层根本的意思，就是指的修炼的过程中必然会出现种种状态、感觉、境界，如“八触”等，种种境界非真、感觉非真、状态非真，要不执着、不留恋、不追求。因为这个时候，好多人打坐时会有异常的感受出现，古人修道过程中也会出现这些感受，处理原则就是“不迷”，就是不管它。

具体做法：状态、感觉、境界等来了不迎，去了不追。好的来了不追求，坏的来了也不丧气，似留意非留意，意念只在丹田的一点丹苗中。再强调一下，此时，呼气时绝不能再向丹田送气。如果这个时候意念力太过，相当于把水浇多了，或者火太大把水烧干了。这时要自然而然，舌抵上颚就可以了。要注意这个时候打坐，能坐的时间就长了，从开始十几分钟到一个小时即可，最多两个小时，时间不要太久。时间过长，会疲惫，也容易杂念丛生。不要为了打坐而打坐，不要为了修道而修道。

“不迷性自住，性住气自回”

修道的人应物不迷，则元神自归，本性自住。性住则身中先天之真气自回丹田，但有触动，便生妄想，难得真性真功。

具体做法：一心只在下丹田，正念不断，外想不入。元神凝固，真心不动，则丹苗自然生长。

人为什么会烦躁？就是因为元神不静，所以经常烦恼，白天工作，晚上做梦，十分疲累，这就是元神散乱的表现。通过修道、修丹，把思想意念力集中起来，真气运动，则丹苗自然生长，元神自然慢慢回归。我们自身像一盏灯，自己把灯点着了，不想让风把它吹得来回摆动，自己就要找一个避风的地方，保养我们的元神也如同这样。

“气回丹自结，壶中配坎离”

“气回丹自结”就是以心系息，以息炼气，最后达到心息两忘，达到气息两忘，其气随着呼吸，若有若无，绵绵若存。一来一往，一升一降，宛转活泼，风光无限。这个时候如果真正的不起烦恼心，就去打坐，天地本身就是风光无限，自身有一个美好自在的境界。

具体做法：心空意静，意守丹田，继续在下丹田轻轻默默观照，息息归根于丹田气穴。在这种状态下继续做入静的功夫，更做到口鼻呼吸似有似无，连腹内胎息也有鼓荡频率，胎息也慢慢够用了，内外晴空，一气流荡，有一种浑然与天地同体的感受。这就说明气已归元，即“气回”。外境不入，勿忘勿助，待其自生自成，自来自往。丹苗自然茁壮积累，即“丹自结”。这个状态自己能感觉到精气神又旺了一些。底下的丹慢慢积累多了，妄念减少了，这时气血运转就畅快了。

“阴阳生反覆，普化一声雷”

这两句讲的是过关的修炼景象，也就是通督脉的修炼景象。在此之前，通过时间积累（100～300天），位于身体前面的任脉已经完全打通，小周天循环要建立的功夫积累已经完成。随着小周天循环的初步达成，即任脉的开通，心性也能进入初定真静，筑基功夫即将完成，所谓“火足丹熟”。

这时会有“阳光三现”的征兆，如彻底入静时，有时会在眼前出现白色的闪光，或在印堂前的虚空处会出现白色圆珠等景象，出现这些景象，就是“服食过关”的时候到了。

历代丹经，唯有民国初年千峰老人赵避尘对初步功夫披露得最为明白，如言“采大药者，名曰七日，实在得之六日。非得景观，不能采也”。何为“景观”，乃是人体发生的六种征兆反应，前人名曰“六景现前”。这六种征兆即修炼景象，前人在叙述上大同小异，可概括为丹田（延及膀胱）盛热，两肾如汤煎，眼冒金花，双耳风吼，脑后鹫鸣，腹动如雷，还伴随有身涌鼻搐之感，这六种征兆的出现就预示着采服食过关的时机已经到来。这个时候大家不要紧张，不要害怕，真正把这个功夫练到了，丹慢慢又在结，又在长。有的人在意念里很特别，有的是丹田、膀胱发热，热的时候有的人会感到很渴，有的人眼冒金花，两耳朵呜呜呜像开火车一样，脑后像鸟一样叫，肚子里像打雷一样，也不要去怕这些，这个时候督脉慢慢就打通了，督脉开始有气流出现。仙凡本无界，只在心上分，不惜膝行苦，一诚百道通。这个时候气流在督脉就从长强穴慢慢往上走。

前任后督慢慢通了，下为会阴穴，上为百会穴，前后就像连环一样，慢慢就连起来了，怎么样连起来呢？上面舌抵上颚，下面是打坐时屁股撅一撅，这样一撅任督二脉就通了。“前三三后三三，三个三一线穿”，其中“三个三”指的就是尾闾关、夹脊关、云顶关，“一线穿”指的是任督二脉连通，形成一个环形的封闭的循环。

“白云朝顶上，甘露洒须弥”

这两句说的是服丹后的景象，是对“过关服食”后状态的揭示，即真气沿督脉逆升后而沿任脉下降时，因为经过泥丸静养，如露如珠，露是露水，甘甜润美，一路由喉管“十二重楼”降到下丹田，就如下雨一样滴到下丹田里。而且，此液从此涌生不断，纳咽不完，成为下丹田养大丹的金液妙药。

“白云朝顶上”指的是冲和之气、清气上升，气足后延督脉上升，充巅顶之中，就是百会穴，三花聚顶，一气朝元。

“甘露洒须弥”指的是华池神水，气化甘露，从头向下而降，如天降甘露，大地回春。

“白云朝顶上，甘露洒须弥”不是仅仅在“七日服食过关”后才有，而是在整个小周天运行过程中都有，只是层次有不同，质量有不同。这个就像我们蒸馒头一样，水烧开了，水蒸汽慢慢往上走，这样慢慢循环，刚开始用武火烧，气上来以后用文火。这里也是一样的，打坐到一定程度以后，肾水向上输送到百会穴这一块，突然间有一个气流掉下来，像洗澡的淋浴一样，其中冷热自知，舌抵上颚，一下就下来了，这个时候特别舒服，甘甜玉美，逍遥自在。

“自饮长生酒，逍遥谁得知”

这两句还是讲服丹后的景象。筑基功成，口中时时有大药金液涌生，时时吞咽。这就是人得以自我灌溉真性而得长生的基本体验。无人知道，但自己知道，正所谓“流珠灌养灵根性，修行之人自得知”，此时感到精气神饱满，“天有三宝日月星，地有三宝水火风，人有三宝精气神，会用三宝天地通”。

“坐听无弦曲，明通造化机”

“无弦曲”意为体会到的“道”，川流不息之本性。丹成之后，修道者会出现神通和通明智慧。佛门称它为“六通”，道门也沿用。此“六通”是天眼通、天耳通、宿命通、他心通、神足通、漏尽通，也就是现代人所说的遥知、遥感和预知等功能。这些功能在一般修炼的人初期会有不同程度的发现，但那都是不稳定的，也是决不能随便应用的，用则伤及自身。而在筑基功完成，丹成之后出现的“六通”功能，则是气满神全之后的自然成就和自然显示。

三丰祖师还特别指出，六通之妙，是真正存在的，说明它的真实不虚。而且他本人功夫已经修炼到这个层次，是有真实体验之后评论前人的丹诀，甚至用誓咒来加以肯定，足见其用心恳切。

“都来二十句，端的上天梯”

“上天梯”的“天”喻指仙学修炼的最高证果——“天仙境界”。“上天梯”即达到身外有身（阳神离身），精神不灭，也就是最终道成的道果。这个结果，也正是我们修道之人追求的结果。而“上天梯”则说明，这一百字诀中前面的十八句还只是筑基功夫口诀，丹经中的九年之说，非实有九年之期，九为纯阳之数，是表示“阴尽阳纯”的意思。丹成之后即为纯阳之体，最终才有资格登上到达“天仙”的阶梯。

《吕祖百字碑》是钟吕丹法真传，此二十句，都是钟吕一派传下来的真正口诀。其中前十八句，是讲“还丹”“大丹”从头到尾、自始至终的修炼层次以及火候次序，激励后人依法行持，由近达远，直至丹成，真正是修行之人的登天阶梯。修道之人，需要背诵纯熟、慢慢体验。学道者领悟了《吕祖百字碑》，就等于掌握了丹道全诀，丹道功法皆可依此为印证。

浅谈“药郁”

张明锐

“药郁辨识”是基于广泛的临床实践，围绕中医整体审察、病证结合的原则所创立的诊断思维方法，现将“药郁”之病因病机、常见证候及治疗原则分述如下。

一、药郁之识

郁，为阻滞、闭塞不通之意。所谓郁者，清气不升，浊气不降也。《素问·六元正纪大论》首次论及郁证，即五运之气异常而导致土郁、金郁、水郁、木郁、火郁，并提出“木郁达之，火郁发之，土郁夺之，金郁泄之，水郁折之”之五郁治法。历代医家承《黄帝内经》之理，多有“从郁立论”之发挥。元代朱丹溪提出了气郁、湿郁、痰郁、火郁、血郁、食郁之六郁论，并创制越鞠丸。张景岳把郁证分为“因病而郁”和“因郁而病”两类，并提出“凡气血一有不调而致病者，皆得谓之郁证”。基于上述思想，张明锐教授认为，“郁”在中医诊断中，总体表示人体气机壅塞的状态，具体表现为由各种病理因素郁积所导致的相关疾病，其中误药、过药、峻药（如癌症放化疗）或久用药物而出现的药气郁积亦属于病理因素之一，且药郁程度以及对应治疗在疾病的预后方面起着至关重要的作用。

二、药郁之因

药物是指能影响身体生理和病理过程，用以预防、治疗和诊断疾病，有目的地调节人体生理功能，并规定有功能主治、适应证和用法用量的物质。药物本用来调节人体出现的病理变化，使之恢复正常，但若使用不当，则会引起药气郁积。

（一）药物误用

《素问·六元正纪大论》提出“有故无殒，亦无殒也”，对此，明代医家张景岳解为“有是故而用是药，所谓有病则病受之”。人之所生者，一气流行也；人之所病者，一气不周也。或肝肺升降乖乱，或心肾失于既济，或中土厚薄有异，必致五脏六腑气血经脉有失偏颇之处，故取药之偏性，以复一气之流行。此法为自然之道，活人之术也。但若其人病热而药之以热，病寒而治之以寒，或病虚未得补反泻，病实未得通反塞，皆药不对病，此药气入体，无处以用，致药气闭郁，久而伤及人体浩然之气，变生他病。

如有病五心烦热者，常为脾胃化源不足，兼有心肝血虚，若其人寐少而乏力，则为佐证。寐少则伤血，乏力为气虚，故此时健脾胃补阴血则愈，若不加辨证，见热即用清火，则中土受损，阴血更无生处。又有病腹泻者，医家多于脾湿立论，概而治之。然阴虚亦可致泻，此肾水衰不能制火，令胃土关门不守于上下，故直进而直出也。且肾水虚则肝阴不涵，肝阳虚亢，乘机克伐脾土，状似“痛泻”。土虚又难生金，肾水受生无源，故症只增无减。若不详察病机，见泻即塞，或更佐温阳利湿，安有痊愈之理？类似此等用药之误，皆逆于阴阳五行之道，致药气伤人不浅。故清代医家黄元御在《四圣心源》中论及误治，曰“病不皆死，而药不一生”。

（二）药物轻用

中医轻药重投与重药轻投各有其适用的范围，必须根据疾病的轻重缓急，制订合理的治疗方案，选择恰当的药物和剂量。若重症投之以轻剂，本久病处之以短方，则药力难达病所；若标本不辨，专投以某药，或病势虽轻，而衰其太过，轻则脏腑气机失调，重则贻误病情；若标本未清，专投某药，药力不至，则气机失调，形成郁滞。

（三）药物过用

本轻症投之以重剂，本新病处之以久方，或标本不辨，杂投以多药，或病势虽剧，而衰其太过。如小儿外感发热，多因肝火犯肺，或脾虚食积化热，因肺与大肠相表里，大肠之热移肺，而现发热。此时稍以清肺平肝、健脾消积即可取效。小儿脏气清灵，稚阴稚阳之体，心肝阳常有余，肺脾肾阴常不足，若每见发热则以抗生素静脉滴注或以苦寒之剂清火，如清开灵内服，必大伤脾胃，更致土虚不生肺金，则日后反复外感。且骤用大寒，易致寒气包火藏于体内，而伏他病祸根。又如人病癥瘕积聚，常治以大量消癥散结、破血逐瘀之品，欲斩草除根，而致重伤脾胃，正气大衰，不特病难除，命亦难留。诸如此类药物过用，皆可致药气有余，蓄积于内。

（四）药物滥用

若无病而用药，若有疾而妄投，如三七本为活血之品，非人人适用，虽有补虚，其效甚微，需佐他品方可补益，如黄芪、党参等。且凡有瘀血者亦须辨证，不可见瘀则取活血，阳虚者温阳即为活血，气虚者补气即为活血。如便秘一症，世人常作火论，而服芦荟、番泻叶、牛黄解毒等泻火之品，然非独实火可致秘，气、血、阴、阳之虚损亦可致秘。若常以苦寒之品服之，既损中阳，亦败命火。张景岳《类经附翼》云：“天之大宝，只此一丸红日；人之大宝，只此一息真阳。”譬如春夏阳热而化生万物，秋冬阴冷而缺乏生机，故凡用药，时时顾护阳气即为顾护生机。现今保健品层出不穷，然绝非补即有益。殊不知大黄救人无功，人参亦杀人无过。此等滥用药物，药气无以为用而妄行周身，上干清阳，下阻浊阴，外扰卫气，内伤营血，终致气机升降失常。

三、药郁之机

脏腑有其所欲所恶，故用药以投所需。即以木论，如陶弘景云：“肝德在散。故经云：‘以辛补之，以酸泻之。’肝苦急，急食甘以缓之，适其性而衰之。”肝主升发，喜条达，而恶抑郁。故若肝气升发不及，则以辛散助之；肝气升发太过，则以酸敛收之；肝气急而为病，则以甘味缓之。即如《高注金匮要略》一书中提及“木性之所喜者，阳和雨露耳。投其所喜则气畅津荣”，用药须顺其脏腑之偏性。

故药入于胃，若有病处则入病所，或解有形之疾，或平五行之气。然若无病所可至，则药气停蓄中土，郁阻中焦气机，又可随中焦转输而游于体内，或乱阴阳升降之气，或渐生痰饮瘀血，或凭其偏性，克伐所胜之行。

中土内含阴阳，在脏腑则为脾胃。脾主升清，胃主降浊，脾主运化，胃主受纳，药物入口，先由胃以承其质，又令脾以输其气，故若药物不得其用，久积于内，毒邪郁闭，上干清阳，下结浊阴，以乱脾胃升降之气。

四、药郁之症

凡有诸内者，必形于诸外。药郁更伤人体五脏阴阳，其留着于不同脏腑，则有不同症状表现。药郁内伤脾胃，则外现土弱之象。望之而见面色萎黄晦暗。中土受伤，气血生化乏源，故气血难荣于面，而现萎黄，又兼有晦暗，此药气困遏，邪僭清阳，浊阴上现，失其生生之机。药郁内伤心神，君火不明，心神失主，则目无光彩。《灵枢·大惑论》曰：“目者心之使也，心者神之舍也。”且心火亢盛，心肾失交，水火不济，亦可见失眠、小便不利、耳鸣、腰膝酸软等症状。药郁壅塞肝经，结于胆腑，肝胆受损，则见鼻柱周围斑点，其舌象常见浊腻满口，且下络瘀曲，皮肤可见紫黑痧筋，闻诊可见声音低微、气短太息，脉象多滞涩无力。

药郁之临床症状，以面色萎黄晦暗、目无光彩、倦怠乏力、心情抑郁、声音低微、气短太息、舌红苔浊腻、舌下瘀、脉滞涩无力为主，常有多脏腑功能失调之症，可伴见津液代谢失常，服药后有明显耐药性，实不受攻，虚不应补，即使重剂，亦无著变。

五、药郁之治

凡有药郁者，须先调中土。太极中正之气，性平为土，其处四象之间，居中以成后天之本，土德其厚，可容五行，可载万物。木无土不能植立，水无土不能涵蓄，金无土不能长养，火无土不能温育。如《尚书·洪范》载五行“木曰曲直，金曰从革，火曰炎上，水曰润下，土爰稼穑”，其“土爰稼穑”之“稼穑”，本意为种植、收获，引申为生化、长养、承载、收藏之意。万物生于土，万物亦灭于土。故中土可化万物，亦可化药气郁结之毒。

中土内含阴阳，在脏腑则为脾胃。脾主升清，胃主降浊，脾主运化，胃主受纳。药物入口，先由胃以承其质，又令脾以输其气，故若药物不得其用，久积于内，毒邪郁闭，上干清阳，下结浊阴，以乱脾胃升降之气。因此，欲解药郁者，须复颐正之土德，待土得养，升降复常，则万物复归生化。

一般疏解药郁常取散剂或药少量轻之汤剂。药郁之气重浊凝滞，非清灵平和之品不可化解。经半月调理，于病情好转、脾胃之气得以恢复后，待郁毒既除，再根据病因病机逐步治疗。张教授疏解药郁常以六君子汤（人参易以党参）加炒谷芽、炒麦芽。方中党参升提中气，配旱半夏化浊降逆，以合中土阴阳升降之道；白术、甘草味甘守中，护持中土，不受邪犯；茯苓健脾利水，散阴霾雾露，补中有泻，防邪水湮土；陈皮总理气机，则治节可复；炒谷芽、炒麦芽疏肝和胃，土得木而疏，又健运助脾，防土受木乘，且以芽类最具生发之气，可助气血生化之力。合方共奏培土之功。所谓君子者，秉无为之治，具冲和之德，培补中气，俾中土气旺，则真火得藏，肺金得生，肝木得固，邪水得制，万物得化，药郁自除。

六、小结

临床上，药郁症状以面色萎黄晦暗、目无光彩、倦怠乏力、心情抑郁、声音低微、气短太息、舌红苔浊腻、舌下瘀、脉滞涩无力为主，常有多脏腑功能失调之症，可伴见津液代谢失常。张教授认为药郁之气重浊凝滞，郁阻中焦气机，非清灵平和之品不可化解，故常以六君子汤（人参易以党参）加炒谷芽、炒麦芽解药郁。在脾胃之气得以恢复时再逐渐加入有针对性的治疗，可取得较佳的临床疗效，值得借鉴。

（整理：李诗雨　霍敏峰）

朱宗元诊疗模式初探

李鸿涛

内蒙古医科大学朱宗元教授学验俱丰，为第四批全国老中医药专家学术经验继承工作指导老师，临证主张辨病与辨证相结合，中西医优势互补，擅长小剂量用药治疗各种内伤杂病、疑难病，长于治疗心脑血管疾病、肾脏疾病、颈椎病、妇科病等疑难杂症，在50余年的临证实践中创制了针对多种疾病的通治方，疗效颇佳。

朱宗元教授临证在坚持一定治疗原则的基础上，重视辨病与辨证相结合，并善于将自拟主方和经验药组灵活应用于各科疾病的治疗中，形成了其独特的诊疗模式。现将朱教授临证诊疗模式初步总结如下。

一、诊疗模式

所谓诊疗模式，是对一种医学在诊断和治疗中主导思想的高度概括，是用精练的语言对该医学临床思路的扼要表述，并能反映出其学术特色。辨证论治作为中医学的一大特色和优势是中医临床中较多采用的重要诊疗模式之一，但具体操作过程中由于受到地域、习惯、饮食、环境、医者的知识结构等因素影响，辨证论治的结果众说纷纭，证型不同、治法各异，使得许多临床经验可重复性低，并难以统一疾病的治疗认识。因此，朱教授在多年的临床实践中摸索并逐渐形成了以辨病为基础，兼以辨证的诊疗模式。

（一）辨病

中医学自古就重视辨病，具体论述多先明确疾病，再进一步辨证选方，辨病与辨证相统一。清代徐灵胎在《兰台轨范》中指出："欲治病者，必先识病之名，能识病名，而后求其病之所由生，知其所由生，又当辨其生之因各不同，而病状所由异，然后考其治之之法，一病必有主方，一病必有主药。"现代名医赵锡武指出："有疾病而后有症状，病者，为本，为体；证者，为标，为象。病不变而证常变，病有定而证无定，故辨证不能离开病之本质。"朱教授常强调辨病的重要性，认为不同疾病基本病机不同，相应的基本治法、主方主药自然应该有别。同时还强调，不但要辨中医的病，还要明确西医的病，辨西医的病能够对疾病的病因病理、进展情况及转归预后有较为清晰的认识和掌握，会对疾病的治疗有更为精准的把握。其认为，辨病有助于在临床中把握疾病的整体特点，确定整体治疗思路，然后再根据患者的个体差异及兼证不同，充分运用中医辨证论治的优势加减，如此才能获得较好的临床疗效。

（二）辨证

朱教授对一些现代医学不能明确诊断的疾病采用中医辨证治疗，同时在辨证选方的基础上，或佐以对症用药，或佐以中医辨病用药。如精神抑郁患者多属中医郁证范畴，对于精神消沉、心情低落、乏力倦怠、不思饮食者，朱教授将其辨为中阳不升证，处以补中益气汤为主方，同时还会根据患者兼有的情绪不稳定、时时悲伤欲哭等症状，佐以治疗脏躁的名方甘麦大枣汤，或佐以治疗百合病的百合地黄汤，亦收到较好效果。体现了辨证为主，兼以辨症、辨病组方的优势。

（三）先辨病，后辨证，辨病与辨证相结合

中医临床诊治中大多应遵循先辨病，后辨证，辨病与辨证相结合的方式。临证应首先明确疾病的诊断，了解疾病的整体特点，确定治疗方法，然后再进行辨证，根据患者及疾病演变的动态特征制订个体化用药方案。

经过几十年的临床实践，朱教授形成的基本诊疗模式是：辨病辨证合

参确立治疗方法（即从病论治或从证论治）—择定主方—选取病症证联治药组—应用汤丸散合剂整体调控。

二、临证思路

朱教授认为，当前中医药发展的瓶颈在于理论创新不足，中医理论应该从封闭式理论转变为开放式理论，对前人的观点应该有肯定、有否定，吸取精华，发扬光大，抛弃糟粕，有些观点更需要慎重对待。中医药的发展决不能排斥利用现代化手段，而是要合理借助这些高科技手段的检查和实验方法，研究中医理论的科学性，合理评价中医疗效，但决不能以想当然的现代医学理论来评判中医理论的对错，也不赞成单纯用中药治疗的效果作为中医理论正确与否的唯一评判标准。朱教授强调中医理论应注意吸收其他传统医学及现代医学的成果，丰富发展自己。基于此，朱教授在临证实践中提出以下临证思路。

（一）衷中参西

中医临证应当注重发挥几千年来临床实践所积累的经验，同时又当积极参考现代医学诊疗认识，中西医优势互补以提高疗效。作为一名现代中医应该在中医思维主导下结合现代医学的认识对疾病进行以中医手段为主的诊治。衷中参西的诊疗思路即是以中医辨病辨证为主确立治法和处方，同时再参以现代医学研究成果。如治疗颈椎病，《素问·痹论》提到“痹在于骨则重，在于脉则凝而不流，在于筋则屈不伸，在于肉则不仁，在于皮则寒”，描述的痹病之筋骨重着、屈伸不利、肌肉麻木不仁、皮肤发凉怕冷等症，与颈椎病常见的颈肩背部酸困重着疼痛、僵硬不适、麻木走窜、恶风怕冷等主要症状相似。因此，辨治可遵从“痹病”论治思路。颈部主要是督脉和足太阳膀胱经循行之处，其脉络空虚、阳气不足，加之风寒湿等外邪侵袭而致痹阻不通，因此选用桂枝加葛根汤配合斑龙丸（由鹿角胶、鹿角霜、菟丝子、柏子仁、熟地黄组成）加减，疏利督脉和太阳经阳气，通经解痉。现代医学认为，颈椎病多由颈椎间盘退行性改变及继发性改变刺激或压迫周围神经根、椎动脉、交感神经、脊髓等组织，使神经传导异常、血流异常而引起各种症状和体征，这一病理机制属于中医学“痹阻不通”范畴。结合以上两方面认识，最终在上述治法基础上佐以活血通络法，形成治疗颈椎病的主方（葛根7克，桂枝5克，赤芍5克，白芍5克，鹿角片5克，桃仁5克，红花5克，川芎5克，地龙4克，水蛭10克，土鳖虫10克，蜈蚣5条，甘草2克），用之临床，颇有效验。

（二）执西用中

当所治疗的疾病现代医学诊断明确、病因病理认识相对清晰，采用传统中医治疗方案效果不佳时，则采用执西用中的临床思维。即以现代医学病因病理为入手点，以中医传统认识予以合理诠释后，再运用中医治法予以立法处方，其间时或采纳中药药理研究成果以增强疗效。如在辨治肾脏病时，通过对肾脏病主要症状血尿、水肿、炎症形成的现代医学机制进行总结，认识到肾炎由致病微生物引起人体炎症反应，从而产生抗原抗体复合物，机体免疫清除功能异常，导致抗原抗体复合物沉积于肾间质，随之引发血管炎，形成血栓，进而导致血管通透性增加和肾血流量降低，出现蛋白尿、血尿、血压升高、水肿等症状。尿蛋白、尿红细胞是现代科技直接观察的“象”，属于中医学“精”的范畴，蛋白尿、血尿即是精微流失，中医认为精微流失病位在肾，病因为脾肾固摄失调，故采用培补脾肾治则，以降低血尿、蛋白尿；由循环免疫复合物在肾脏沉积导致微循环障碍引起血管炎症，这一“象”类比为血瘀，形成的病理产物即为瘀血，故采用活血化瘀原则进行治疗。同时，针对体内免疫复合物以及非蛋白氮清除率下降且伴随尿中蛋白质（属于人体“精”的范畴）的流失，又配合以调理气机开阖和利湿泄浊的原则指导治疗。朱教授通过西医对肾病的认识转化为中医思维，据此创制以培补脾肾、调节开阖、活血化瘀、利湿化浊为法的肾病免疫调节方（黄芪10克，生地黄6克，熟地黄6克，乌梅4克，防风3克，柴胡5克，五味子4克，桃仁5克，红花5克，益母草5克，金钱草7克，白花蛇舌草7克）。此方以祝谌予过敏煎为基础，以调节免疫、恢复机体开阖失司为立法用药基础。

此外，结合现代药理研究组方也是朱教授学术特色之一，临证常以现代药理研究证实疗效肯定的药物参合中医辨证原则加入处方中以提高疗效。如苦参可治疗多种心律失常，毛冬青有扩张冠状动脉、强心的作用，仙鹤草有调节血压和强心的作用，而这些药物偏于寒凉，与黄芪、桂枝等温通的药物合用，又可避免原方过于温燥。

（三）中西合璧

中西合璧即临证中充分发挥中西医两套医学体系的认知方式、诊疗优势，甚至是互补结合，从而达到提升临床疗效的目标。

现代中医应当熟悉或精通疾病的现代医学诊断、病理生理、药物应用机制、临床研究进展等。目前临床中求治中医的患者多是已经过西医西药治疗无效者，因此只有精通现代医药学知识，才能更好地找到疾病不愈的关键，从而发挥中医药的治疗优势。比如常有感冒发热、咳嗽经抗生素治疗数天甚至迁延月余不愈而来求治者，现代医学的上呼吸道感染有细菌、病毒、真菌、支原体等不同，临床发热表现不同，临床若抗生素、抗病毒、激素等药物混用易导致患者产生耐药性，自身抗病能力减弱，故不能治愈。中医虽注重辨证论治，但风热、湿热、气虚等不同证型的发热其临床表现不同，所以要了解致病机制，如感染金黄色葡萄球菌多为实热证，多发热、脉数，脉证相合；感染大肠杆菌多为湿热证，虽发热但脉不数，脉证不符，需要舍脉从证，因此选用不同方药，药证相合才能获效。

对于单纯应用中医中药治疗效果不好的疾病则提倡中西医结合治疗。如肺结核中医治疗效果差，西药抗结核药物效果较好但有较大的胃肠道不良反应，且多是在人体正气不足时感染结核杆菌，因此应用西药抗结核治疗，同时以中药保护胃肠道，提高人体正气，增强抗病能力，这样既能有效抗结核，又应用中药消减西药的胃肠道反应，同时增强了机体自身的抗病能力，一举多得。

三、临证方法

基于上述临证思路，在临床实践中具体方法可分为两个过程，即组方（主方、药组、轻剂）和调剂（调剂合治）。

（一）主方

根据多年的临证实践总结，朱教授对于每一种常见病都有一个通治的主方，这个主方作为治疗某种疾病的基础方随症加减使用，充分体现了朱教授重视辨病论治的思想。如朱教授擅长治疗慢性咽炎，认为内蒙古西部地区气候干燥、寒冷，而咽为肺之门户，肺为金脏，喜润恶燥，长期的干燥、寒冷伤及肺脏，临床主要表现为刺激性干咳，伴咽干、咽痒，或声音嘶哑，或咽中有痰不易咯出，常因感冒而诱发加重，针对咽炎发病的这些特点拟治疗咽炎主方（生地黄 4 克，玄参 4 克，麦冬 4 克，桔梗 3 克，山豆根 5 克，马勃 3 克，诃子 4 克，千层纸 3 克，蝉蜕 3 克，僵蚕 4 克，石韦 5 克，车前草 5 克，甘草 2 克）。

（二）药组

朱教授在临证中十分注重药物的合理配伍，常以功效相似、相佐的药物进行合理搭配，形成药物组合，而药组内的每味药均按常规用量 1/3 的小剂量使用。其认为，功效相似的药物搭配起来应用既能保证用药的安全性，不会因药物偏性而引起不良反应，同时药组内药物互相协同可以增强功效。如常用的温中散寒、理气止痛药组（高良姜 4 克，香附 4 克，吴茱萸 4 克，荜茇 4 克），温中散寒同时有偏于中焦的高良姜，也有偏于下焦的吴茱萸，药效要优于单一药物。其他如温肾助阳、补肾益精组（淫羊藿 5 克，韭菜子 5 克，蛇床子 5 克），和胃理气、消胀止痛组（神曲 4 克，木香 3 克，白豆蔻 2 克），清热活血、收敛止带组（海螵蛸 5 克，椿根皮 5 克，鸡冠花 5 克），温肝理气、散寒止痛组（小茴香 4 克，荔枝核 4 克，乌药 3 克），清热凉血、活血止血组（茜草 5 克，紫草 5 克，赤芍 5 克），平肝镇静、潜阳息风组（珍珠母 7 克，石决明 7 克，龙骨 7 克，牡蛎 7 克），清热利湿、解毒通淋组（苦参 3 克，土茯苓 7 克，萆薢 5 克），温补肾阳、固精缩尿组（蛇床子 5 克，九香虫 5 克，刺猬皮 5 克，雄蚕蛾 5 克），清热固肠、燥湿止利组（秦皮 5 克，马齿苋 5 克，石榴皮 4 克）等，这些药组或据疾病选用，或据症状选用，或据证候选用，称为主方主治下的病症证三联佐治，如此一主三辅的病症证联治，既可以加强主方的治疗作用，又可以起到治疗兼病、兼症及兼证的作用。

（三）轻剂

在药物使用剂量方面，朱教授一贯坚持“用量宁小勿大”的原则，认为剂量太大不仅会给患者带来较大的经济压力，而且还会增加药物的毒性，给脾胃造成一定的负担，不利于慢性脾胃病的治疗恢复。而小剂量用药能够体现“轻灵疏调”的用药优势，轻滋其味，扶正固本，激发人体自我修复能力，使顽疾渐消缓散，量小灵动而效捷。临证用药常常仅有常用量的1/3，多为3～5克，这也体现了《素问》所谓“无代化，无违时，必养必和，待其来复”“疏其血气，令其调达，而致和平”之意。不仅针对慢性病使用小剂量，而且在许多急性病如外感发热等，同样应用小剂量，效果依然良好。他还强调，小剂量用药不等于单纯的药物剂量减少，关键是要突出临床辨证要解决的重点，注重方剂中君臣佐使的配伍，小剂量用药体现在药组中是药物的合理配伍和剂量配比，而方剂的组织可以看成是在辨证立法后，选用药组再予二次配伍而成。不同于选药配伍以成方的组方模式，这一方法的独特之处在于药组以代药、药组和合以成方。

（四）调剂合治

为了让身罹多病的患者尽快减轻身体不适，朱教授在临证时常缩短服药周期，将这些疾病的原发继发或主次区分不同层次同时进行治疗。具体而言，即采用不同剂型的药物予以合治。传统剂型治疗功效不同，汤者荡也，疏涤五脏，形同流水，取其速效；散者散也，开闭解结，拔刺雪污，类如轻骑，斩关夺门；丸者缓也，缓攻渐补，犹如稼穑，取其王道。因此常在治疗主病时选用汤剂，再根据临床需要选用其他适合剂型治疗相兼疾病。如此则汤、丸、散等剂型可能在一个患者同时使用，达到多方位调控的目的。如某患者以眩晕胸闷、咽部闷堵、胃脘不适就诊，朱教授辨病辨证后认为，患者目前主病为颈椎病，当治之以急；兼病为咽炎、胃炎，当治之以缓。即选用汤剂治疗颈椎病，取其速效，缓解主症；佐以散剂治疗咽炎，取其轻清疏散以开上焦；再佐以丸药治疗胃病，取其建中缓急以复脾胃。

四、小结

综上所述，朱宗元教授通过几十年的临床探索逐渐形成了较为实用而有效的临证思路与方法。在诊疗模式方面主张先辨病，后辨证，辨病与辨证相结合，强调在临床实践中遵循一切从患者实际出发，采用切合患者的临证治疗方案，方与法的总结凝练是为了更好地灵活选用，尽早达到治疗目标，切莫固守成方，僵化思路，甚至存有中西门户之见。

小大不利治其标

张立山

小大不利治其标，出自《素问·标本病传论》之“小大不利治其标，小大利治其本”，指如果二便不利，要急则治其标，二便是首先要解决的问题。人体和自然界相通，身体新陈代谢所产生的代谢产物，要和外界交换，排出体外，身体和外界联通的通道为九窍，还有玄府，即毛孔，如果任何一个通道闭塞不通，就会影响到人体正常的代谢而产生疾病。中医学讲究象思维，如果取类比象的话，医生就是这样一个疏通管道的修理工。无独有偶，在《伤寒论》里也提到“伤寒哕而腹满，视其前后，知何部不利，利之则愈”，是把小大不利的说法换了一种方式。

“在跟随刘老攻读中医经典著作期间，1982年初夏，一个偶然的机会，让我有幸结识了中医药大学东直门医院的另一位名老——胡希恕老先生。记得父亲当时患肺心病住院，病情发展出现肾积水，导尿失败，一位名老提出用麝香外敷肚脐，借其芳香开窍之力或许有效，于是院方派人去山西讨回一点上好的麝香给父亲用上，果然尿液点滴而出，可是也就这样了，终未能解决问题。父亲病情在恶化，高烧、神智昏迷、大小便闭塞不通，已出现心衰合并肾功能不全。院方邀请中医药大学的六位名老中医（董建华、王绵之、刘渡舟、胡希恕、赵绍琴、杨甲三）会诊，有位名老提出心衰合并肾功能不全当以扶正为主，先保心肾控制住病情。84岁的胡老诊完舌象脉象后，提出一个与众人截然不同的‘峻剂攻下’法并处方案，还说‘小大不利治其标’，必须先解决大小便问题——这就是救人，态度非常果断。众名老念其年事最高，便都依了，但大家都捏着一把汗。服药到第二天，奇迹发生了：大便五次，开始排尿。到第五天，尿量已达正常，肾积水消失，父亲开始下地活动……”

这是一个“小大不利治其标”的经典病案，是我们医院的一个老教授的儿子回顾他这段病史。这位老教授的儿子也是一位著名的中医学者，早年跟随刘渡舟老师学习，后来又学习胡希恕经验，家传有针灸。该病案经典的应用在于：一是急症，二是著名的老中医本人患病，三是顶级老中医会诊，且会诊时明确引用了《黄帝内经》中“小大不利治其标”这句话。

冯世纶老师在出版《经方传真》时，邀请刘渡舟老师写序，刘渡舟老师欣然写道：“每当在病房会诊，群贤齐集，高手如云，惟先生能独排众议，不但辨证准确无误，而且立方遣药，虽寥寥几味，看之无奇，但效果非凡，常出人意料，此皆得力于仲景之学也。”胡希恕和刘渡舟都是伤寒大家，尽管在观点上不尽相同，一从六经八纲立论，一从脏腑经络立论，但都是强调方证，刘老对胡老也非常敬重，所以在序中写下了这样一段文字。

【肺部感染案】

沈某，男，86岁。

初诊：咳嗽2个月余。2013年8月初于263医院住院诊断为肺部感染，脑梗死。经静点抗生素治疗半个月，患者精神日差，咳嗽未愈，不思饮食，家属签字出院，寻求中医补养。就诊时由家人用轮椅推来门诊，症见咳嗽，夜间影响睡眠，痰多色白质黏，无喘息，精神差，乏力头晕，纳差，大便干，四五日一行，偶尔泛酸，口干苦，舌淡红苔薄，脉细弦。处方：柴胡12克，黄芩10克，清半夏15克，生姜15克，大枣10克，瓜蒌20克，石膏30克，生大黄6克，枳实10克，白芍10克，桔梗10克，苦杏仁10克。

二诊：2013年10月15日来诊，头晕咳嗽减轻，痰难咯出，大便仍干，纳食好转，口干苦，舌暗红苔薄腻，脉寸关弦滑。前方生大黄加至10克，瓜蒌加至30克。

三诊：2013年11月19日来诊，无咳嗽，痰少，纳佳，大便畅，体力增，能自行下地行走，继服前方7剂。

【按语】这是一个肺部感染的病人，老年男性，咳嗽2个月，六经辨证是阳明少阳合病。腑气不通，必然胃气上逆，甚至反酸、纳差，为少阳证。典型的少阳证会有口苦，目眩，默默不欲饮食，甚至心烦喜呕，此处呕不是呕吐，而是反酸。口干、大便干、痰黏为阳明证。所以此患者为阳明少阳合病。小大不利治其标，所以尽管患者精神差、不欲饮食，仍然治其标，方用大柴胡汤合吴鞠通宣白承气汤。宣白承气汤共四味药，苦杏仁、生石膏、瓜蒌皮、大黄，常用于治疗急症。方中石膏、大黄祛邪；人参、附子扶正；上焦有痰热，下焦腑气不通，肺与大肠相表里，故以瓜蒌、桔梗、苦杏仁止咳降逆，宣降肺气。因为患者年老且长期纳差，脾胃虚弱，故初始剂量相对保守，用瓜蒌20克，大黄6克。腑以通为顺，腑气一通，其热有出路，胃纳渐开，正气得复。此以通为补，而不是靠诸如黄芪、党参去补。

【恶性肿瘤案】

张某，女，55岁。

初诊：2015年5月12日入院，进行性喘憋加重6个月。西医诊断为肺部恶性肿瘤合并阻塞性肺炎，腺癌，T4N3M1期，右侧胸腔积液，心包积液，多发骨转移，低氧血症。入院后予抗感染、解痉平喘、吸氧、利尿治疗，喘憋减轻，胸水明显减少，后病情反复。

二诊：2015年5月24日，喘憋明显加重，端坐喘息，咳嗽，痰黏难出，大汗出，小便量少不畅，大便不通，腹胀膨隆，纳差，夜不能寐。查体：双肺满布痰鸣音、水泡音，双下肢明显水肿。舌暗红，少苔，脉滞涩。张立山主任查房：患者喘憋，腹膨隆胀满，腑气不通，肺气不降。处方（星蒌承气汤）：胆南星6克，大黄10克，芒硝6克，厚朴15克，炒枳实15克。3剂。嘱大便通则停服，服药1次，大便泻下2次，泻出大量粪便（坐便盆一盆），腹胀、咳喘随之大减。后经调理1周后出院。

【按语】该患者为恶性肿瘤合并阻塞性肺炎，肿瘤阻塞后有感染，经抗感染、解痉平喘、吸氧、利尿治疗后病情反复。喘憋、腹膨隆胀满为腑气不通，肺气不降，根据“小大不利治其标”，以通腑气为法，用星蒌承气汤，服药1次，大便2次，泻出大量粪便，腹胀、咳喘随之大减，食欲亦有改善，调理1周即出院。这种程度的腑气不通，只用抗生素是不行的，有人认为可以灌肠，但是达不到这个效果。中医称此为通腑气，而不叫通便，腑气通以后痰浊、水饮、粪便得以排出，与西医的灌肠效果是不一样的。

【中风肺部感染案】

王某，男，60岁。

2015年1月9日，会诊心内科一位男性患者王某，年已六旬，既往脑梗死史，后遗肢体及语言不利，卧床而长期便干结难解，需家人灌肠。近日发热，体温多在38℃～39.5℃，静点抗生素补液疗效不佳，咳嗽，痰黏难出，胃纳亦减，烦躁夜甚，多言乱语，常以手护腹。床边查看病人，面赤烦躁，言语不清，以手护其左下腹，触诊左脐旁压痛，左少腹可触及一斜长条索，压痛，肌紧张，舌嫩红少苔，脉细弦。因思左少腹为少阳经与足厥阴经循行之位，且参照河北刘保和教授观点，脐旁压痛为四逆散证，故当宜少阳之四逆散。另口干便结，烦躁面赤，阳明胃家实之证明显，且左少腹可触及条索，患者腹肌紧张，压痛，结合乱语烦躁，当为阳明蓄血之象，故应以桃核承气汤，遂处方四逆散合桃核承气汤，加胆南星、瓜蒌、麦冬、生地黄以养阴润燥化痰。处方：柴胡10克，枳实10克，白芍10克，炙甘草10克，桃仁10克，芒硝6克，生大黄6克，桂枝10克，胆南星6克，全瓜蒌30克，麦冬12克，生地黄10克。2日后再查患者，服药后已能自行排便，不成形，腹痛烦躁咳嗽已经大为缓解，进食改善。触诊左少腹部之条索已消失，左脐旁压痛仍在，效不更方，前方再进。

【按语】左少腹属足少阳和足厥阴，脐旁压痛为四逆散证，另外又有口干、便结、烦躁面赤等“阳明之为病，胃家实”的表现，结合乱语烦躁，为阳明蓄血证。仲景云“血蓄上焦则喜妄，血蓄下焦则如狂”，阳明蓄血，其人如狂，桃核承气汤。所以用四逆散合桃核承气汤，上焦有痰热用胆南星和瓜蒌；舌嫩红而少苔且长期卧床，伤阴故见烦热，加麦冬和生地黄，取增液承气增水行舟之意。

【哮喘皮肤瘙痒案】

张某，男，71岁。

初诊（2018年5月29日）：皮肤瘙痒半年，于皮肤科就诊，服用抗过敏药效果不佳。现周身皮肤瘙痒，走路动作气喘，咳嗽，痰不多，色白成块，大便干，2～3日一行，饮水仍口干，足冷，无口苦，怕冷，进诊室前先让老伴进来把空调关闭，纳差，睡眠一般，无汗，心烦，夜尿频，小便慢，既往患哮喘，舌暗苔薄黄，脉弦滑。处方：荆芥10克，防风

10克，杏仁10克，桂枝10克，炙甘草6克，生姜15克，大枣10克，桃仁10克，生大黄3克，芒硝4克（冲），当归10克，浙贝母10克，苦参6克，白蒺藜12克。7剂，水煎服。

二诊（2018年6月12日）：服前药后瘙痒好转，大便畅，烦热减轻，咳嗽好转，时吐涎沫，小便不利，舌暗苔薄黄，脉弦滑。前方加茯苓12克，五味子10克。7剂，水煎服。

三诊（2018年6月26日）：口苦、身痒明显减轻，面红赤减，烦躁减轻，时间缩短，口唾减少，小便仍慢，尿黄，汗出，大便可，舌暗红苔薄黄，脉弦滑。

【按语】这是在综合医院中医科的一位患者，皮肤瘙痒明显，大便干，小便不利，尿频而慢，小大不利，邪无出路，皮肤瘙痒往往是由于汗出不彻引起，玄府不开，因此治疗采用桂麻各半汤（荆芥防风代替麻黄）以开表，桃核承气汤通腑，苓桂味甘汤、归母苦参丸通利小便，用药之后症状明显改善。

【重度慢性阻塞性肺病肺心病心衰案】

李某，男，67岁。

初诊（2017年11月9日）：患者患慢性阻塞性肺病10年，于我院予噻托溴铵粉吸入剂、布地奈德福莫特罗粉吸入剂治疗，于中日友好医院中药治疗3个月，FEV1/FVC 28.02%，耳鸣，视物模糊，下肢肿，不咳，痰多色白质黏，尚易咯出，走路则喘，面色黑红，大便干，小便不利，纳食可，口干、苦、黏，汗出，怕冷，唇暗，舌紫暗苔剥，脉浮弦大。处方：柴胡12克，黄芩10克，清半夏10克，生姜15克，大枣10克，枳实10克，白芍10克，生大黄4克，桂枝10克，茯苓12克，牡丹皮10克，桃仁10克，陈皮10克，生石膏30克。7剂。

二诊（2017年11月16日）：口干，痰黏，便干，下肢肿，痰难咯出，口苦，舌胖紫暗苔剥，脉弦大。前方生大黄加至6克，加川芎10克，丹参10克，知母10克，瓜蒌15克。7剂。

三诊（2017年11月23）：大便较前畅，软便，痰多灰黏，易出，口干，不苦，咽干，小便夜4～5次，下肢水肿明显减轻，舌胖紫暗苔剥，脉弦大。前方加全瓜蒌30克，川芎10克，丹参10克。14剂。

四诊（2017年12月21日）：病情无变化，舌痛，下肢肿，大便正常，肠鸣，口苦，痰多、较前易出，小便急，舌胖暗紫少苔，脉弦滑。前方去瓜蒌，加党参10克，麦冬12克，五味子10克，桑白皮30克。14剂。

五诊（2018年1月4日）：下肢水肿消，仍气喘，大便畅，成形，口干苦，舌痛，痰难出，小便正常，纳可，睡眠可，舌紫暗少苔，脉沉弦。前方加生地黄15克。14剂。

六诊（2018年1月18日）：肿消，气喘减轻，大便畅，口干、口苦减轻，舌痛减，痰减少，易出，纳可，眠安，耳鸣，近来耳痛，胀气，舌紫暗苔少，脉沉弦。前方加生甘草10克，怀牛膝12克。14剂。

【按语】这是我治疗了不少慢性阻塞性肺病患者中的一个相对比较重的稳定期伴有慢性心衰、慢性呼衰的患者，用大柴胡汤合桂枝茯苓丸加桑白皮等通利大小便，病情维持得非常稳定。

【重度慢性阻塞性肺病肺心病心衰案】

姚某，男，81岁。

初诊：患者既往慢性阻塞性肺病病史，2017年9月初因吹空调受凉复发，于中日友好医院急诊输液3天，住院10天。出院半个月仍喘憋，咳嗽，痰难咯出，双下肢肿，乏力，鼻干，食欲不振，排尿不畅，尿急，大便基本正常，咳剧胸痛，偶有胃痛，口干喜温水，乏力，颜面虚浮，步履缓慢，每日吸入噻托溴铵粉吸入剂、布地奈德福莫特罗粉吸入剂，吸氧，舌暗红苔黄腻，脉弦滑。服利尿剂无效。反复劝其住院，患者坚决拒绝。处方：全瓜蒌30克，枳实10克，桔梗10克，茯苓12克，当归10克，陈皮10克，黄芩10克，炒栀子10克，天麦冬各10克，苦杏仁10克，浙贝母10克，桑白皮30克，五味子10克，干姜4克，桂枝6克，泽泻15克，猪苓10克，炒白术10克，太子参15克。

二诊（2周后）：病情明显减轻，痰少，咳嗽明显减轻，食欲改善，有时阵咳，多为晚间睡前，下肢肿减轻，汗出多，夜间盗汗，有时口干，大便正常，小便不利改善，睡眠可平卧，舌淡暗、有齿痕，苔薄腻，脉弦。前方太子参改为30克，加生石膏30克。14剂。

三诊（2017年11月23日）：憋气明显减轻，小便较前畅利，昼间不咳，睡前临卧时咳几声，痰出辄已，下肢仍有水肿，较前亦明显减轻，大便正常，汗出明显，口微干，舌暗红苔薄腻有裂，脉浮弦。前方五味子改为15克。14剂。

四诊（2017年12月7日）：病情平稳，唯余睡前偶咳，痰少，易咯出，大便正常，不用开塞露，下肢水肿较前明显减轻，夜间盗汗，纳佳，小便不利，但较前改善，头昏，舌暗苔薄黄，脉沉弦。前方去苦杏仁，加益母草30克。

【按语】这是个重度慢性阻塞性肺病肺心病心衰的病案，患者下肢肿十余年，在我处治疗第3年，肿从未完全消退，但是有明显改善。这位患者大便可，小便不利导致内里有水饮，见颜面水肿，下肢虚浮、水肿，内有化热，故痰黏而难出。方用龚廷贤先生《万病回春》清肺汤合五苓散合春泽煎。清肺汤偏重于肺燥阴伤又有痰热，但此病人既有痰又有饮，所以合春泽汤、五苓散加人参。2周后病情明显减轻，而后汗出多，但未必是坏事。“诸有水者，腰以下肿当利小便，腰以上肿当发汗”，即《黄帝内经》提到的开鬼门、洁净府、去宛陈莝、平治以权衡。五苓散是治疗太阳太阴合病的方子，利小便，服后表现为暖水频频，汗出愈，小便不利会利，小便多反而会减少。因为气化功能恢复，通调水道，下输膀胱，小便利；气化功能亦和肺有关，肺外合皮毛，故而汗出。

综上所述，古人从《黄帝内经》中提出了“小大不利治其标”，《伤寒论》也提到“伤寒哕而腹满，视其前后，知何部不利，利之则愈”。如今临床上很多医家在这方面重视不够，可能会影响判断导致治疗效果不佳。所以在问诊时一定问二便，因为小便和大便反映了一些病机所在。如五苓散证和猪苓汤证都是小便不利，但还有不同，如果没有生具一双慧眼，看不透人体复杂的变化，那么我们至少要学会用勤快的双手、大脑去搜集信息，进而加工、判断，司外揣内，推测其病理变化。

【答学生问】

学生提问：张老师，治小大不利，中医有很多办法，但是西医也有西医的办法，像乳果糖、硫酸镁，或者利小便的呋塞米，您觉得中医的方法和西医的方法有什么区别？

老师回答：前面提到，通腑，尤其像大承气类，是通腑气，而不是单纯通便。中医的通便有非常丰富的内涵，就是从腑气来讲，腑以通为顺。气机不畅，用枳实、厚朴；大黄从血分泻；芒硝使肠道水分析出，使肠道润滑；气机通畅推动则便出，是多方面联合作用的，跟西医的灌肠有很大区别。除了润肠通便，中医还有很多通腑方法，如补中益气汤，通过补气的方法通便；因为小便不利导致大便不通之水秘证，用五苓散治疗。所以，中医是从整体来认识肠道的这个问题，中医的通便和西医的通便有很大的差别，治疗的效果也完全不同。

当然利小便也一样，西医用利尿剂作用于某一受体，优点在于作用点明确，量效明确，效果快；缺点是容易耐药，不良反应大。中医如五苓散利小便，温阳化气行水，膀胱者州都之关，津液藏焉，气化则能出矣，从气化的角度，从对每一个患者小便不利的根源出发，这样治疗起来会更得心应手，不良反应小，并且治病求其本，较之西医有很大的不同。

在小大不利这一方面，中医西医可能都有一些办法，但是作用机制不同，疗效也不同，我们并不否认西医的疗法对疾病是有帮助的，包括灌肠和润肠剂，只不过从中医角度看来手段单一了些，作用可能相对局限一些。

泻心汤与气机升降

孟 捷

在用泻心汤治疗反流性食管炎的过程中，我们发现其还可用于治疗消化系统其他疾病，故有以下心得体会。

一、半夏泻心汤

《伤寒论》云：“伤寒五六日，呕而发热者，柴胡汤证具，而以他药下之，柴胡证仍在者，复与柴胡汤。此虽已下之，不为逆，必蒸蒸而振，却发热汗出而解。若心下满而硬痛者，此为结胸也，大陷胸汤主之。但满而不痛者，此为痞，柴胡不中与之，宜半夏泻心汤。”

本条以误治为起因，以结胸对半夏泻心汤方证论述，所以原文只扼要地谈及“痞”的临床特征，即“但满而不痛”。

【药物组成】半夏（洗）半升，黄芩、干姜、人参、甘草（炙）各三两，黄连一两，大枣十二枚。上七味，以水一斗，煮取六升，去滓，再煮取三升，温服一升，日三服。

【功用】寒热平调，消痞散结。

【主治】寒热互结之痞证。心下痞，但满而不痛，或呕吐，肠鸣下利，舌苔腻而微黄。

本方即小柴胡汤去柴胡、生姜，加黄连、干姜而成。因无半表证，故去解表之柴胡、生姜，痞因寒热互结而成，故加寒热平调之黄连、干姜，变和解少阳之剂为调和肠胃之方。后世师其法，随症加减，广泛应用于中焦寒热互结、升降失调诸证。

此方所治之痞，原系小柴胡汤证误行泻下，损伤中阳，少阳邪热乘虚内陷，以致寒热互结，而成心下痞。痞者，痞塞不通，上下不能交泰之谓。心下即是胃脘，属脾胃病变。脾胃居中焦，为阴阳升降之枢纽，今中气虚弱，寒热互结，遂成痞证。脾为阴脏，其气主升，胃为阳腑，其气主降，中气既伤，升降失常，故上见呕吐，下见肠鸣下利。

本方证病机较为复杂，既有寒热错杂，又有虚实相兼，以致中焦失和，升降失常。治当调其寒热，益气和胃，散结除痞。方中以辛温之半夏为君，散结除痞，又善降逆止呕。臣以干姜之辛热以温中散寒，黄芩、黄连之苦寒以泻热开痞。以上四味相伍，具有寒热平调，辛开苦降之用。然寒热互结，又缘于中虚失运，故方中又以人参、大枣甘温益气，以补脾虚，为佐药。使以甘草，补脾和中而调诸药。综合全方，寒热互用以和其阴阳，苦辛并进以调其升降，补泻兼施以顾其虚实，是为本方的配伍特点，使寒去热清，升降复常，则痞满可除，呕利自愈。

本方的病机特点为感受外邪日久，或失治，或误治，出现正气不足，脾胃之气大虚，然邪热又结于胸膈胃脘之间，为典型的寒热虚实夹杂证。另外，要把握主症。本方的主症为心下痞满，按之柔软而不痛，伴肠鸣及恶心、欲吐、便溏或下利等胃肠道症状，并兼见心烦、失眠等精神症状。最后，掌握本方的舌象特点，即舌质多淡红或边尖红，苔腻、黄白相间，或朝白暮黄，或朝黄暮白，或今日白而明日黄，黄白交替出现，这是黄连舌、干姜舌并见的舌象。

半夏泻心汤为一首最具代表性的寒热补泻同用之方。方中黄芩、黄连与半夏相配以清化胸膈、胃脘之痰热，其中黄连、半夏乃小陷胸汤的重要组成部分。干姜与黄芩、黄连相配则寓附子泻心汤之意，而干姜、人参、甘草、大枣相配则寓理中汤之意。此方集数方之功，而干姜、黄芩、黄连、人参四味药又是本方寒热补泻的核心成分，这一点可以从治疗寒热错杂的干姜黄芩黄连人参汤中得到证明。由此可见，经方也非常注重杂合而治的组方思想。

临床使用本方时不能因为舌红或苔腻而随意减去干姜、人参、大枣，可以根据寒热虚实的多少，对方中互为对立的两组药剂量做相应的、动态的调整。以热痞为甚者，可以将黄连、黄芩的量加大；而以寒泻为甚者，则应把干姜用量加大，不必机械地遵循原方比例。在加味上，山东名医刘景祺使用本方多加枳实，对于消除痞证有增效作用。

胃脘痞满胀痛，用理气药不效，当用姜连辛开苦降。胃脘的痞满病用理气药行气消胀除满，属于治法之常，然而临床有时运用理气药，疗效并不理想，此时若改用或兼用辛开苦降法，则往往取得意外之效。

半夏泻心汤之用，不可限于治痞，更不可限于寒热错杂。虽然仲师原文以心下痛和不痛作为鉴别结胸与痞的指征，但临证当灵活辨证。“痞”虽为辨证论治之要点，但临床不必局限于“痞”，胃脘的胀、满、闷、痛、嘈杂等症，都可用半夏泻心汤。关键在于辨准病机，而病机之辨，自然不必着眼于“寒热错杂”，而应主在“气滞湿阻”，重在“苔腻”之辨。只要抓住脾胃呆滞、湿浊中阻的基本病机，就可用半夏泻心汤。由于痞证病机有偏热、偏寒、胃热脾寒及非热非寒几种不同情况，所以半夏泻心汤的寒热药之用，当灵活加减。

寒热药之用，当灵活加减。首先应仔细体会仲师原方原量之旨义，即为什么要多用一味寒性药，多用一两寒性药？此与湿浊中阻、郁久化热密切相关，故痞证最多湿热，原方属常法之治。当病机偏寒或胃热脾寒时，则应适当调节黄芩、黄连与干姜的比例。

二、补中健脾

心下痞硬本属实证，可是半夏泻心汤中为什么用人参、大枣、甘草补益呢？一般都笼统地认为半夏泻心汤为攻补兼施之剂，问题是泻心消痞为什么要攻补兼施？所以，仅仅理解为攻补兼施，未尽仲师组方用药之意。

联系黄连汤、旋覆代赭汤、小柴胡汤三方分析，就会发现半夏泻心汤与此三方主证虽然有别，但均为治中焦病之方，均是七味药组方，均是四味药祛邪、三味药扶正，均用人参、大枣、甘草补中健脾。半夏泻心汤，通过补中健脾，以运化湿浊，畅达气机，即通过扶正以泻心消痞；黄连汤，通过补中健脾，以升降气机，交通上下，即通过扶正以消除寒格；旋覆代赭汤，通过补中健脾，以运化痰湿，调畅气机，即通过扶正以和胃降逆；小柴胡汤，通过补中健脾，以畅达枢机，和解表里，即通过扶正以祛邪。可知凡中焦之病与少阳之病，不论虚实如何，均应重视补中健脾法。此时扶正与祛邪两者，往往不是并列关系，而是因果关系，是扶正以祛邪，即以扶正为手段达到祛邪之目的。

三、药性升降与脾胃升降

《素问·六微旨大论》谓“升降出入，无器不有”，指出气机升降是人体生命活动的基础，一旦发生故障便会产生疾病。《素问·阴阳应象大论》云：“其高者，因而越之；其下者，引而竭之；中满者，泻之于内；其有邪者，渍形以为汗；其在皮者，汗而发之。”这阐明了应根据升降出入障碍所产生疾病的病势和病位的不同，采取相应的治疗方法，为中药升降浮沉理论的产生和发展奠定了理论基础。

金元时期升降浮沉学说得到了全面发展，张元素在《医学启源》中旨承《内经》，首倡“气味厚薄升降图说”，用运气演说阐发了药物具有升降浮沉不同作用趋向的道理。

关于升降浮沉与四气五味的关系，《素问·至真要大论》云：“辛甘发散为阳，酸苦涌泄为阴，咸味涌泄为阴，淡味渗泄为阳。”《本草纲目》指出“酸咸无升，甘辛无降，寒无浮，热无沉”“味为阴，味浓为纯阴，味薄为阴中之阳；气为阳，气浓为纯阳，气薄为阳中之阴”“味浓则泄，薄则通；气浓则发热，气薄则发泄”。

药物的升降浮沉并不是一成不变的，临床上往往受到炮制与配伍的影响而发生变化。如有些药物酒制则升，姜炒则散，醋炒收敛，盐炒下行。如大黄属于沉降药，峻下热结，泻热通便，经酒炒后，则可清上焦火热，以治目赤头痛。故李时珍说：“升者引之以咸寒，则沉而直达下焦，沉者引之以酒，则浮而上至巅顶。”药物的升降浮沉通过配伍也可发生转化，如升浮药升麻与当归、肉苁蓉等咸温润下药同用，虽有升降合用之意，实成润下之剂，即少量升浮药配大量沉降药，也就随之下降；又牛膝引血下行为沉降药，与桃仁、红花及桔梗、柴胡、枳壳等升达清阳、开胸行气药同用，也就随之上升，主治胸中瘀血证，这就是少量沉降药与大量升浮药同用，随之上升的例证。一般来讲，升浮药在大量沉降药中能随之下降；反之，沉降药在大量升浮药中能随之上升。

故王好古云：“升而使之降，须知抑也。沉而使之浮，须知载也。”脾胃居中州，是精气升降运动的枢纽。李东垣在《脾胃论》中提到："万物之中，人一也，呼吸升降，效象天地，准绳阴阳。盖胃为水谷之海，饮食入胃，而精气先输脾归肺，上行春夏之令，以滋养周身，乃清气为天者也；升已而下输膀胱，行秋冬之令，为传化糟粕，转味而出，乃浊阴为地也……或下泄而久不能升，是有秋冬而无春夏，乃生长之用，陷于殒杀之气，而百病皆起。或久升而不降，亦病焉。"脾属太阴主升运，将水谷精微之气上输心肺，流布全身；胃属阳明主降纳，使糟粕秽浊从下而出，一升一降，使人体气机生生不息。李东垣重视脾胃的升清降浊作用，提出"清浊之气皆从脾胃出"，若脾胃升降功能失常，则百病由生，此即"损伤脾胃，真气下溜，或下泄而不能久升，而百病皆起"之意。由此可见，李东垣的脾胃学说不仅从脾胃生化之源来立论，而且从脾胃阴阳升降与人体整体关系角度展开，强调脾升胃降是全身气机的枢纽。脾气升发占主导地位居主要矛盾。只有脾气升发，水谷之气才能上行，阴火才不致上乘，元气才会充沛，人体才能健康无病。在治疗上他更侧重于升的一面。他制定的方剂，如补中益气汤、升阳益胃汤、黄芪人参汤、调中益气汤、补脾胃泻阴火升阳汤、清暑益气汤等均以补脾升阳为主。

四、胃与肝、肺的生理关系

《灵枢·经脉》曰："肝足厥阴之脉……挟胃，属肝，络胆，上贯膈，布胁肋，循喉咙之后……其支者，复从肝别贯膈，上注肺。"肝经与肺经、胃经相交，三者联系紧密。《灵枢·经脉》言"肺手太阴之脉，起于中焦，下络大肠，还循胃口，上膈属肺"，《灵枢·经筋》又提到"手太阴之筋，起于大指之上，循指上行……上结缺盆，下结胸里，散贯贲，合贲下，抵季胁"。

十二经脉首尾相接，周而复始，如环无端。足厥阴之脉与手太阴之脉尾首相接，气血相通，联系紧密。这为肝、肺、胃在生理、病理的相互影响奠定了经络学基础。

肺主一身之气，同样对全身之气的升降出入起着重要的调节作用。《太平圣惠方·卷第六》曰："肺为四脏之上盖，通行诸脏之精气，气则为阳，流行脏腑，宣发腠理，而气者皆肺之所主。"

肺主宣发肃降，宣发与肃降为肺气机升降出入运动的具体表现形式。肺禀清虚之体，性主于降，以清肃下降为顺。《医学实在易》谓“气通于肺脏，凡脏腑经络之气，皆肺气之所宣降”，脾胃升降协调亦依赖于肺气的宣发肃降。

胃属土，肺属金，为相生关系，金气不足，子盗母气。胃属土，肝属木，为相克关系，生理状态下木能疏土。肺金和肝木是相克关系，肝主升发，肺主肃降，肝从左而升，肺从右而降。《素问·阴阳应象大论》曰：“左右者，阴阳之道路也。”肝从左升为阳道，肺从右降为阴道，肝升才能肺降，肺降才能肝升，升降得宜，出入交替，气机调畅，脾气得升，胃气得降，气血流行，脏腑安和。清代黄元御《四圣心源》一气周流理论：“脾升则肾肝亦升，故水木不郁；胃降则心肺亦降，故金火不滞……中气乃和济水火之机，升降木金之轴。”

中土脾胃之气是机体阴阳升降、脏腑运动变化的动力和枢纽，脾胃的升降协调与肝气升发、肺气肃降相互为用。

五、三焦，气血的生成与运行

三焦没有固定的脏腑，是无形之孤腑。上焦出于胃上口，并咽以下，贯膈而布胸中。中焦亦并胃中，出上焦之后，此所受气者，泌糟粕，蒸津液，化其精微，上注于肺脉，乃化而为血，以奉生身，莫贵于此，故独得行于经隧，命曰营气。

气血生成：食气入胃，浊气归心，淫精于脉。脉气流经，经气归于肺，肺朝百脉，输精于皮毛。毛脉合精，行气于府。府精神明，留于四脏，气归于权衡。权衡以平，气口成寸，以决死生。

水液代谢：饮入于胃，游溢精气，上输于脾，脾气散精，上归于肺，通调水道，下输膀胱。水精四布，五经并行，合于四时五脏阴阳，揆度以为常也。

六、胃与肝、肺的病理关系

肝宜疏泄，若肝气郁滞，失于疏泄，则木不疏土，土壅木郁，水谷不化，胃失和降，则易上逆为酸。正如《四明心法·吞酸》所言：“凡为吞酸，尽属肝木……以酸为木气也，木气郁甚，熏蒸湿土而成。”明代医家秦景明也提出“恼怒忧郁，伤肝胆之气，木能生火，乘胃克脾，则饮食不能消化，停积于胃，遂成酸水浸淫之患矣”。若情志失调，肝气郁滞，横逆犯胃，脾胃升降失司，胃气上逆，也可导致烧心、反酸等症状的产生。胃气上逆而导致吐酸，不仅要和降胃气，更要疏泄肝气，调畅情志。

肺宜肃降，若肺失宣肃，则导致肺气上逆。《素问·至真要大论》曰：“诸气膹郁，皆属于肺。”胃食管反流病患者出现的食管外表现，如慢性咳嗽、哮喘、咽喉部不适等均与肺失宣肃相关，正合“胃逆则肺金不降，浊气郁塞而不纳”。

在病理情况下，肝与肺之间的生理功能失调，主要表现在气机升降失常和气血运行不畅方面。《素问玄机原病式·吐酸》曰：“酸者肝木之味也，由火盛制金，不能平木，则肝木自甚，故为酸也。”脾胃属土，本作甘味，而今出现酸味，实乃肝木太盛，肝火上炎侮肺，克伐肺金，从而导致肺金不能制约肝木，肝木升发太过而肺金敛降不及，挟浊热横逆于胃，导致胃气遂冲于食管及咽部，而出现酸味。

七、黄元御之下气汤

【组成】甘草 6 克，半夏 9 克，茯苓 9 克，杏仁 9 克（泡，去皮尖），贝母 6 克（去心），五味子 6 克，芍药 6 克，橘皮 6 克。

【主治】气滞在胸膈右肋。

茯苓健脾渗湿，治在脾而助其升。半夏和胃降逆，治在胃而助其降。甘草和中，治在脾胃，助其升降。三味和合而调理后天脾胃，助其气血生化之源，以扶正祛邪。陈皮、杏仁入气分，清肺理气，化痰降逆。五味子、贝母敛肺止咳。白芍养血柔肝止痛，平抑肝阳。药虽平淡无奇，然斡中央而驭四旁，复升降而交水火，所以用治内伤杂病，切病机而效可观。

内伤杂病，多系多脏腑功能失调，脾胃功能失调尤著。其病机为中气不健，肝胆郁滞，肺胃上逆，脾肾下陷，而导致脾胃不和，肝胆不调，上显标之虚热，下显本之湿寒。此方和中调郁，渗脾湿而不伤肝阴，滋肝阴而不助脾湿，降浊阴而去其上维，升清阳而理其下陷，自可收脾升而肝肾随之亦升、胃降而心肺随之亦降之功，使紊乱之脏腑气机，复其左升右降之常，胃善纳而脾善磨，肝不郁而肺不滞，气血渐旺，诸症自可向愈也。

八、麻瑞亭加减使用下气汤

麻瑞亭去敛肺止咳之五味子、贝母，加润血疏肝之何首乌、牡丹皮，化裁为云苓 9 克，粉甘草 6 克，广橘红 9 克，法半夏 9 克，炒杭芍 12 克，炒杏仁 9 克，粉丹皮 9 克，制何首乌 20 克。变功专清降肺胃之原方为既能右降肺胃，又能左升肝脾的升清降浊之剂，并以之作为主方，随症灵活加减，以治绝大部分内伤杂病。

方中云苓健脾渗湿，治在脾而助其升。半夏和胃降逆，治在胃而助其降。甘草和中，治在脾胃，助其升降。三味和合而调理后天脾胃，助其气血生化之源，以扶正祛邪。杭芍、牡丹皮、何首乌，入血分，疏肝升陷，兼以平胆。橘红、杏仁，入气分，清肺理气，化痰降逆。八味和合而共奏健脾疏肝、清降肺胃、调和上下之功。随症加减如下。

1. 脾湿肝郁，乙木下陷，少腹冷痛下坠，关尺脉大，舌淡苔滑者，以桂枝 6～9 克易芍药，暖肝以助升发。

2. 胆胃气滞，胸胁疼痛者（如胆囊炎、胆结石），以炒枳壳 9 克易橘红，破滞宽胸以止痛。

3. 胃脘疼痛，胃酸缺乏，食少疲困者，以香橼 6～9 克易橘红，疏肝以开胃。

4. 气滞胸闷，痰多不利者，以全瓜蒌 9～12 克易杏仁，化痰利气以宽胸。

九、温病学三焦辨证与脾胃升降

湿热病以三焦辨证为纲领，强调祛除湿浊，宣畅气机，湿去则热不独存。上焦病变表现为肺气失宣，表气不畅，治疗以轻宣肺气，化湿泄浊。中焦病变表现为湿困脾胃，升降失司，三焦气滞，治疗用辛开苦降法（黄芩＋紫苏梗，或黄连＋厚朴），宣畅气机，健脾开胃。下焦病变表现为小便不利，治疗以淡渗利湿为法。总的原则为开上、畅中、渗下，以苦杏仁、滑石、通草通利三焦水道，禁汗、下、润。

湿热并重者，以辛温、苦温、苦寒、辛寒、淡渗为法，方用半夏泻心去干姜甘草加枳实、苦杏仁，杏仁滑石汤、人参泻心汤、黄芩滑石汤、茵陈五苓散。湿重于热者，以辛温、苦温、淡渗为法，用宣清导浊汤、加减正气散。热重于湿者，以清热为主，兼祛湿，用栀子柏皮汤、茵陈蒿汤。

（一）昌阳泻心汤（王孟英）

石菖蒲、黄芩（酒炒）、制半夏各一钱（3 克），川连（姜汁炒）五六分（1.5 克），苏叶三四分（1 克），制厚朴八分（2.5 克），鲜竹茹、枇杷叶（刷）各二钱（6 克），芦根一两（30 克）。

此泻心汤证也，何必另立方治？以暑热秽浊之邪，与伤寒不同，故无泻心皆由圆凿方枘之格，漫为引用，岂徒无益已哉。兹以石菖蒲为君，辛香不燥，一名昌阳者，谓能扫除浊邪，而昌发清阳之气也，和诸药以为剂，共奏蠲痰泻热、展气通津之绩，已历验不爽矣。

王氏此方，实从《伤寒论》泻心汤演绎变化而来。黄芩配半夏，黄连配生姜，此仲景用药之例。此暑热秽浊，干姜非所宜，故以厚朴易之，而其辛苦泄降之法，药虽变而法不变；复以石菖蒲芳香化浊，紫苏叶辛芳疏达，化胃浊，畅气机，升清阳；竹茹、枇杷叶皆微寒之品，清胃热而止呕逆。芦根甘寒，以为清热生津之用。

（二）王氏连朴饮（王孟英《霍乱论》）

厚朴二钱，川连（姜汁炒）、石菖蒲、制半夏各一钱，香豉（炒）、焦栀各三钱，芦根二两。

本方主治邪在气分，湿热并重，郁阻中焦。本方证属湿热并重，治疗宜清热与燥湿并行。方中黄连、栀子苦寒，清热泻火燥湿；厚朴、半夏、石菖蒲三药相配，苦温与辛温并用，辛苦开泄，燥湿化浊；半夏又有和胃止呕之功；豆豉宣郁透热；芦根清热生津。诸药配伍，为燥湿清热之良方。

（三）小柴胡汤

小柴胡汤与半夏泻心汤（生姜泻心汤加生姜，甘草泻心汤重用甘草）两方各只有七味药，药味仅一两味之差。一方有柴胡，一方去柴胡加黄连；一方用生姜，一方用干姜，而主治病机与病症范围则大有不同。

柴胡最善调畅肝胆之气，推动气机出入，并由此促进脏腑功能的正常运行。《神农本草经》言柴胡主“肠胃中结气，饮食积聚，寒热邪气，推陈致新”，说明柴胡可促进六腑的新陈代谢，能推动少阳枢机，并由此起到调和表里、消积化食的作用。

在小柴胡类方中，柴胡辛散以助少阳胆气之出，黄芩苦寒以助厥阴肝气之入，柴芩并用，则出入如常矣。然二者之中关键在于柴胡的疏解，故《伤寒论》用柴芩运转枢机时，黄芩或可减去，而柴胡却是必用之品。依仲景法，柴胡剂中还可以用白芍之酸收，柴芍相伍，一出一入，一散一收，促进肝胆之气的出入。

半夏泻心汤与小柴胡汤同属和解之剂，小柴胡汤是和解半表半里之方，半夏泻心汤是调和阴阳寒热之方。用药仅二味之差，即变和解少阳为调和寒热，其中圆机活法，值得深入研究，细心体会，亦说明法无定法，总宜“观其脉证，知犯何逆，随证治之”。

柯韵伯曰：“未经下而胸胁苦满，是里之表证，用柴胡解表，心下满而胸胁不满，是里之半里证，故制此汤和里。稍变柴胡半表之治，推重少阳半里之意耳。名曰泻心，实以泻胆也。”

十、泻心汤类方

（一）生姜泻心汤

《伤寒论》云：“伤寒汗出，解之后。胃中不和，心下痞硬，干噫，食臭，胁下有水气，腹中雷鸣下利者，生姜泻心汤主之。”《医宗金鉴》谓：“名生姜泻心汤者，其义重在散水气之痞也。”尤在泾曰：“汗解之后，胃中不和，既不能运行真气，并不能消化饮食，于是心中痞硬，干噫食臭。《金匮》所谓中焦气未和，不能消谷，故令人噫是也。噫，嗳食也。胁下有水气，腹中雷鸣下利者，土德不及而水邪为殃也。故以泻心消痞，加生姜以和胃。”

本方治胃不和而有水气之痞，此证水气虽已波及胁下，但病根犹在于胃。因寒热互结较重，故心下痞满且硬。胃虚食滞，故见干噫食臭等症。

本方与半夏泻心汤相比，以水气之患为突出。水气不化而横流，故胁下作痛；若水走肠间，则腹中雷鸣下利。所以，本方重用生姜之辛散以和胃散水，他药则与半夏泻心汤同。本证如见小便不利，亦可酌加茯苓。

（二）甘草泻心汤

《伤寒论》云："伤寒中风，医反下之，其人下利，日数十行，谷不化，腹中雷鸣，心下痞硬而满，干呕，心烦不得安。医见心下痞，谓病不尽，复下之，其痞益甚，此非结热，但以胃中虚，客气上逆，故使硬也，甘草泻心汤主之。"下利，日数十行，谷不化，腹中雷鸣，即脾胃受损严重。本为无形之气，当成有形实邪再下，其痞益甚，脾胃受损更重。尤在泾曰："伤寒中风者，成氏所谓伤寒或中风者是也。邪盛于表而反下之，为下利谷不化，腹中雷鸣，为心下痞硬而满，为干呕心烦不得安，是表邪内陷心间，而复上攻下注，非中气空虚，何致邪气淫溢至此哉？医以为结热未去，而复下之，是已虚而益虚也。虚则气不得化，邪愈上逆，而痞硬有加矣。故与泻心消痞，加甘草以益中气。"

可见甘草泻心汤主治为反复误下，脾胃气虚较重，成痞、利俱甚的心下痞证。

（三）旋覆代赭汤

《伤寒论》云："伤寒发汗，若吐若下，解后，心下痞硬，噫气不除者，旋覆代赭汤主之。"罗天益曰："汗吐下解后，邪虽去而胃气已亏矣。胃气既亏，三焦因之失职，清无所归而不升，浊无所纳而不降，是以邪气留滞，伏饮为逆，故心下痞硬，噫气不除也。"

方中以人参、甘草养正补虚，生姜、大枣和脾养胃，所以安定中州者至矣；更以代赭石之重，敛浮镇逆；旋覆花之辛，用以宣气涤饮，佐人参以归气于下，佐半夏以蠲饮于上。浊降则痞硬可消，清升则噫气可除矣。旋覆花，消痰行水，降气止逆，泻肺通肠。

原方代赭石一定不能量大，刘渡舟刘老认为代赭石用量大走下焦，不能走中焦，不能用到 30 克。

（四）黄连汤

《伤寒论》云："伤寒胸中有热，胃中有邪气，腹中痛，欲呕吐者，黄连汤主之。”黄连汤由黄连三两，炙甘草三两，干姜三两，桂枝三两，人参二两，半夏半升，大枣十二枚组成。

黄连汤也是和解剂，有清上温下、调和寒热、升降阴阳之功。方中黄连苦寒上清胸中之热，干姜辛温下去胃中之寒，二者合用，辛开苦降，平调寒热，上下并治，以复中焦升降之职而为君。半夏泻心汤有黄芩无桂，其人多内有伏热，唇舌多红，心下多痞，是黄芩证明显；本方有肉桂无芩，其人多有阳郁冲逆证，唇舌暗淡，多有心中悸而腹中痛，是桂枝证明显。入汤剂，连桂两者药量的比例，原本是一比一，但也可适当调整。消瘦，肤色暗，唇舌多暗紫而淡，舌苔多白，其腹部多扁平，腹肌菲薄而缺乏弹性，其脉多弱，或有心悸、自汗等。

黄连汤证就是桂枝体质患有黄连病。所谓的黄连病，即心中烦，不得卧，心下痞，下利。

（五）附子泻心汤

大黄二两，黄连一两，黄芩一两，附子一枚（炮，去皮，破，别煮取汁）。上四味，切三味，以麻沸汤二升渍之，须臾，绞去滓，内附子汁，分二次温服。

《伤寒论》言其治疗“伤寒心下痞，而复恶寒汗出者”，有泻热消痞，扶阳固表之功效，主治热痞兼表阳虚者，阳虚热结，心下痞闷，恶寒汗出，脉沉。

十一、临证加减

消化科病人多见痞满、嗳气、腹痛，以这些症状为基础，再仔细辨别，随症加减，以辛开苦降为法，或配枳术汤，胸痹者配橘枳姜汤，胸痹轻症配旋覆代赭汤，或配痛泻要方、葛根芩连汤，或配半夏厚朴汤，或配平胃散、乌贝散、左金丸。临证加减简介如下。

（一）口腔疾病

临床常用甘草泻心汤治疗口腔溃疡。口腔溃疡反复发作到医院就诊的患者多数为寒热错杂、虚实夹杂。《金匮要略》里提到狐惑病，多认为是白塞病，但当时白塞病发病率很低，仲景不可能单就遇到一个病人就专门列为一条，故以方测症，甘草泻心汤的组成还是用于治疗脾胃虚弱、寒热错杂、虚实夹杂证。故临床治疗湿热导致的口腔溃疡、口臭常用半夏泻心汤，参照泻黄散加藿香、佩兰、生石膏，参照外科用防风、皂角刺、露蜂房、生黄芪等治疗外科疮疡药。胡黄连有清虚热的作用，可以胡黄连 12 ~ 15 克易黄连。

（二）胃炎

胃炎为消化科最常见疾病，可以泻心汤加香苏散，或加旋覆代赭汤，胆汁反流者加小柴胡汤，或者加四逆散。胃癌术后腹胀、呃逆、纳差用泻心汤效果极佳。

（三）肠易激综合征

治疗肠易激综合征时，根据具体情况，湿热重加葛根芩连汤，阳虚加附子或者乌梅丸。乌梅丸辛开苦降，寒温并用，治疗寒热错杂。仙鹤草、败酱草常用于治疗肠易激综合征。败酱草可治疗胃食管反流，对于湿热重者败酱草效果强于蒲公英。反酸烧心可单用败酱草，或加马齿苋，或加仙鹤草和桔梗。桔梗排脓，入肺经，仙鹤草能泻又能收敛，仙鹤草加桔梗为朱良春用药经验，我在临床中经常使用。

【答学生问】

学生提问：半夏泻心汤应用广泛，效果好，类方多，我在临床中用半夏泻心汤较多，它与其他泻心汤的区别是什么？

老师回答：皆有呕利痞。生姜泻心汤肠鸣腹泻更重，甘草泻心汤脾虚更重，另外脾虚重还可加入党参、白术、黄芪等健脾药。生姜泻心汤中生姜干姜同用，如胃癌术后的病人腹部怕冷明显就可生干姜同用。

学生提问：临床中寒热错杂，怎么辨别？

老师回答：最简单就是看舌象，若舌体胖大，有齿痕，但是舌基底偏红，比正常人红一点，舌苔有腻苔就可以使用泻心汤，无苔不建议使用。这里腻苔是微微发黄，或淡黄，病人常表现为反酸烧心，但又不敢吃凉的。

百病从肝治

王国玮

中医对肝的认识不仅包括治病之道，还包括养生之本。中医认为，人的五脏之中，肝脏易动而难静，肝一旦有病，既不能“安分守己”，又易累及其他脏腑。了解中医对“肝”的认识，掌握一些“养肝”的知识，从而做到养肝、护肝，可达到一个健康舒适的身心状态。

一、中医对“肝”的认识

现代医学认为，肝脏是人体消化系统中最大的腺体，主要位于右季肋部和上腹部，具有多种生化功能。肝脏参与蛋白质、糖、脂类、维生素等物质代谢，具有解毒、排泄、防御及造血、储血和凝血等功能。

中医藏象学认为，人体五脏功能是一个虚拟的概念，比如肝的功能很广泛，大大超越人体解剖学的范畴。五脏配五行，五脏又联系着其所配属的五体、五官、五志，体现了以五脏为中心的整体观，形成了独特的生理和病理的理论体系。肝的主要生理功能有如下几点。

（一）肝主疏泄

肝在五行中属木，“木曰曲直”，具有生长、生发、条达、舒畅的特性。肝主疏泄是指肝气具有疏通气机、使之畅达的功能，包括调畅全身气机、促进气血津液运行、分泌胆汁、促进脾胃的运化功能，还有调畅情志的作用。另外，女子的排卵和月经、男子的排精，都与肝的疏泄功能密切相关。

（二）肝主藏血

肝具有贮藏血液、调节血量、防止出血、濡养全身、为经血之源的生理功能。“肝藏血，心行之，人动则血运于诸经，人静则血归于肝脏”“肝藏血，血舍魂”“肝者，将军之官，谋虑出焉”，提示肝参与精神神志活动。

（三）肝开窍于目，在液为泪，肝主筋，其华在爪

肝的经脉上联于目系，目的视力，有赖于肝的疏泄和肝血的营养。泪从眼出，故肝在液为泪。中医赋予了“肝”更广泛的意义，肝主筋，其华在爪，主要是由于筋膜有赖于肝血的滋养，爪为筋之余，四肢抽搐、角弓反张、牙关紧闭、目珠斜视和上窜等症状均与肝密切相关。

肝为刚脏，主动主升；肝内相火，主升易动。人的五脏之中，肝脏易动而难静，肝一病即延及其他脏腑。正如《临证指南医案》所说：“盖肝者，将军之官，善干他脏者也。”

由以上可知，肝在人的生理、病理过程中起着至关重要的作用。

二、从肝治妇女病

女子以肝为先天。女子一生都与肝存在着密切的联系。从生理特点来讲，女属阴，以血为体、为用，经、带、胎、产是具体的表现形式。肝主藏血，生理上要以肝血为中心，女子以肝为先天，所以诸疾无不关乎肝；从心理特点来讲，女子应以肝气为中心，女子多情志病，临床上遇到的女性疾病多与精神情志有关；从疾病发病来讲，《素问·举痛论》言“百病生于气也”就是针对情志所伤，影响气血调畅而言。肝性喜条达而恶抑郁，故妇科常用逍遥散、越鞠丸、四逆散、柴胡疏肝散等方用以疏肝理气。女子以肝为先天，故妇科疾病几乎都与肝有关，“女子以血为主，以肝为养”，现将临床上较常见的妇科疾病及养肝技巧摘述如下。

（一）痤疮

女子面部痤疮是一种毛囊皮脂腺结构的慢性炎症疾病，主要发生在颜面及胸背处，为阳气内郁所致，中医称为“粉刺”。其久治不愈、反复发作

者，病情轻重往往与月经有关，即在经前加剧或发病。此乃青春期阳气偏盛，精神情绪紧张，情志易激，纳食膏粱厚味辛辣之物，助阳气之源，导致肝阳化火，肝火上炎，若治疗辅以疏肝解郁、养肝血、清肝火之法，痤疮与月经同调，往往能大大提高临床疗效。

这一部分女性养肝首要保证月经通调，气血和顺，情绪上忌怒，保持平和的心态，饮食有节，要注意饮食清淡，少食辛辣刺激及甜腻的食物。

（二）经行头痛

女性在月经将要来潮之时，或在经行之中出现的头痛，部位以双颞眉棱骨、前额为主，痛连巅顶、眼睛，常伴有精神紧张、烦躁、失眠、头晕、胸胁及乳房胀痛等症，因其发作与月经周期有关，所以叫经行头痛。肝体阴而用阳，肝为女子的先天。妇女以血为本，此乃临经之期阴血下注，肝血偏虚，厥阴督脉失去濡养，并令全身阴阳、气血升降调节失常所致，治疗用养血柔肝之法。

此部分人养肝宜舒畅情志、笑口常开，制定合理的作息时间表，保证充足的睡眠，卧则血归于肝，使精神每天得到彻底的放松。

（三）乳腺增生

乳腺增生是女性常见的乳房疾病，属中医“乳癖”范畴。临床表现为乳房肿块，呈圆形、条索状或结节状，有触痛，月经前增大变硬、胀痛，行经后减轻，亦与情志变化关系密切。现代医学认为，此症与内分泌失调及精神因素有关。中医认为，本病多为情志内伤，肝气郁结，气血凝滞，痰气互结，阻于乳络所致，因此治以疏肝解郁，活血化瘀，软坚散结，“治癖先治肝，气调癖自消”。

这部分女性养肝以养情志为主，最好不要给自己太大心理压力，工作不要太紧张，保持心情舒畅，注意劳逸结合，学会放松自己，找到适合的解压方式。

（四）甲状腺结节

甲状腺结节为临床常见病，以中年女性多见，可见于甲状腺腺瘤、甲状腺囊肿、结节性甲状腺肿和慢性淋巴细胞性甲状腺炎等多种甲状腺疾病，可伴有甲状腺功能亢进，并有一定的癌变倾向，属中医“瘿病”范畴。近年来，我们通过临床观察发现，大部分甲状腺结节女性患者，发病多由情志不遂、烦躁易怒而致。长期忧思恼怒，肝气不舒，气机郁滞，不能运化水湿，聚湿成痰，凝于颈前，气郁痰凝日久血行障碍，出现血瘀，气滞、痰凝、血瘀为主要病理变化。瘿病的发生、发展与肝脏的疏泄功能正常与否有着密切的关系，故治肝是治疗瘿病之法。

此部分女性养肝要忌怒，及时把郁积在心中的不良情绪，通过适当的方式宣达、发泄出去，以尽快恢复心理平衡。饮食上炒菜或炖菜于出锅前加盐，可以有效降低碘的损失，提高碘的利用率。饮食上提倡进食蔬菜的多样性，增加富含碘的海产品的摄入量，如用海藻、海带等制作凉拌菜和汤菜，也可以生食，要避免长时间的煮炖。

（五）更年期综合征

更年期综合征属中医之“绝经前后诸症”范畴，发生在卵巢功能逐渐减退、直到最后消失的过渡时期，绝经是其主要标志。西医认为此病多与内分泌失调及神经功能紊乱有关。中医认为妇女在 49 岁左右，冲任脉功能逐渐减退，机体气血阴阳平衡失调，故出现复杂多变的证候。更年期综合征在临床上表现为经行紊乱，或前或后，直至月经终止，容易发胖，皮肤变得干燥、粗糙，容易潮热出汗，有时头晕、眼前发黑，心跳加快，胸闷，情绪不稳定，喜怒无常，烦躁易怒，或善悲欲哭，记忆力减退，注意力不集中，惊悸失眠，性欲减退，大便干结或溏泻等。女子以肝为先天，在月经将绝未绝之际，肝居于主导地位，故从肝郁入手治疗，能取得较好疗效。

更年期女性，要在日常调理、饮食保健等多方面进行养肝，清楚地认识更年期，避免出现烦躁心理和恐惧心理。要保持乐观的心境，多参加集体活动，晨起做扩胸运动、深呼吸运动及慢跑等，也可以参加集体操、太极拳等，增强体质，提高机体抵抗力。可以多读书，多听音乐，潜移默化中消除紧张情绪。要保证饮食结构的合理，注意荤素搭配，粗细搭配，多吃蔬菜和水果，保证营养平衡。饮食规律，定时定量，可多食用猪肝、海带、黑木耳、鸡、紫菜、菠菜、芝麻等养肝之品。

三、从肝治眼部疾病

肝开窍于目，久视伤血，日久伤肝。因此养肝对保护眼睛能起到重要的作用。首先，保持良好的生活习惯，睡眠充足，不熬夜。避免长时间操作电脑，调整屏幕距离，建议距离50厘米以上，连续操作1小时则休息5分钟；休息时可以远眺，或是做眼保健操。学会闭眼休息，缓解眼睛疲劳的最佳方式是让眼睛休息，闭上眼睛不但可以养目，而且可以静心、养神。在饮食上要多吃一些养肝食品，比如胡萝卜、苋菜、菠菜、韭菜、鱼类、动物肝脏、瘦肉、豆制品等，多吃富含维生素C的水果，多吃谷类、虾皮、牛奶等等。应当少吃甜食，这是因为过多的糖分在体内代谢需要消耗大量的维生素 B_1，引起维生素 B_1 不足，容易引起近视。本人曾治疗过一个很典型的病例：一位55岁的女士患有肝硬化，通过疏肝、养血等方法为她治疗1年之后，她的老花眼竟然好了，看报纸、电视，甚至看手机都没有问题，这正好验证了中医认为的“肝在窍为目”。

肝的经脉向上连于目系，视力有赖于肝气的疏泄和肝血的营养。《黄帝内经》曰：“肝受血而能视”“肝气通于目，肝和则目能辨五色矣”。肝与眼睛的关系密切，因此肝的功能正常与否，往往可通过眼睛反映出来。如果肝血不足可出现视物模糊、夜盲；肝阴亏损，则两目干涩、视力减退；肝火上炎，则目赤肿痛等等。

四、从肝治情志病

随着现代经济的飞速发展，人们的精神压力日益增大，长期精神紧张不仅会造成负面情绪，很多人还受到情志疾病的困扰。什么是情志疾病呢？比如长期睡眠障碍，或不能入睡，或睡眠间断，多梦，早醒，甚至通宵不寐；有些人，尤其是女性，会觉得咽中有异物感，咳之不出，又咽之不下；有些中年女性有时会突然情绪激动难以自控，心中烦乱，无故悲伤欲哭，呵欠频作，或语无伦次；还有一些年轻的白领，精神压力增加、紧张时，会觉得腹痛肠鸣，即刻腹泻发作；青少年由于学习竞争压力大，中年人家庭生活环境不和谐，老年人的生活环境变迁、社会适应性降低，他们中有些人会患上抑郁症，以上列举的就是一些常见的情志疾病。

中医认为，情志病是指因七情所伤而致的脏腑阴阳气血失调的一种疾病，包括癫狂、百合病、脏躁、郁证、不寐、梅核气等。如不及时治疗，往往可以引发其他疾病。为什么情志疾病与肝关系密切呢？这是因为人的精神活动与肝密切相关。肝主疏泄，主藏血，在志为怒，肝的疏泄功能正常，人体就能较好地协调自身的精神活动，表现为精神愉快、心情舒畅、理智灵敏；疏泄不及，则表现为精神抑郁、多愁善虑、沉闷欲哭、嗳气太息、胸胁胀闷等；疏泄太过，则表现为兴奋状态，如烦躁易怒、头晕胀痛、失眠多梦等。

“百病皆生于气”，要治疗情志疾病，病人必须注意控制自己的情绪，心情平和。《理瀹骈文》也讲：“情欲之感，非药能愈；七情之病，当以情治。”

对有情志疾病人的来说，养肝要靠情来养。要培养积极向上的健康情绪，每天保持心情愉快，相信自己能够克服疾病，对自己要有信心。要多参加集体活动，在活动中与人沟通，相互包容。学会自我调节，当遇到不良情绪时要及时宣泄。

肝在五色中属青，青色有稳定人情绪的作用。可以去郊游，或者去公园里散步，在呼吸新鲜空气、欣赏花草树木的同时，使大脑、身心得到休息放松，生活在健康、阳光之中。

（一）情志养肝法

《黄帝内经》中载有“恬惔虚无，真气从之，精神内守，病安从来”，告诫我们勿贪求无厌，要有豁达的心境，保持良好的心态，心情要舒畅，遇事要冷静，不要生闷气，多与人交流，切忌自寻烦恼。可以通过谈心、听音乐、看娱乐节目、外出游玩等方式转移不良情绪。

当积郁日久，可以选择适当的时机，或痛哭一场，或大喊几声，这样久积的郁闷一下子发泄出来，过后便会心情舒畅，疾病也可会减轻或消失。在日常生活中可以培养一些兴趣爱好，比如打太极拳、下棋、钓鱼、唱歌等等，根据自己的喜好，陶冶性情，对保持良好的心态均有好处。

当靠自己难以冲出思想困境的时候，也可以通过医生的辨证施治、疏肝理气的治法以纠正肝气郁结，使肝气条达。

（二）起居养肝法

顺应自然养生，是中医遵循人与自然和谐统一的防病保健准则。《灵枢·本神》中说：“故智者之养生也，必顺四时而适寒暑，和喜怒而安居处，节阴阳而调刚柔。如是则僻邪不至，长生久视。”要顺应春生、夏长、秋收、冬藏的自然规律，保持人体阴阳气血的平和，使病邪无从所入。要顺应四时气候的变化来安排作息时间，春夏晚睡早起，秋冬早睡晚起，使体内的阴阳之气与自然阴阳的消长相适应。要保证生活起居有规律，不要熬夜，保证充足的睡眠，如果有条件，尽量培养午休的习惯；条件不具备的话，也要想办法平卧15分钟，以使气血充分地回流到肝脏，让肝藏血的功能能够很好地发挥以养肝。

（三）运动养肝法

中医认为春属木，春天阳气生发，万物萌生，与肝相应，春季更适宜养肝，维护肝的阳气。可根据自己的身体状况，选择合适的运动方式，比如散步、慢跑、打太极拳、舞太极剑、跳舞、打球、放风筝等。这里重点说一下放风筝，随着风筝的升空走路、追逐，促进四肢活动、气血通畅、筋脉舒缓自如，改善血液循环，达到强身健体、运动养生的目的。而且放风筝可以使人忘记烦恼与压力，使气血调和、心旷神怡，对精神养生也有好处。应当注意的是运动要做到劳逸结合，尤其是老年人，运动不要太过，做到“形劳而不倦”，持之以恒。

所谓“流水不腐，户枢不蠹”，经常进行运动，不但可以促进气血的运行，使人体筋骨强劲，脏腑功能健旺，还能调养人的精神情志活动，促进人的身心健康，提高抗病及康复能力。

（四）食疗养肝法

天人相应，饮食调理应随着四季气候变化而变更。四季饮食调养，依据四气五味的原则选择相宜食物。

春季阳气升发，人体新陈代谢也日渐旺盛，饮食宜选用辛、甘、微温之品，而不宜食酸收之味，饮食保持八分饱，如孙思邈那样做到“饱中饥，饥中饱”，要多食富含维生素 B 的食物和绿色蔬菜。现代医学研究认为，饮食过量，缺少维生素 B 是引起春困的重要原因，可多食大葱、大枣、山药、菠菜、芥蓝等。

夏季虽酷暑难耐，也不要饮冷，喝水要慢慢喝，不能狂饮。要多喝水，有利于养肝和代谢废物的排出。要注意不吃油腻、烧烤、难以消化的食物，要多吃一些富含蛋白质、维生素的食物，如牛奶、玉米、海带、甘薯等。

秋季气候由热渐渐转寒，人体的生理活动由活跃转为内敛收藏。由于气候干燥，机体阴津易亏，肺金当秋而旺，肺金克肝木，导致秋天肝气多虚。此时养肝宜注意养阴，兼顾补益肝气与祛除夏暑之余湿，宜少食辛燥之品，多食芝麻、蜂蜜、百合等濡润之品。

冬季寒冷，精气匿藏，寒气袭人，极易损伤人体的阳气，所以养生应该在“秋冬养阴”的基础上，敛阴护阳，饮食以滋阴潜阳、增加热量为主。应该多吃动物性食品和豆类，比如羊肉、猪肝、韭菜等温补之品以护阳气。饮食有节，定时定量。《饮膳正要》提出“日食以三餐为宜，早餐好，中餐饱，晚餐少”，并且要合理膳食，营养平衡，既不能暴饮暴食，也不能饥饱失度。

谨和五味，药物有四气五味之分，食物也有寒热酸甜之别，人的体质又有虚实寒热之异。因此中医非常注重饮食的性味对健康的影响。四气是指药物或食物的寒、热、温、凉的不同特性。五味是指药物或食物的辛、甘、酸、苦、咸的不同味道。五味过极，会对相应的脏腑产生危害，因此要做到五味调和，适时适量，切忌饮食偏嗜。“肝性喜酸”，平常可食用一些酸味食物，如山楂、山茱萸、枸杞子等具有保肝敛肝之效的食物。

五、从肝调理亚健康

所谓亚健康状态，是指人的身心处于疾病与健康之间的一种健康低质状态，也称为“中间状态”“第三状态”，是机体无明确的疾病，但在身体上、心理上出现种种不适的感觉和症状，从而呈现出活力和外界适应力降低的一种生理状态。

（一）病因

造成亚健康的原因包括社会、心理、生理等多方面因素，比如社会生活节奏加快、心理压力增加、饮食不规律、生活节律紊乱、睡眠不足、过度疲劳、缺乏锻炼、吸烟饮酒等不良习惯等。

（二）常见症状

亚健康状态常见的躯体症状有疲劳乏力，胸闷气短，头昏不爽，两目干涩，少气懒言，脘腹胀闷，食欲减退等；常见的心理状态为精神不振，情绪低落，或郁郁寡欢，或急躁易怒，焦虑紧张，睡眠欠佳，记忆力减退，兴趣及精力下降等。不能较好地承担相应的社会角色，工作、学习困难，人际关系紧张，家庭关系不和谐，难以进行正常的社会交往。

（三）与肝的关系

肝主疏泄，能够保证全身气机畅达，使五脏安生，故中医学有“肝能生养五脏”之说。病理上肝失疏泄，则气机受阻，使五脏皆受其害，可引起五脏气机不和。随着社会竞争、人际关系压力的增加，亚健康状态的中医病机以肝失疏泄为主。肝既藏有形之血，又疏无形之气，一旦肝失疏泄，必然引起一系列的气机情志、脏腑功能的改变。

肝疏泄升发太过，则表现为急躁易怒，头目胀痛，面红目赤，眩晕耳鸣等。若疏泄不及，则表现为精神恍惚，郁郁寡欢，两乳、胁肋胀痛不适等症状。且气郁日久可以化火，气滞又可致血瘀不行而使诸证变生。

肝郁乘脾，横逆犯胃，可见脘腹胀闷、食欲减退、腹痛泄泻等症状。肝病及心，心失所养，可见心神不安；也可见食欲减退，气血生化乏源，日久及心使心失所养，神失所藏，可见心神不安、情绪低落、记忆力减退、睡眠欠佳等症状。

肝升太过，肺降不及，则导致气火上逆，可出现咳逆上气、胸胁引痛、头晕头痛、面红目赤等症状。

肝肾同源，肝病及肾，则头晕目眩，耳鸣健忘，腰膝酸软，失眠多梦，女子可表现出月经不调，男子可有阳痿、遗精、早泄等表现，严重影响正常的工作和生活，更重要的是带来了巨大的精神、心理压力，降低了生活质量。

（四）养肝应对亚健康

《黄帝内经》云："虚邪贼风，避之有时，恬惔虚无，真气从之，精神内守，病安从来。"调畅情志、劳逸适度、饮食有节、起居有常等健康的生活工作方式是提高生活质量，预防亚健康的最佳方法。

1. 调畅情志

忌怒，怒气伤肝。怒气可使血流加快，血压增高，使周身气血紊乱。"气大伤身"就是这个道理，发怒只会令自己的压力更大，人际关系陷入危机。同时，憋着生闷气更是不行，当情绪不舒畅时，应该找一种途径宣泄负面情绪，例如找知心的朋友倾诉心中不快，切不可憋在心里，以致伤害肝脏。

2. 加强锻炼

科技的飞速发展，生活水平的日益提高，使人们多以车代步，以乘电梯代爬楼梯，喜坐喜卧而疏于活动，久则造成肥胖、体力下降。运动后血液呈现再分配，微循环得到改善，使大脑细胞供氧充足，从而能够增强功能，调节精神，疏通经络，减缓衰老，延年益寿。适当运动，应该体现在日常生活中，不要给自己找各种推脱的借口。不拘形式，量力而行，切勿过度劳累。比如工作中坐时间长了可以站一会儿，散步是一种值得推广的养生保健方法，还可以每天打打太极拳、跳跳健身操、练练瑜伽等，但要注意运动绝非一日之功，贵在坚持。

3. 劳逸适度

忌熬夜，睡眠养肝。要注意顺应自然规律，养成良好的生活习惯，"日出而作，日落而息"。建议晚上 11 点以前上床睡觉，保持每天 8 个小时左右的睡眠时间，使大脑保持清醒舒畅的状态。

4. 饮食有节

饮食是摄取营养维持机体生命活动的必要条件，但饥饱失常、饮食不节和饮食偏嗜又是导致疾病发生的重要原因。人们总觉得大鱼大肉、精米细面才是最有营养的，殊不知，饮食偏嗜会导致机体许多必需成分摄入不足而加重亚健康状态。中医养生保健的配膳原则是"五谷为养，五果为助，五畜为益，五菜为充”，饥饱有度、素荤适宜、均衡节制的饮食是恢复充足活力的关键。青色入肝，平时可以多吃些绿色蔬菜，例如菠菜、芹菜、韭菜、莴笋等，富含丰富的叶绿素、胡萝卜素、维生素 C、镁、锌、铁等，能够促进肝细胞再生。

5. 针灸、按摩

针灸、按摩是切实有效的保养方式，平时可以经常按摩或艾灸足三里、太阳、风池、大椎等穴位，可以起到健脾和胃、强身健体、醒脑开窍、增强记忆力等作用。

第三部分

临证漫谈

浅谈糖尿病的中医辨治经验

周 鹰

如今，临证中见到如书中所述具有“多饮、多食、多尿、体重减少”之消渴症状的糖尿病患者并不多，大多数糖尿病患者并没有以上症状。现在大部分人对糖尿病的认识存在一些偏差，即提到糖尿病就认为是消渴，其实糖尿病并不等于消渴。

消渴是中医病名，症见多饮、多食、多尿，可以其中一项为主，三者具备才能叫作消渴病。如果一个糖尿病患者的血糖很高，但是并没有消渴症状，那就不应当属于消渴病的范畴。

消渴病的病因是过食肥甘厚味，病机普遍认为是阴虚为本、燥热为标，但我认为这个病因和病机是矛盾的。脾主运化水谷，过食肥甘厚味则困脾，脾的运化功能失调则生湿，湿进一步困脾，形成恶性循环。消渴病人确有阴虚和燥热，否则不会出现消渴的症状，但阴虚和燥热并不是本和标的关系。

糖尿病有现代医学的诊断标准，消渴病有其中医诊断标准，二者不能画等号。临床中只有一小部分糖尿病患者可以诊断为消渴病，即既符合糖尿病的诊断标准又有消渴的症状，而大部分的患者并没有表现出消渴的症状。若有 10 例未经西医诊断糖尿病而中医诊断为消渴病的患者，则至少有七八例患者能符合糖尿病的诊断标准；但是若有 10 例西医诊断为糖尿病的患者，未必能有一两例符合消渴病的中医诊断标准。所以我提出以下观点：①既符合消渴病的诊断标准又符合糖尿病的诊断标准，称为消渴型糖尿病；②不符合消渴病的诊断标准但符合糖尿病的诊断标准，则称为非消渴型糖尿病（有些疾病可见消渴症状但不是糖尿病，如神经性口渴、尿崩症以及甲状腺功能亢进症）。

那么，消渴型糖尿病在中医学应属于“消渴病”范畴，非消渴型糖尿病则应当属于“杂病”范畴。治疗上，消渴型糖尿病应按消渴病论治，非消渴型糖尿病则应按杂病进行辨证论治。现详细介绍消渴型糖尿病如下。

关于消渴病的分型，按病位分上、中、下三消，以口渴为主为上消，以多食为主为中消，以多尿为主为下消。若糖尿病患者多饮、多食、多尿、消瘦并见，三消并重，这个时期往往是糖尿病患者血糖很高的阶段，而且糖尿病患者同时符合消渴病的诊断者往往是三消病并行的。以上是消渴病传统的分型，而我的观点是按病机分型，分寒消和热消。

若阴虚为本、燥热为标，由阴虚引起内热，则应表现为饮水即能解渴，且不是随饮随尿的。中医学认为，饮食均不能被人体利用而出现随饮随泄、随饮随尿、随食随排而不解饥，是脾的运化功能和肾的气化功能失司，不能将水谷精微转化、敷布和利用。但运化和气化功能应属阳，是为阳不足，而不属阴，因此我认为消渴有阴阳寒热之分，并提出了寒消的概念。

在日常生活中，我的学习方法就是带着问题多读书，遇到不理解的地方，提出质疑，然后有针对性地去读，这样在临床工作时思路就很广。当时我对消渴病的辨证论治提出质疑，就翻阅了大量书籍。

张介宾是明代中医大家，我提出的“阴阳不是对立的”观点就是受其“阴中求阳，阳中求阴”思想启发。我认为阴阳不是对立的，而是相对的，无阴则无阳。张介宾在《景岳全书》中提到“消证有阴阳，尤不可不察……盖消者，消烁也，亦消耗也，凡阴阳血气之属，日见消败者，皆谓之消，故不可尽以火证为言”，指出消渴病不只“阴虚为本、燥热为标”，还有阴阳寒热之分。《素问·气厥论》曰：“心移寒于肺，肺消。肺消者，饮一溲二，死不治。”死不治，即治不了的病，提出了肺消是因寒而致，其主症为饮多尿亦多，饮入的水不能运化、不能转化、不能气化。《金匮要略》曰：“男子消渴，小便反多，以饮一斗，小便一斗，肾气丸主之。”条目中未提及寒，但其症状也是多饮多尿，方用肾气丸以温肾助气化，阐明了饮多尿多的治则在于温肾化气，通过遣方用药来反推病机也是阳虚，并不是阴虚，这也和阴虚为本、燥热为标不符。

《黄帝内经》《金匮要略》是中医两大经典，《景岳全书》提出阴阳寒热的区别，之后我又进一步寻找依据。张介宾在《景岳全书》中阐述了肺消，并详细讲解了“饮一溲二”的病机：“有阳不化气，则水精不布，水不得火，则有降无升，所以直入膀胱，而饮一溲二。”水不能转化成津液上输“以致泉源不滋，天壤枯涸”。口干舌燥是由于水不能转化成津液，“天壤枯涸”是真阳不足，火亏于下之消证。柯梦瑶在《医碥》中提到：“其人命门火衰，不能蒸动肾水与脾胃中谷气，以上达于肺。故上焦失润而渴。其所饮之水，未经火化，直下膀胱，故饮一溲一。”这是柯梦瑶对《金匮要略》里所提及的消渴的解释，是水不经火化上输所以表现出上消的症状，但其根本也并不是阴虚，而是“命门火衰”。肺为华盖，若上焦是干燥的，就如同一个锅的锅盖是干燥的，只添水、锅底没有火则不能气化，锅里有水并通过火来加热变成水蒸汽，润泽上焦，这就叫作气化；若锅底没火，不能把锅中的水转化成水蒸汽，那么锅盖永远是干的。不单如此，如果锅底漏了，这时即使添再多的水也全漏下去了，即中医说的肾虚，“肾为胃之关”，是肾的固摄功能失职的表现。我认为这仍然不是阴虚，而是阳虚。消渴一定会表现为上焦燥热，但不能因为“锅底没火”就说上焦不燥。所以我提出的寒消是由于命门火衰而引起的消渴，其临床表现主要是饮多尿亦多。而阴虚为本、燥热为标我定义为热消，其特点是口渴多饮、饮后能够解渴，少尿或者无尿。

寒消的病因病机是阳气不足，不能够气化把水转化成津液，但是一定有上消的症状，如口干舌燥，多饮。消渴型糖尿病的特征往往是多饮、多食、多尿同时出现，故应属于寒消。我在临床中没有遇到过单纯的上消型糖尿病（即符合糖尿病诊断，多饮却无尿或少尿），单纯的中消型糖尿病也很难见到，单纯的下消型糖尿病能见到一些（消渴病后期血糖很高，肾气不足，阴损及阳，出现多尿），更多的患者是三消并见。三消并见型的糖尿病患者往往有寒消的特征，正如《金匮要略》和《黄帝内经》所说，这种患者往往是随饮随尿、随尿随饮，渴不止，且多食，但不能解其饥、肥其体。可见，糖尿病患者有大量的饮食进入体内，但不能被人体所利用，究其原因，责之于寒，病位在脾肾，是脾的运化和肾的气化功能失常所致。

脾主运化，胃主受纳，皆属土，然一属阳土，一属阴土，其病人的临床表现也是有区别的。水谷入胃，得脾气之转输而充实四肢、滋养肌肉。容纳水谷功能属胃，消化吸收功能属脾，所以有食欲、饥饿感，但食后即出现不适，是脾虚而胃不弱，需要健脾；不思饮食，食后更加难受，是脾胃皆虚弱，如此判断。糖尿病患者能食多饮，是胃不弱；食而不解饥、饮而不解渴，是脾寒失运不能转输之故也，“脾病不能为胃行其津液，四肢不得禀水谷气，气日以衰，脉道不利，筋骨肌肉皆无气以生”。

肾有温煦的作用，肾主气化，蒸化水液，固摄膀胱。肾阳不足，不能蒸水化气，气不化津，津不上达，则口渴不止。气化失司，膀胱失摄，则尿多。水谷的消化吸收，虽在于脾胃，却有赖于肾的温煦，釜底无火，虽能受纳，而不能腐熟转运。况肾为胃之关，关门不利，谷气下泄，胃中空虚，则饥而欲食，随食随泄，随泄随饥，而成消谷善饥之症。其根本原因在于“釜底无火”，肾气虚弱，命门火衰，则上不能蒸化水谷以濡润于身，下不能固摄精微水液以司开阖，造成水谷之气不能由脾达肺而直趋下源，下源不固，精微水液随小便而出，终成寒消。

根据以上分析，寒消的病机是以阳虚为本，病位在脾肾，温脾肾、助双化（脾的运化，肾的气化）为治本之法。

既然寒消以阳虚为本，那治疗上是不是用温阳药如附子、干姜就可以了，只在锅底加火、锅内不加水行不行？在疾病的发病过程中，由于阴液的大量丢失，加之化源不足，必然造成阴虚、肺胃燥热的状态，但燥热是疾病发展的结果，而非本质。故滋阴清热润肺胃仅为兼治之法，是治标之法。由于阴精化源不足，又因饮一溲二而泄得过多，则出现血液循环不畅，故血瘀在糖尿病患者也很常见。由此，我提出消渴型糖尿病之寒消，以阳虚为本，病位在脾肾，阴虚燥热血瘀为标，病位在肺胃脉络。治疗时标本兼顾，治本以温脾助运、转输精液、温肾助阳、化气生津为法，治标以滋阴清热润肺胃、活血化瘀通经脉为法。根据以上病因病机自拟双化汤，具体如下。

【组成】黄芪 30 克，干姜 10 克，附子 10 克，苍术 10 克，厚朴 6 克，熟地黄 15 克，山茱萸 15 克，山药 15 克，白芍 15 克，葛根 15 克，升麻 6 克。

【方解】黄芪、干姜、附子益气助阳，化气生津；苍术、厚朴健脾助运，转输津液；熟地黄、山茱萸、山药益肾填精，固摄下源；白芍敛阴和阳；葛根、升麻鼓舞胃气，升发清阳之气，以助布化津液。

【加减】口干渴甚等肺胃燥热之证明显者，可酌加生地黄、沙参、石斛、玉竹、知母、天花粉等；兼有高血压、冠心病、动脉硬化等病者，可酌加夏枯草、丹参、郁金、水蛭等；白内障视物不清者，加谷精草；便秘者加大黄；腹胀、便溏或双下肢浮肿者，酌加白术、茯苓、泽泻、大腹皮等。

以上是对消渴型糖尿病辨证治疗的思路，对于非消渴型糖尿病，则更需重视“本”的环节，有些非消渴型糖尿病患者根本没有“标”的症状和环节。非消渴型糖尿病不属于消渴的范畴，为了辨证治疗，我通常在临床上将其诊断为着痹，如患者血糖很高，感觉疲乏无力，腹胀，便溏，甚至出现下肢水肿，无多饮、多食症状，舌体胖大，舌苔白腻、水滑。着痹就是湿重，脾肾阳虚，湿浊内阻，治疗上不但不用滋阴的药，而且经常在补气、健脾、温肾的基础上，加薏苡仁、冬瓜仁、苍术、厚朴等祛湿药。

浅谈中医治疗糖尿病思路

周 鹰

有位患者是四川大学华西医学中心的西医营养学专家，这位患者虽然是西医，但特别认可中医。他患有糖尿病，多年来一直通过中医来调理身体。一个西医出身的人能够这么认可中医，我很激动，也很感动。当他来门诊就诊时，问了我一个问题：“请问您怎么看待糖尿病？”

在临床上，治疗糖尿病大多是从西医的角度出发，比如一个糖尿病患者就诊，予二甲双胍治疗，用后效果不好，则逐渐加量，一片增至两片，渐增至三片，疗效仍不佳则联合用药。这是西医的惯用思维，而中医还有另一种思维方式。比如要把一堆煤运走，一个工人不能完成，就再派一个，两个人依旧不能完成，就派三个，西医是这种线性思维。而中医思维是这堆煤派一个人不能运走，就分析其原因，是这个人偷懒没有努力干活；还是一个人根本就不能完成这个工作，必须要派两个人；还是周围环境问题不让这个人去做这个工作。然后像打仗一样，单兵种不行，就多兵种联合作战，同时也要考虑到周围环境。所以在治疗糖尿病时，遇到血糖控制不理想的，常保持原西药治疗方案不变，在此基础上联合中医中药来治疗。好比还用这个工人，但是需要考虑到周围环境问题，采取一定措施来改善环境。中医“改善环境”的方法就是辨证论治，如“周围环境”是痰湿就化痰祛湿，是血瘀就活血，是痰阻血瘀就化痰活血，是气虚就补气，是阳虚就温阳，是寒凝就散寒。所以当患者的原有治疗方案疗效不理想，则通过中医辨证论治来使原有治疗方案达到理想效果。这个“工人”或者“兵”不是一定要“外派”的，特别是对于初诊的患者。这类患者往往是“环境”

不好，只要改善“环境”就可以解决。

常常会有患者问“这味中药降糖吗？”这个问题我也不能给出明确答案，我只是把“环境”改变了，胰岛素敏感性增加，血糖自然就降下来了，其实这还是辨证论治。当然在辨证论治过程中，我们也不抗拒使用西药，当患者血糖很高时也会用西药降糖药，胰岛功能检测显示胰岛功能衰竭时也要先注射胰岛素，在病情控制平稳以后，有些患者的胰岛功能还有可能恢复。现在，很多西医也意识到糖尿病不仅仅是胰岛细胞失去了分泌胰岛素的功能所引起的，消化系统也具有调节血糖的作用。如痰湿阻滞患者表现为舌胖大苔白腻，往往是胃肠调节血糖功能减弱，未必是胰岛功能出现问题；西医认为这类患者是胰岛素抵抗，即胰岛素相关性的物质分泌减少，导致类似胰岛功能减退的现象。一位血糖很高的患者，通过症状、体征、舌苔、脉象，四诊合参，辨证论治，若辨证是半夏泻心汤证就用半夏泻心汤，不需要去考虑半夏泻心汤能不能降低血糖，只要辨证准确，那半夏泻心汤就绝对能降血糖；若辨证是湿热下注之四妙丸证就用四妙丸，也不用因为从未听说四妙丸能降血糖而犹豫。中医治病遵循辨证论治，只是每个中医看待疾病的角度不同而已。

治疗糖尿病如此，治疗高血压或者其他疾病亦如此。不能因为血压控制不好就一味地加大药量或增加降压药的种类，我们还可以运用中医辨证论治，经过中药治疗以后，很多患者不但没有增加药量，还减少了药量，甚至能慢慢停药。西医认为糖尿病和高血压要终身用药，但是中医并不这么认为，在不用药的情况下血糖、血压已经在正常范围内就没有必要再服药，更不能因为糖尿病需要终身用药，就在出现低血糖的情况下还继续使用降糖药。

柴胡桂枝干姜汤治疗糖尿病体会

张连歧

柴胡桂枝干姜汤临床应用广泛，治疗糖尿病效果也非常好，其药物组成为柴胡、桂枝、干姜、天花粉、黄芩、牡蛎、炙甘草。

糖尿病按病位分型分上、中、下三消，但我认为糖尿病之根本在于脾。《黄帝内经》中提到“饮入于胃，游溢精气，上输于脾，脾气散精，上输于肺，通调水道，下输膀胱，水津四布，五经并行”，阐述了脾正常的运化功能。脾统血，主运化水湿，糖尿病就是脾的运化功能失调、饮食精微不为所用导致，故糖尿病病位主要在中焦，旁及上焦心肺、下焦肝肾。

除了饮食因素外，不良的精神刺激也会导致糖尿病。柴胡桂枝干姜汤即是从肝论治，柴胡、桂枝疏肝，解少阳郁热；桂枝、干姜温脾。在临床中使用柴胡桂枝干姜汤只需要具备两个证候：一是少阳郁热，即肝胆热；二是少阴之脾虚。只要具备以上两个证候，无论是糖尿病，还是其他疾病，都可以使用。肝胆湿热则心烦、口苦；脾虚则腹胀、胃脘部怕冷、大便异常（干、溏，或干溏不调），饮食生冷则出现腹泻。不仅热证，脾虚也可以导致大便干燥，临床上对于脾虚导致的大便干燥常用生白术，大量的生白术具有通便效果。在治疗糖尿病时可把方中桂枝改为肉桂，或者加肉桂，再根据患者的情况随症加减，若上焦热盛，有白虎汤证之口渴、引饮，可用白虎汤；若下焦肾虚，可以加附子、肉桂，加附子就有四逆汤之意；若中焦虚寒，还可以加党参、黄芪补气。

治疗糖尿病经验及心得体会

张连歧

有位新发糖尿病患者，自测空腹血糖在 7 mmol/L 左右，餐后血糖在 12 mmol/L 左右，未经任何治疗，仅平时饮食控制，并进行适量运动，无明显症状，平素喜饮酒，应酬较多，喜食冷饮，大小便正常，舌淡，苔白稍腻，脉沉细。通过舌脉以及喜冷饮，拟方如下：白术 20 克，干姜 10 克，党参 10 克，炙甘草 20 克，苍术 15 克，佩兰 10 克，陈皮 15 克，葛根 30 克，石膏 30 克，天花粉 15 克，黄连 30 克，知母 15 克。7 剂，水煎服。白术、干姜、党参、炙甘草即是治疗太阴病的理中汤，前文曾提到柴胡桂枝干姜汤主治病在中焦，这里也是从中焦论治。石膏、知母取白虎汤之意，黄连、天花粉为治疗糖尿病常用药，滋阴清热，因上焦有热，口渴，唇红，故黄连用量较大。根据《黄帝内经》中治疗消渴“治之以兰，除陈气”，舌苔稍腻则加苍术、佩兰以芳香化湿。葛根、肉桂也是治疗糖尿病的常用药，降糖效果也很好。这位患者仅用中药治疗，未服用西药，复诊时餐后血糖 7.7 mmol/L，疗效确切。

由此可见，中药治疗糖尿病具有一定的优势。我在读书时学西医，认为只要得了糖尿病就要终身用药，直到有几位患者给我“上了一课”，改变了我的想法。有位患者早期发现餐后血糖升高，我给他开了共 20 剂左右中药，后未再复诊，之后很长时间也没再见到这位患者。10 多年以后我们恰巧在健身房相遇，得知服用我开的中药以后血糖正常，现 60 多岁空腹血糖仍在 6 mmol/L 左右。还有一位患者也是服用中药后 10 多年血糖一直在正常范围内。

近些年我通过中医中药治疗了一些糖尿病患者，未用任何西药治疗，降糖效果非常好，所以只要能坚持服用中药，坚持规范合理锻炼、控制饮食，不用长期服药，半年左右即可停药。糖尿病如果早期发现、早期治疗，中医确实有极大的优势，所以不要妄自菲薄中医只是辅助性治疗。

对于糖尿病的治疗，我认为应当以中焦为主。脾胃为气血生化之源，糖尿病的病因就是脾失运化，精微物质随小便排出体外，不能被身体所利用，西医认为胰岛素起转化作用，中医认为胰岛素就是脾的作用的体现。

《伤寒论》中有很多药方都能用于治疗糖尿病，临证要辨证施治，随症加减。除前文提到的理中汤，临床还常用如白虎加人参汤加黄连、附子、天花粉、玄参等，上焦热盛常白虎汤加天花粉，或增液汤加生山药、黄连；中焦虚寒用理中汤，实热用葛根芩连汤；下焦肾虚常用“男子消渴，以饮一斗，小便一斗，肾气丸主之”的肾气丸。前文提到这位患者无明显症状，初诊时自诉大小便正常，当时我用了理中汤，因为考虑到该患者平素喜食冷饮，易伤肺胃，则脉沉细，故用理中汤来温中祛寒、补气健脾，因舌苔稍腻，加苍术、陈皮以芳香化湿；复诊时诉大便较前通畅。葛根芩连汤出自张仲景的《伤寒论》，由葛根、黄芩、黄连、甘草组成，若葛根芩连汤中黄芩、黄连量大可配伍干姜，防止过于苦寒碍胃；湿热重可加苍术、白术、玄参、生山药、葛根、丹参。肾气丸一般老年人使用较多，年轻人较少，但有一个年轻男性患者，形体消瘦，通过辨证用肾气丸加味治疗，效果非常好，基本没有使用西药。《伤寒论》中的瓜蒌瞿麦丸在《金匮要略》里也有记载，用于治疗寒热虚实错杂、上焦燥热、津亏热甚症见口干舌燥，下焦肾阳不足、气化失司出现畏寒怕冷等症状。瓜蒌瞿麦丸由瓜蒌根、茯苓、山药、附子（炮）、瞿麦五味药组成，也可用于治疗慢性感染性疾病，我在临床上也常用此方治疗妇女泌尿系感染，疗效颇佳。

现在临床治疗糖尿病多以气阴两虚为主，凡是疑难杂症，亦大多归于气阴两虚，辨治肿瘤，也多辨为气阴两虚。使用经方治疗糖尿病，施今墨常用的药物有玄参、苍术、生地黄、葛根、黄芪、五味子、丹参等。古代医家治疗糖尿病则很少使用活血化瘀药，而以清热或者补气药为主。中医讲究辨证施治，只要辨证准确，都会有很好的疗效。

中医现代化，是把中药里的某些物质提取出来，针对性的治疗某一种疾病或症状。现代药理学方面，有研究显示黄连中提取的小檗碱可改善糖耐量及胰岛素敏感性。具有降糖作用的中药种类很多，分别提取各种中药中的有效成分，有的有明显的降糖效果，而有的则效果不明显。在临床不通过辨别寒热、虚实、脏腑、阴阳，仅把这些药物联合使用，有时也会达到降糖效果，但是疗效不稳定，有时甚至无效。所以必须要结合辨证，辨证准确，再选择药物，不要只抓住现代中药有降糖作用这一个点。

【答学生问】

学生提问：您平时大剂量使用黄芩、黄连、黄柏治疗糖尿病，效果特别好，那么这个组合用药的指征是什么？使用这些药有什么用意？

老师回答：若患者有明显的唇红、干燥等热象，就用大剂量的黄芩、黄连、黄柏，但是使用时要防止苦寒伤胃，所以在此基础上常稍佐一些干姜，中焦虚弱不甚者可用 5 ～ 6 克。附子泻心汤中黄连、黄芩和附子也是在一起寒热并用的。

糖尿病初起时表现为热证，白虎汤证适用于上消，而出现脾肾虚衰往往是到了糖尿病后期，故临床上很少见到白虎汤证的患者。20 世纪 80 年代时，糖尿病的发病率为 0.4%，现在糖尿病的发病率增至 10%，糖尿病的诊断标准是“三多一少”再加上血糖的偏高，而现在至少有 1/3 的糖尿病患者没有三多一少，甚至一点症状都没有，往往是因为其他疾病就医才发现血糖升高，有的患者是皮肤瘙痒，有的患者是身体困重无力，有的患者是出现了心肌梗死、脑梗死，有的患者患糖尿病十余年依旧很胖，虽然血糖很高但并没有出现消瘦。我认为，糖尿病根本在于脾虚，以脾虚为本，诸阳不运，脾失健运，燥热为标，久病及肾。按病位分型分为上消、中消、下消，上消表现为燥渴，中消表现为多食，下消表现为多尿，但在临床上很难这样区分，因为很难见到单纯上消、中消、下消的患者。所以病在中焦用理中汤加减，上焦燥热合白虎汤，阴虚明显合增液汤，胃火炽盛合葛根芩连汤。脾胃相表里，理中汤建中焦、温脾运脾，所以糖尿病脾虚胃热、脾寒胃热可以用理中汤合葛根芩连汤，肝郁者合柴胡桂枝干姜汤，取张仲景柴胡桂枝干姜汤的方意，湿热者可以参考《温病条辨》中的一些方子清热利湿，比如藿朴夏苓汤、三仁汤、甘露消毒丹、五味消毒饮等。偏于下焦者，张仲景提出："男子消渴，饮一斗，小便一斗，肾气丸主之。"下焦湿热又有肾阳不足，兼有上焦燥热津亏者用瓜蒌瞿麦丸。当下焦阳虚明显时，附子、干姜、肉桂可以加大用量。

任何疾病，很少单纯表现为寒证、热证，多表现为寒热虚实错杂。有时候我们看到一些方子，有干姜又有石膏，有党参又有大黄，有补又有泻，实际上张仲景很多方子都是这样寒热互补的。糖尿病也是这样，有单纯的白虎加人参汤证、白虎汤证，但是寒热错杂之中虚燥热者更多见，在《千金方》里，常用黄连配伍生地黄清热生津止渴。古代很少见到用理中汤来治疗糖尿病，这可能与现代人的生活习惯有关。现代人喜食冷饮、吹空调，易伤阳气，古代没有空调、冷饮，天气热只有到树荫里乘凉。另外，现代人"以酒为浆，以妄为常"，也会造成身体的损伤。

2型糖尿病中医辨证论治思路与方法

李鸿涛

糖尿病有其自身发生、发展、病理变化规律。中医药治疗具有一定的优势，但是就目前中医辨证论治而言，有肾虚、脾虚、阴虚、燥火、肺肾气阴两虚、脾肾燥热入血等诸多观点。中医理论指导糖尿病的治疗，能否统一认识、确保疗效，是对当今中医学界的重大考验。面对这样一个现代医学疾病，必须在坚持中医基础理论体系的基础上，采用辨病与辨证相结合的模式，对辨证论治规律予以统一，才能提高辨证及选方用药的准确性和临床疗效。现结合临床应用体会及现代中医名家诊治经验，将2型糖尿病中医辨治体系总结如下。

在辨病与辨证相结合的模式指导下，以与患者发病相关的资料为依据，予以辨别分析，将其从肾系、脾系、肝系“各司其属”，按照正气阴阳消长和邪气虚实兼夹的变化规律，拟定和选用相应方药。并根据肝脾肾同病同调的原则，治疗过程中贯穿滋肾强肾、养肝疏肝、健脾助运的治疗法则，佐以活血、清热、祛湿、化痰等治疗方法，确立以下辨治思路：采用辨病与辨证相结合治疗模式，定病位，判病性，根据肝脾肾同病同调的思路，在证治体系中分别按照肝、脾、肾的侧重点不同予以选定方药，或组合选方。

一、肾系

定位依据：①既往有较长期的肾、膀胱病史，或发病前经常出现肾、膀胱病症，属中医肾虚体质者；②发病在冬季，或与受寒明显相关，或遇寒冷加重者；③发病时表现肾、膀胱病症者；④目前亦以肾、膀胱病症为主要表现，如腰痛酸，尿少，夜尿频多，尿不畅或尿频、尿急、尿痛，耳鸣，阳痿，遗精者；⑤浮肿、腰以下肿甚，面色微黄，脉沉者；⑥既往服补肾药物有效者。

病机特点：作强失职，阴不能敛，阳不能化，藏泄失司，肝脾肾同病。

治法：以滋肾养肝为主，健脾祛湿为辅，佐以活血。

（一）肾阴虚损

1. 临床表现

具前述肾系病症，定位在肾者。临床表现为形体偏瘦，喜冷恶热，头晕耳鸣，咽干，尿黄赤，足心热，潮热盗汗，口渴喜饮，遗精，脉沉细数，舌体瘦质红、少津，苔薄白干或薄黄干。

2. 治疗

（1）阴虚兼火象偏盛用黄连地黄汤，黄连 10 克，熟地黄 30 克，山茱萸 15 克，山药 15 克，牡丹皮 12 克，茯苓 15 克，泽泻 10 克，牛膝 15 克，车前子 30 克，丹参 30 克，鸡血藤 30 克。

（2）阴血亏虚用归芍地黄汤，即黄连地黄汤去黄连，加当归 10 克，赤芍、白芍各 15 克。

（二）气阴两虚

1. 临床表现

具有前述肾系病症，兼见前述肾阴虚损病症，又有精神萎靡疲惫、极度疲乏，嗜卧，腰痛、腰膝酸软沉困，尿少或夜尿多、尿流变细、排尿无力，全身浮肿、下身为甚，脉沉弱，舌胖淡润、有齿痕，苔薄白润滑等肾气虚症状，两类症状主次难分、寒热夹杂者。

2. 治疗

（1）偏气虚用参芪地黄汤，红参 10 克，黄芪 30 克，熟地黄 30 克，山茱萸 15 克，山药 15 克，牡丹皮 12 克，茯苓 15 克，泽泻 10 克，牛膝 15 克，车前子 30 克，丹参 30 克，鸡血藤 30 克。

（2）偏阴虚用参芪麦味地黄汤，即参芪地黄汤加麦冬 15 克，五味子 10 克。

（三）阴阳两虚

1. 临床表现

肾阴虚和肾阳虚症状兼见，临床表现为上热下寒或内热外寒等寒热错杂证候者，如潮热汗出而恶风，自汗、盗汗伴手足厥逆，五心烦热伴下肢水肿等。

2. 治疗

（1）肾精肾气两亏以肾精虚乏、性功能减退、早衰等为主要表现，用加味杞菊地黄汤，淫羊藿 15 克，覆盆子 30 克，枸杞子 20 克，菊花 15 克，熟地黄 30 克，山茱萸 15 克，山药 15 克，牡丹皮 12 克，茯苓 15 克，泽泻 10 克，牛膝 15 克，车前子 30 克，丹参 30 克，鸡血藤 30 克。

（2）肾阴阳两亏以阴阳不调，营卫失和，多汗，内热外寒，妇女更年期诸症等为主要表现，用加味二仙汤，仙茅 10 克，淫羊藿 15 克，巴戟天 15 克，当归 15 克，盐知母 10 克，盐黄柏 6 克，覆盆子 30 克，熟地黄 30 克，山茱萸 15 克，山药 15 克，牡丹皮 12 克，茯苓 15 克，泽泻 10 克，牛膝 15 克，车前子 30 克。

（四）肾阳衰惫（含肾气虚证）

1. 临床表现

具有前述肾系病症，定位在肾者。凡具肾气虚而见明显寒象，或兼见寒湿不化者，如畏寒，腰膝冷痛，便溏或五更泄，男子阴囊湿凉、阳痿，女子白带清稀、小腹坠痛，舌苔白，脉沉迟者，可辨证为肾阳虚证。

2. 治疗

（1）阳虚水停，下肢肿甚，属阳虚阴水者，用加味济生肾气汤，桂枝 15 克，炮附片 15 克，熟地黄 30 克，山茱萸 15 克，山药 15 克，牡丹皮 12 克，茯苓 15 克，泽泻 10 克，牛膝 15 克，车前子 30 克，丹参 30 克，鸡血藤 30 克。

（2）阳虚水泛，周身水肿，阳衰水泛周身，肿势较盛者，用加味真武汤，炮附片 15 克，肉桂 6 克，桂枝 15 克，淫羊藿 30 克，茯苓 30 克，炒白术 15 克，炒白芍 30 克，生姜 15 克，牛膝 15 克，车前子 30 克，丹参

30克，鸡血藤30克。

（五）肾病兼病

1. 治则治法

应当遵循“急则治其标、缓则治其本”的基本治疗原则，病情相对稳定者，以调肾病为主，调他脏为辅，并注重协调肝、脾、肾三脏关系；兼病较急较重者，以调兼病为主，治肾病为辅，同时注重协调肝、脾、肾三脏关系。

2. 治疗

具体方药可参考使用本文“方药加减方案”（详见后文）。

（1）肾病及肝证：肾虚病症兼见头晕、头痛，胁肋部胀满疼痛，急躁易怒，失眠，舌青暗，脉弦者。

（2）肾虚脾乘证：肾虚病症兼见恶心呕吐等脾胃症状或浮肿者。

（3）肾虚心侮证：肾虚病症兼见心慌、气短，胸痛，发绀，心悸，神志障碍，衄血，脉结代、脉促者。

（4）肾病及肺（子病及母）证：肾虚病症兼见胸憋，气喘，鼻衄者。

二、脾系

定位依据：①既往有长期脾胃病史，或发病前经常出现脾胃症状，属中医脾虚体质；②发病在长夏雨湿季节，或与受潮湿明显相关，或在雨湿季节病情加重；③发病时表现为脾胃症状；④目前亦以脾胃症状为主，如浮肿、纳差、恶心、呕吐、腹满、便溏、腹泻、疲乏、肢体无力等；⑤形体偏胖或腰以上肿明显，面色萎黄无华，舌体胖、质嫩润、有齿痕，苔薄白润，脉沉濡、中取大于沉取；⑥既往服健脾益气之剂有效。

病机特点：脾失健运，敛精（精微）散精（浊）失调，肝脾肾同病。

治法：以健脾为主，滋肾泄浊、疏肝平肝为辅，佐以活血。

（一）脾阳虚损（含脾气虚证）

1. 临床表现

具有前述脾系病症，定位在脾者。临床表现为面色萎黄，形体偏胖，纳差，脘腹胀满，便溏，大便无力但不燥结，肢体倦怠无力，懒动懒言，喜卧，脉沉细缓，舌淡胖嫩润、有齿痕，苔薄白，脉沉无力者；具前述脾气虚病症，而见明显寒象，或兼见寒湿不化者，如畏寒肢冷，身痛腹痛，腹泻甚至完谷不化，舌苔白灰滑腻，脉沉迟，可诊为脾阳虚证。

2. 治疗

（1）湿阻痰凝以脾阳虚（包括脾气虚）、痰湿不运、气机阻滞为主，用香附六君子汤（经验方），制香附 12 克，炮附片 10 克，砂仁 10 克，陈皮 10 克，清半夏 12 克，茯苓 15 克，党参 20 克，苍术、白术各 15 克，女贞子 15 克，墨旱莲 15 克，丹参 30 克，鸡血藤 30 克，鬼箭羽 15 克。

（2）阳虚水停以脾阳虚（包括脾气虚）不能运水、水湿停滞为主要证候，用加味实脾饮，茯苓 15 克，苍术、白术各 30 克，木瓜 15 克，木香 10 克，大腹皮 15 克，草果 4 克，炮附片 12 克，干姜 15 克，汉防己 10 克，红参 10 克，黄芪 30 克，熟地黄 30 克，山茱萸 15 克，川牛膝、怀牛膝各 30 克，车前子 30 克。

（二）阴阳两虚

1. 临床表现

具有脾虚病症，表现为阴阳失调、寒热错杂证候者，如胃中嘈杂烧灼而畏凉饮，反酸烧心而喜温喜按，胃中冷痛而手足烦热、口干、口唇脱皮等。

2. 治疗

（1）偏阴虚者用加减归芪建中汤，当归 15 克，黄芪 30 克，桂枝 10 克，赤芍、白芍各 15 克，女贞子 15 克，墨旱莲 30 克，黄精 30 克，神曲 10 克，麦冬 15 克，五味子 10 克，丹参 30 克，首乌藤 30 克，鬼箭羽 15 克。

（2）偏阳虚者用加味补中益气汤，黄芪 30 克，苍术、白术各 15 克，陈皮 10 克，升麻 6 克，柴胡 10 克，红参 10 克，当归 15 克，桂枝 10 克，炮附片 10 克，麦冬 15 克，五味子 10 克，女贞子 15 克，墨旱莲 30 克，首乌藤 30 克，鬼箭羽 15 克。

（三）气阴两虚

1. 临床表现

具有前述脾系病症，兼见前述脾气虚证及胃阴虚（详见后文）病症，主次难分，而寒热症状不及阴阳两虚症状明显者。

2. 治疗

（1）偏阴虚者用加减归芍六君子汤，当归15克，赤芍、白芍各15克，陈皮10克，清半夏12克，茯苓15克，党参20克，苍术、白术各15克，女贞子15克，墨旱莲15克，丹参30克，鸡血藤30克，鬼箭羽15克。

（2）偏气虚者用玉液汤（《医学衷中参西录》）合祝谌予教授降糖六味方加减，山药30克，黄芪30克，葛根20克，天花粉15克，知母15克，五味子10克，鸡内金10克，女贞子15克，墨旱莲15克，生地黄30克，苍术15克，玄参15克，丹参30克，葛根20克，首乌藤30克，鬼箭羽15克。

（四）脾胃阴伤

1. 临床表现

具有前述脾系病症，定位在脾胃者。临床表现为胃脘不适或隐痛，消谷善饥或不思饮食，口中少津，干呕，便干，舌质偏红，苔薄白而干，或苔薄黄少津，脉弦细稍数者。

2. 治疗

用参麦滋脾汤（沙参麦冬汤合交泰丸加减），玉竹15克，生地黄30克，麦冬15克，南沙参、北沙参各15克，乌梅15克，桔梗15克，五味子10克，黄精30克，当归15克，柴胡10克，郁金15克，姜黄15克，薄荷6克，黄连6克，肉桂6克。

（五）脾胃湿热，升降失司

1. 临床表现

具备脾胃虚损病症，临床表现为脾胃虚弱，运化无力，湿浊内生，久蕴化热，升降失司，口苦口黏或口甜，脘腹胀满，面色油光，大便黏滞不爽，嗳腐吞酸，舌黄厚腻，脉滑数。

2. 治疗

用加减半夏泻心汤（半夏泻心汤合葛根芩连汤、平胃散加减），干姜10克，清半夏12克，黄连10克，黄芩12克，党参20克，葛根20克，苍术15克，陈皮10克，枳实10克，厚朴12克，柴胡10克，薏苡仁30克，丹参30克，鸡血藤30克。

（六）脾病兼病

1. 治则治法

应当遵循“急则治其标、缓则治其本”的基本治疗原则，病情相对稳定者，以调脾为主，调他脏为辅，并注重协调肝、脾、肾三脏关系；兼病较急较重者，以调兼病为主，治脾病为辅，并注重协调肝、脾、肾三脏关系。

2. 治疗

具体方药可参考使用本文“方药加减方案”（详见后文）。

（1）脾虚肝乘证：脾虚病症兼见头晕、头胀，目眩，胁肋部疼痛，失眠、不易入睡，急躁易怒，呕恶，筋惕肉瞤，面色青，舌青暗或瘀色，脉弦、中取大于沉取者。

（2）脾虚肾侮证：脾虚病症兼见腰痛腰酸，尿少、尿不畅或尿急尿痛，全身重度浮肿，脉沉中取均见沉弱者。

（3）脾病及心（子病及母）证：脾虚病症兼见心慌心悸、气短，动则加剧，神志障碍，衄血，脉结、促、代者。

（4）脾病及肺（土不生金）证：脾虚病症兼见咳喘，胸闷，气短、气喘、气促，咯血，鼻衄者。

三、肝系

定位依据：①既往有长期肝胆病史，或发病前经常出现肝胆症状，属中医肝郁体质；②发病在春季多风季节，或与受风明显相关，或在多风季节病情加重；③发病时表现为肝胆症状；④目前亦以肝胆症状为主，如抑郁、急躁、多怒、胁肋疼痛或胀闷、多梦、眼睛干涩、耳鸣耳聋、爪甲干枯、肢挛抽动、筋惕肉瞤、头晕目赤等；⑤形体干瘦或面白泛青，舌体瘦、色紫暗或有瘀斑，苔薄白润，脉沉弦或细涩；⑥既往用疏肝养肝平肝之剂有效。

病机特点：气机不畅，虚实互见，寒热错杂，水火失调，肝脾肾同病。

治法：以疏肝养血为主，健脾滋肾为辅，佐以活血。

（一）肝气不舒

1. 肝阴虚

以肝体（阴血）不足而致肝用（疏泄）不及为主要证候者，用加味一贯煎（方药中教授经验方加减），川楝子 10 克，南沙参、北沙参各 15 克，枸杞子 20 克，当归 15 克，生地黄 30 克，麦冬 15 克，柴胡 10 克，郁金 15 克，姜黄 15 克，薄荷 6 克，荔枝核 15 克，黄精 30 克，丹参 30 克，鸡血藤 30 克，鬼箭羽 15 克。

2. 肝阳虚

以肝阳（气）虚致肝用（疏泄）不及为主要证候者，用加减柴胡桂枝干姜汤，柴胡 10 克，桂枝 10 克，干姜 10 克，天花粉 15 克，黄芩 10 克，牡蛎 30 克，女贞子 15 克，墨旱莲 15 克，荔枝核 15 克，甘草 10 克，党参 20 克，苍术、白术各 15 克，茯苓 15 克，丹参 30 克，鸡血藤 30 克。

（二）肝郁脾虚

1. 肝脾失和

以肝气不疏，脾气不健，肝郁脾虚为主要证候者，用逍遥疏肝汤（逍遥散合柴胡疏肝散加减），牡丹皮 12 克，焦栀子 12 克，当归 15 克，赤芍、白芍各 15 克，柴胡 10 克，茯苓 15 克，白术 15 克，川芎 12 克，炒枳壳 12 克，陈皮 10 克，香附 12 克，荔枝核 15 克，黄精 20 克，丹参 30 克，鸡血藤 30 克，鬼箭羽 15 克。

2. 肝（胆）郁痰扰

以肝胆失疏，脾运不健，痰浊内生，气郁痰凝为主要证候者，用加味温胆汤，陈皮 10 克，清半夏 10 克，茯苓 10 克，枳实 10 克，竹茹 10 克，柴胡 10 克，郁金 15 克，姜黄 15 克，薄荷 10 克，荔枝核 15 克，黄精

30克，焦山楂、焦神曲各10克，丹参30克，鸡血藤30克，鬼箭羽15克。

（三）肝阴不足，水亏火旺

《温病条辨·下焦》云：“暑邪深入少阴消渴者，连梅汤主之；入厥阴麻痹者，连梅汤主之；心热烦躁神迷甚者，先与紫雪丹，再与连梅汤。”以肝阴被伤，血不荣筋，筋脉麻木不仁或疼痛为主要证候者，用加味连梅汤，黄连10克，乌梅15克，麦冬15克，生地黄20克，阿胶10克，首乌藤30克，赤芍、白芍各15克，五味子10克，当归15克，山茱萸15克，鸡血藤30克，海风藤15克，络石藤15克，钩藤15克，威灵仙30克。伴有阳亢化风者，酌加决明子、石决明、夏枯草、牛膝、龙骨、牡蛎等。

（四）肝阴阳两亏

《伤寒论·辨厥阴病脉证并治》云：“厥阴之为病，消渴，气上撞心，心中疼热，饥而不欲食，食则吐蛔，下之利不止。”以肝体（阴血）不足、肝用（疏泄）不及、虚实寒热错杂为主要证候者，用加减乌梅丸，制乌梅15克，桂枝10克，黄连10克，盐黄柏10克，当归15克，生晒参15克，花椒10克，干姜10克，炮附片10克，黄精30克，丹参30克，鸡血藤30克，鬼箭羽15克。

（五）肝病兼病

1. 治则治法

应当遵循“急则治其标、缓则治其本”的基本治疗原则，病情相对稳定者，以调肝为主，调他脏为辅，并注重协调肝、脾、肾三脏关系；兼病较急较重者，以调兼病为主，治肝病为辅，并注重协调肝、脾、肾三脏关系。

2. 治疗

具体方药可参考使用本文“方药加减方案”（详见后文）。

（1）肝病及心证：肝虚病症兼见心悸，胸闷胸痛，气短，紫绀，神志障碍，脉结代促，甚或出血者。

（2）肝虚肺乘证：肾虚病症兼见咳喘、鼻塞、咽干等症者。

（3）肝虚脾侮证：同肝脾不和证。

（4）肝病及肾（子病及母）证：肝虚病症兼见腰痛、尿血、淋证者。

四、方药加减方案

（一）辨证加减

1. 正气不足

（1）脾气虚甚者，重用人参、黄芪，并加红景天、莲子肉、芡实、仙鹤草。

（2）肝阳偏亢者，加天麻、钩藤、地龙、蒺藜、决明子、龙骨、牡蛎、益母草。

（3）肾虚精亏较重者，加覆盆子、桑螵蛸、蚕茧、金樱子。

2. 实邪偏盛

（1）邪热甚者，在气分加石膏、寒水石、滑石，在腑重用黄芩、大黄，在血分用牡丹皮、水牛角、紫草、赤芍；阴虚内热甚者，熟地黄改为生地黄，或加地骨皮、鳖甲、龟甲。

（2）瘀血明显者，加桃仁、红花、水蛭、益母草、泽兰。

（3）水湿较盛者，加猪苓、楮实子、桑白皮、葶苈子、玉米须、薏苡仁。

（二）辨病、辨症加减

1. 上身燥热，下肢发凉者，加黄连 6 克，肉桂 6 克，泻南补北，调和阴阳，或合入《金匮要略》木防已汤（防已、桂枝、石膏、党参）清上温下。

2. 夜尿频数，腰酸膝软者，加覆盆子 30 克，桑螵蛸 30 克，枸杞子 20 克，续断 15 克，千年健 15 克，狗脊 15 克。

3. 皮肤瘙痒者，加蒺藜 15 克，地肤子 15 克，紫草 15 克。

4. 胸水、咳喘者，加葶苈子 15 克，瓜蒌皮 15 克，紫苏子 15 克，莱菔子 12 克，白芥子 10 克，苦杏仁 12 克，桑白皮 15 克，地骨皮 15 克。

5. 肢体麻木或疼痛者，加豨莶草 30 克，忍冬藤 20 克，威灵仙 20 克，地龙15克，刘寄奴15克，延胡索15克，或加四藤一仙饮（祝谌予教授经验方：鸡血藤、海风藤、络石藤、钩藤、威灵仙）。

6. 失眠者，加合欢皮20克，首乌藤30克，珍珠母30克，或加百苏汤（李凤翔教授经验方：半夏、夏枯草、百合、紫苏叶、龙骨、牡蛎、炒酸枣仁、茯苓、川芎、知母、炙甘草）。

7. 阳痿者，加仙茅10克，淫羊藿15克，巴戟天15克。

8. 视网膜病变，视物模糊者，加菊花15克，决明子20克，青葙子15克，谷精草10克；眼底出血者，加用云南白药，或三七粉6克（分冲），茺蔚子10克，茜草15克，血余炭12克。

9. 糖尿病性腹泻者，加赤石脂30克，肉桂6克，补骨脂15克，制乌梅15克，防风12克。

10. 胸闷气短，胸痛者，加冠心Ⅱ号方（郭士魁教授经验方：当归、川芎、丹参、赤芍、红花、降香）或瓜蒌薤白汤。

需要指出的是，糖尿病并发脑血管病变、肾病等当以主病或主证辨证施治，无论中西医疗法，都应把控制血糖稳定作为治疗的关键。此外，对选用以上药物，不仅因为其各自的性味归经、功效特点与中医的理、法、方、药正相吻合，而且这些药物据现代药理研究均有不同程度的或降糖，或降脂的作用，有些药物还可改善血液的高凝状态，对于治疗糖尿病具有整体协控的作用。

咳嗽的六经辨证

张立山

咳嗽是临床常见病，按传统分型分为外感咳嗽与内伤咳嗽。目前临床治疗咳嗽以脏腑辨证为主，六经辨证在论治咳嗽病时也具有鲜明的特色，以下仅就六经辨证谈谈笔者治疗咳嗽的浅见。

一、太阳病

太阳病为表阳证，太阳病咳嗽，多伴咽痒，遇风、冷加重，可伴见太阳表证，如恶寒发热、头痛、身痛等太阳表实证表现，而临证咳嗽患者以伴见汗出恶风之太阳表虚证更为多见，治疗时笔者根据张仲景所论“喘家，作桂枝汤加厚朴杏子佳”，予桂枝加厚朴杏子汤治疗。亦有汗出不著，唯遇风则咳，可选三拗汤或清代程钟龄的止嗽散。也有患者表有湿邪，症见咳嗽，一身尽痛，日晡发热，舌苔腻，可选择麻杏苡甘汤。

【案一】

患者男，18岁，2010年10月20日由其母亲陪同来诊。

患者感冒后咳嗽3个月余，服用抗生素及川贝枇杷膏等未见好转。就诊时症见咳嗽，气道作痒，流清涕，汗出恶风，便溏，口干，舌淡红苔薄白，脉细滑。

西医诊断：感染后咳嗽。

中医诊断：咳嗽（太阳表虚证）。

处方：桂枝加厚朴杏子汤，桂枝10克，白芍10克，生姜15克，大枣10克，炙甘草6克，厚朴10克，苦杏仁10克。7剂，水煎服，日1剂。

10 月 27 日复诊，诉服药后流涕止，气道痒已，咳嗽减轻渐至咳嗽停止，前方再进 5 剂巩固疗效。

二、阳明病

阳明病为里阳证，阳明咳嗽一般咳声高亢，除咳嗽外，常伴有面赤额痛，或口渴喜饮，或大便干燥之阳明见证，治疗选择白虎汤或承气汤类；若见阳明湿热证，可选择葛根芩连汤。咳嗽单纯阳明见证较少，多与太阳、少阳、太阴合病。太阳阳明合病之咳嗽，临床可见葛根汤证或者麻杏石甘汤证。

【案二】

患者女，44 岁，2008 年 1 月 21 日就诊。

患者咳嗽 1 周，胸片检查阴性，咳痰少，色微黄，质黏，恶风寒，颈背恶寒明显，骨节疼，无汗，口干喜热饮，咽痒，大便可，小便调，舌胖淡苔薄，脉细弦。

西医诊断：上呼吸道感染。

中医诊断：咳嗽（太阳与阳明合病）。

处方：葛根汤加味，葛根 30 克，炙麻黄 6 克，桂枝 9 克，白芍 9 克，生姜 10 克，大枣 10 克，炙甘草 6 克，厚朴 9 克，苦杏仁 10 克，生石膏 20 克（先煎）。7 剂，水煎服，日 1 剂。

4 剂后咳减七成，诸症均减，唯口干，咽痒，舌胖淡苔薄白，脉细滑略弦。前方加蝉蜕 5 克，5 剂后咳止。

三、少阳病

依笔者临床所见，咳嗽少阳见证最多，尤其是慢性咳嗽。笔者曾发表论文论述从少阳论治外感久咳。咳嗽日久者，多因患者正气不足，“血弱气尽，腠理开，邪气因入”，外邪从太阳传入半表半里，缠绵难愈。此类患者咳嗽为多呈阵发性呛咳，可伴见咽干、口苦、脉弦、遇冷热均咳、咳引两胁痛、胸满等，方药选择小柴胡汤或依《伤寒论》方后加减法，小柴胡汤去生姜、大枣、人参，加干姜、五味子。少阳与他经合病也最多，如邪气由太阳表位传入少阳，太阳未解，兼见少阳，临床非常多见，笔者常选择柴胡桂枝汤加厚朴杏仁，或者止嗽散合小柴胡汤。若邪气由少阳内传阳明，除少阳口苦、胁胀等见证外，兼有口渴喜饮、大汗出，或者伴见大便干燥，且咳嗽常于申酉时加剧者，可分别选择柴胡白虎汤或大柴胡汤双解少阳阳明。

【案三】

患者女，32岁，2010年11月15日初诊。

患者咳嗽1个月，无痰，口苦，咽痒，咳声高亢，口干渴，大便日一行，舌淡红苔薄黄，脉细弦。

西医诊断：慢性咽炎。

中医诊断：咳嗽（少阳病）。

处方：小柴胡汤加减，柴胡12克，黄芩10克，天花粉12克，干姜6克，五味子15克，炙甘草6克。6剂，水煎服，日1剂。

6剂后复诊诉服药3剂后病减六成，口干减，舌淡红苔薄黄，脉细滑。效不更方，再服6剂症解。

四、太阴病

太阴病属于里虚寒证，寒饮内生，因此太阴咳嗽多伴见咳痰，且痰量多。慢性支气管炎患者多有太阴见证，表现为食后腹胀，大便易溏，手足厥冷，口中和，治疗可选择理中汤、四君子汤、苓甘五味姜辛夏汤、六君子汤等。太阴病咳嗽临床多兼见太阳证，常因里虚寒而内有痰饮，复感外邪，形成外邪里饮之证，代表方如小青龙汤、厚朴麻黄汤、射干麻黄汤、半夏厚朴汤等。若饮郁化热，则见口干、痰黏，成为太阴阳明合病，可仿张仲景小青龙加石膏法以内清阳明，亦有伴见咽干、口苦等少阳证者，当合用柴胡剂，如柴朴汤、柴平煎。

【案四】

患者女，48岁，2011年2月9日初诊。

患者咳嗽半个月余，痰白黏量多，面色苍白，口干，汗多，便溏，小便不利，苔白腻，脉沉弦。

西医诊断：急性支气管炎。

中医诊断：咳嗽（太阴与阳明合病）。

处方：苓甘五味姜辛夏汤加味，茯苓12克，炙甘草6克，五味子15克，干姜6克，细辛3克，清半夏15克，桂枝10克，生石膏45克，白芥子6克，苍术10克。7剂，水煎服，日1剂。

1周后复诊，咳嗽好转七成，痰少色白黏，大便成形，小便调，仍汗出，口干，眠差，舌脉如前，前方加生龙牡各15克以安神敛汗，7剂后咳止。

五、少阴病

少阴病为表阴证，多于咳嗽同时伴见遇风冷打喷嚏、流清涕，手足厥冷，大便溏，脉多沉细，无汗者选择麻黄附子细辛汤，有汗者可选择桂枝加附子汤，笔者常仿张仲景法加入厚朴和杏仁。

【案五】

患者女，50岁，2009年4月23日就诊。

患者咳嗽1周，始于感冒后，近5年来每年春季停暖气均有发作，平素畏寒喜暖，就诊时见干咳无痰，背恶寒，易汗出，遇风冷咳嗽，大便不尽感，易腹胀，口中和，舌胖淡暗，苔薄黄，脉沉弦。

西医诊断：感染后咳嗽。

中医诊断：咳嗽（少阴病）。

处方：麻黄附子细辛汤加味，炙麻黄6克，炮附片6克（先煎），细辛3克，炙甘草10克，干姜6克，五味子6克。5剂，水煎服，日1剂。

3剂后咳嗽明显减轻，背冷基本缓解，5剂后咳愈。

六、厥阴病

厥阴病临床认知最难，出现张仲景厥阴证提纲所言“消渴，气上撞心，心中疼热，饥而不欲食”等表现者临床较少，据其代表方乌梅丸以方测证，厥阴病多寒热错杂，上热下寒。上热多表现为口干口苦、耳鸣、心烦等，下寒多见肢冷、便溏等。若咳嗽患者兼见上热下寒证，寒热错杂，当属厥阴病。除乌梅丸外，柴胡桂枝干姜汤，因其方中除柴胡、黄芩、天花粉等清热外，还有干姜、桂枝等温药，冯世纶教授认为其适合半表半里阴证，即厥阴病。笔者临床遇咳嗽而见寒热错杂者，确投柴胡桂姜汤而取效。

【案六】

患者女，68 岁，2009 年 5 月 22 日就诊。

患者咳嗽半年，痰少色白，咽痒，口干口苦，足冷，便溏，夜尿 10 余次，舌暗红苔薄腻，脉细弦。

西医诊断：慢性支气管炎。

中医诊断：咳嗽（厥阴病）。

处方：柴胡桂姜汤合当归芍药散，柴胡 12 克，黄芩 10 克，天花粉 12 克，桂枝 10 克，干姜 6 克，生龙牡各 15 克，炙甘草 6 克，当归 10 克，川芎 6 克，泽泻 10 克，白芍 10 克，茯苓 12 克，苍术 10 克。7 剂，水煎服，日 1 剂。

1 周后复诊，咳止，夜尿减至 4 次，大便时成形时溏，效不更方，再进 7 剂巩固疗效。

从少阳论治久咳

张立山

感冒后咳嗽迁延不愈在临床中十分常见，有时可持续数月，给患者带来极大痛苦。对此类迁延性咳嗽的治疗医家历来见仁见智，笔者认为外感久咳从少阳论治值得高度重视。

外感久咳，邪易入少阳。感受外邪，导致久咳不愈，可由于正气不足、抗邪无力、邪从太阳内犯少阳引起，正如《伤寒论》所云“血弱气尽，腠理开，邪气因入”，亦可由情志内伤所致，如工作紧张、压力过重，导致少阳火郁，复感外邪，内外相引而生。从脏腑而论，少阳包括胆与三焦，外邪内侵，邪入少阳，枢机不利，木郁化火，常出现胆腑病变。肝胆主升，肺气主降，枢机不利，木火内燃，肝胆失于左升，肺气右降不利，则咳嗽不已。久咳不已，同样亦病及三焦，如《内经》所言“久咳不已，则三焦受之”。咳嗽不愈，邪气入里，三焦阻隔。三焦为元气之别使，可通行元气和津液，三焦阻隔则可致气机和津液运行障碍，上焦不通，肺失宣肃，而见咳嗽咳痰。

和解疏利，方用小柴胡。外感久咳与邪入少阳密切相关，从脏腑而言，涉及胆与三焦，故治疗法当和解少阳、疏利三焦。小柴胡汤为治少阳病之主方，方中柴胡疏解少阳经中邪热，黄芩清泻少阳胆腑邪热，柴芩合用，经腑同治，使气郁得达，火郁得发；半夏配生姜，和胃降逆、散饮祛痰；人参、甘草、大枣相配，扶中益气、助正抗邪。该方辛开、苦降、甘调，历来被作为和解少阳之经典。小柴胡汤同时亦具疏利三焦之功。《伤寒论》言：“阳明病，胁下硬满，不大便而呕，舌上苔白者，可予小柴胡汤。

上焦得通，津液得下，胃气因和，身濈然汗出而解。”张令韶注释说：“不大便者，下焦不通，津液不得下也；呕者，中焦不治，胃气不和也；舌上苔白者，上焦不通，火郁于上也，可予小柴胡汤，调和三焦之气，上焦得通而白苔去，津液得下而大便利，胃气因和而呕止，三焦通畅，气机旋转，汗出而解也。”可见小柴胡汤具有疏利三焦之功。正由于小柴胡汤既能和解又兼疏利，以此治疗咳嗽切合外感久咳、邪入少阳之病机，因此胡氏、陈氏等皆有应用小柴胡汤治疗咳嗽的经验。

少阳兼证，治疗当加减。邪入少阳，临证往往非独少阳火郁，而常兼夹他邪，或与他经同病。

一、少阳夹湿

少阳郁火兼夹脾湿，是临床上常见的一种类型，临证必有口苦、咽干、脉弦等少阳郁火之症，还有咳白痰、恶心呕吐、心下痞满，大便溏、口黏不爽、舌苔白腻等脾湿之症。治疗可选小柴胡汤合平胃散，即柴平汤。平胃散出自《太平惠民和剂局方》，由苍术、厚朴、陈皮、甘草组成，此方能燥湿运脾，行气导滞，平胃中之腐，消脘腹之胀满。小柴胡汤合平胃散则既能清郁火，又可燥脾湿；火消则金免受灼，湿去则肺气复清。

【案一】

于某，女，56岁。主因咳嗽2个月，于2006年3月13日就诊。

患者2个月前受凉感冒后咳嗽，胸片检查正常，服抗生素及中成药不效。就诊时症见咳嗽，痰少色白黏，口干苦，夜间咳剧，咽痒不适，纳谷不香，时有嗳气，舌红、苔白腻微黄，脉弦滑。

中医诊断：咳嗽，辨证为少阳郁火兼夹脾湿。

治法：和解少阳，燥湿健脾。

处方：柴胡10克，黄芩10克，清半夏10克，苍术10克，白术10克，厚朴10克，陈皮10克，焦神曲10克，牛蒡子10克，茯苓15克，生薏苡仁15克，炒薏苡仁15克，芦根15克。水煎服，日1剂。

服药7剂后复诊，咳嗽明显减轻，舌淡红，苔白腻，脉滑，原方又进7剂而痊愈。

二、少阳夹饮

内有饮停，复感外邪，邪入少阳，临证除口苦、咽干等少阳之症外，还可见咳痰色白量多，呈泡沫状，甚至落地成水，恶风寒，舌苔或白腻或水滑，脉弦。轻者可选小柴胡汤去人参、生姜、大枣，加干姜、五味子治疗，此为张仲景在《伤寒论》小柴胡汤后加减法中所示，适用于少阳郁火、寒饮束肺者；重者可选小柴胡汤合小青龙汤加减治疗，温以散饮，寒以清热，饮去热清，肺气自宁。

【案二】

马某，男，55 岁。主因咳嗽半个月，于 2008 年 1 月 7 日就诊。

患者半个月前因感冒而流涕咽痛，之后出现咳嗽。就诊时症见咳嗽，痰白黏难咳出，偶有喉中痰鸣，汗出恶风，晨起口苦，口干不欲饮，饮水后胃脘胀满，面色无华，下眼睑黑，大便可，尿少，舌尖红，苔白腻，脉沉弦。

中医诊断：咳嗽，辨证为少阳火郁，内有停饮。

治法：和解少阳，温肺化饮。

处方：柴胡 10 克，黄芩 10 克，法半夏 9 克，炙麻黄 5 克，桂枝 9 克，白芍 9 克，干姜 5 克，细辛 3 克，五味子 6 克，炙甘草 6 克，陈皮 9 克，茯苓 30 克，白术 10 克，生石膏 30 克（先煎）。水煎服，日 1 剂。

服药 5 剂后复诊，咳嗽明显减轻，喉中痰鸣消失，痰量明显减少，容易咳出，汗出恶风减轻，小便明显增多，面色较前红润，仍晨起口苦，舌淡胖，苔薄白，脉弦。守前方调理 1 周咳止。

三、太阳少阳合病

外邪侵袭，已入少阳，而太阳之证未得尽解，邪气留恋在太阳、少阳之间，症见恶风，可伴流涕，或咳剧时流涕，咳嗽，咽痒，口苦，痰少色白或黄，舌边尖红，脉细弦。笔者常选择小柴胡汤合止嗽散治疗。止嗽散为《医学心悟》所载的治疗咳嗽的名方，适用于治疗外感风寒，肺失宣肃，咳嗽迁延，喉痒痰少。方中紫菀、百部、白前止咳化痰；桔梗、陈皮宣肺止咳祛痰；荆芥祛风解表；甘草调和诸药。《医学心悟》云：“本方温润和平，不寒不热，既无攻击过当之虞，大有启门驱贼之势。是以客邪易散，肺气安宁。”止嗽散与小柴胡汤合用，前者外散太阳表邪，后者和解少阳枢机，太阳、少阳之邪两清，邪气外散，则咳嗽自愈。若见汗出恶风，尤其既往有慢性咳嗽病史者，以小柴胡汤合桂枝加厚朴杏子汤亦是正治之法，笔者临证选用，常有桴鼓之应。

【案三】

张某，女，37 岁。因咳嗽 10 日，于 2007 年 6 月 27 日就诊。

患者 10 日前受凉后出现流涕咳嗽，自服感冒清热颗粒无明显效果。就诊时症见咽痒咳嗽，夜晚症状加剧，无痰，因咳嗽影响睡眠，恶风，手足心热，舌体胖，舌质淡红，苔薄白，脉细弦。

中医诊断：咳嗽，辨证为太阳少阳合病，风邪外袭，兼少阳火郁。

治法：和解少阳，散风止咳。

处方：柴胡 10 克，黄芩 10 克，清半夏 10 克，荆芥 10 克，白前 10 克，紫菀 10 克，炙百部 12 克，陈皮 10 克，桔梗 10 克，炙甘草 6 克，牛蒡子 10 克，当归 10 克。水煎服，日 1 剂。

进 5 剂而痊愈。

四、少阳太阴合病

外邪入里，少阳火郁，素体脾虚，太阴虚寒，除有口苦、咽干等少阳之症外，还可见大便溏、恶风寒、喜热饮食、舌胖等脾胃虚寒之症，笔者常选用柴胡桂枝干姜汤加厚朴、杏仁治疗。柴胡桂枝干姜汤在《伤寒论》中用于和解少阳枢机，助气化以生津液。但刘渡舟教授认为该方以药测证并结合临床实践，用于治疗少阳病而兼太阴脾家虚寒证，确为对证之方。方中既有柴胡、黄芩清少阳之火，又有干姜、桂枝温脾土之寒，再加厚朴、杏仁降气利肺，治疗少阳郁火兼太阴脾寒之咳嗽，效果明显。

【案四】

张某，男，78 岁。因咳嗽 1 个月，于 2008 年 2 月 25 日就诊。

患者 1 个月前受凉后出现流涕、鼻塞，服感冒药后流涕、鼻塞症状缓解，但开始咳嗽，遇冷明显，痰白黏量不多，易出汗，眠差，晚间口苦，饮食喜热恶冷，大便溏，舌体胖，舌质淡红，苔薄，脉弦。

中医诊断：咳嗽，辨证为少阳火郁，兼太阴脾寒。

治法：和解少阳，温脾散寒。

处方：柴胡 10 克，黄芩 10 克，天花粉 30 克，桂枝 10 克，白芍 10 克，干姜 5 克，生龙骨 30 克（先煎），生牡蛎 30 克（先煎），炙甘草 5 克，五味子 6 克，厚朴 10 克，苦杏仁 10 克。水煎服，日 1 剂。

进 6 剂后患者症状明显减轻，口苦、睡眠均好转，痰白黏量不多，仍遇冷易咳，舌脉如前，前方加细辛 3 克，再进 7 剂，咳嗽缓解。

小青龙汤的临床应用

张立山

小青龙汤被后世医家誉为治疗外感痰喘的神方，正如张仲景在《伤寒论》中的描述，主要治疗咳喘证。现从主治病症特点及临床应用方面将此方解析如下。

小青龙汤主症，有咳重于喘者，如《伤寒论》云“伤寒、心下有水气，咳而微喘”，指出咳嗽为重，而气喘为轻；也有喘重于咳者，如《金匮要略·痰饮咳嗽病脉证并治》云“咳逆倚息不得卧，小青龙汤主之”，即是喘息为重，咳嗽为轻；亦有咳喘并重者，如《金匮要略·痰饮咳嗽病脉证并治》云“膈上病痰，满喘咳吐，发则寒热，背痛腰疼，目泣自出，其人振振身瞤剧，必有伏饮”。

《伤寒论》中描述了小青龙汤证的主要症状为干呕、发热而咳，还有许多“或然症”，条文里最多见的是水饮为患，因为水饮可以在身体各个部位出现而产生各种各样的症状。仲景在论述《伤寒论》中的方子时较少提到病因病机特点，而在小青龙汤明确提到“伤寒表不解，心下有水气”。“表未解”是受凉以后太阳病的症状还没有完全缓解，而内里“心下有水气”，所以后世学者将这段话概括为小青龙汤的病机特点叫作外寒里饮证。当里有痰饮，外受风寒致咳嗽、气喘、发热、干呕等症状时即可以考虑应用小青龙汤来治疗。

“咳逆倚息，不得卧，小青龙汤主之”“伤寒表不解，心下有水气”两个条文都提到了心下有水气，提示水饮对小青龙汤证而言是很重要的。“咳而微喘，发热不渴。服汤已，渴者，此寒去欲解也，小青龙汤主之”则提到了症状特点及服药后的反应。“咳逆倚息不得卧，小青龙汤主之”中咳逆倚息不得卧是支饮的表现，水饮内停于胸肺而导致的咳喘症，剧烈到不能躺平。“病溢饮者，当发其汗，大青龙汤主之，小青龙汤亦主之。”溢饮即“饮流四肢身痛溢”，水饮停留、外溢四肢，可以出现身体疼痛、肿，大青龙汤、小青龙汤证都可以出现溢饮，说明该方能发汗利水。《金匮要略》云“妇人吐涎沫，医反下之，心下即痞，当先治其吐涎沫，小青龙汤主之”，提到了小青龙汤分泌物的特点，即咳涎沫样痰；“假定瘦人脐下有悸，吐涎沫而癫眩，此水也，五苓散主之”，吐涎沫并且有癫痫的发作，用五苓散通阳利水，说明此为水饮证；《伤寒论》中亦多次提到涎沫，如“干呕，吐涎沫，头痛，吴茱萸汤主之”，吴茱萸汤治疗寒饮上逆的厥阴头痛，其表现也有吐涎沫，反映了在里水饮停留。

根据以上条文，分析小青龙汤主治病证主要是呼吸系统疾病。原文里提到了咳和喘，那到底是治咳还是治喘，抑或都治，下面根据仲景的条文，结合当代伤寒大家，尤其是刘渡舟老师的一些观点来进行分析。刘渡舟认为小青龙汤有咳重于喘，如《伤寒论》中所载“伤寒、心下有水气，咳而微喘”指出咳嗽为重，而气喘为轻，也有喘重于咳者，如《金匮要略·痰饮咳嗽病脉证并治》中所言“咳逆倚息，不得卧，小青龙汤主之”，即是喘息为重，咳嗽为轻，也有咳喘并重者，如《金匮要略·痰饮咳嗽病脉证并治》中记载“膈上病痰，满喘咳吐，发则寒热，背痛腰疼，目泣自出，其人振振身瞤剧，必有伏饮”提到“满喘咳吐”，咳喘并重，这段条文里没有论述使用小青龙汤治疗，但是后世多数学者认为这种伏饮可以用小青龙汤来治疗。小青龙汤不是仅治疗咳嗽、喘，而是以咳喘为主，国医大师李士懋用小青龙汤加减来治疗冠心病，这是将小青龙汤做了发挥。

【《伤寒论》《金匮要略》小青龙汤部分原文摘录】

伤寒表不解，心下有水气，干呕，发热而咳，或渴，或利，或噎，或小便不利，少腹满，或喘者，小青龙汤主之。

伤寒，心下有水气，咳有微喘，发热不渴。服汤已，渴者，此寒去欲解也，小青龙汤主之。

咳逆倚息不得卧，小青龙汤主之。

病溢饮者，当发其汗，大青龙汤主之，小青龙汤亦主之。

妇人吐涎沫，医反下之，心下即痞，当先治其吐涎沫，小青龙汤主之。

【案一】

邢某，女，49岁。

初诊（2006年11月28日）：喘息半个月，加重3天，有支气管哮喘史，不愿服西药，未用过激素。半个月前去加拿大看望女儿，哮喘发作，于多伦多某中医诊所服用中药，效果不佳回国。近3日症状加重，不能平卧，晚间需枕4个枕头，喉中哮鸣，痰黄量多，口苦，汗出恶风，舌淡红苔薄白，脉弦滑。

处方：小青龙加石膏汤合小柴胡，炙麻黄6克，苦杏仁10克，生石膏30克，生甘草6克，柴胡15克，黄芩10克，清半夏10克，桂枝10克，白芍10克，厚朴10克，干姜5克，五味子6克，细辛3克，茯苓15克，陈皮10克。4剂，水煎服，日1剂。

二诊（2006年12月1日）：服1剂药后可枕2个枕头入睡，4剂药后可平卧，喘息明显减轻，痰黄量多，难出，口苦口黏，汗出，舌淡红苔薄白，脉弦滑。处方：前方去茯苓，加紫苏梗10克，黛蛤散10克。4剂，水煎服，日1剂。

【按语】此为小青龙汤治哮喘的医案。患者中年女性，有支气管哮喘史，经辨证，予小青龙汤治疗。从痰黄量多分析有化热之象，故加石膏；又有口苦等少阳证表现，太阳少阳合病，所以合小柴胡汤，加入柴胡、黄芩；又伍以陈皮、茯苓，如二陈汤，加强化痰功效。服药1剂后可枕2个枕头入睡，4剂后可平卧，复诊时肺部听诊清晰，喘息明显减轻，说明中药在平喘方面效果非常明显。考虑当时经验不足，药物剂量偏小，麻黄量小而且非生麻黄，如果辨证准确，应用药物剂量得当，有可能1剂药即可令患者平卧。如果是急症还可以采用6小时服药的方法增强疗效。

《伤寒论》中提到“伤寒表不解，心下有水气”，如果在应用小青龙汤的时候感冒没有完全好转，内里有痰饮，咳嗽、气喘，甚至有发烧，这是小青龙汤的适应证。而有些患者没有表证，单纯咳嗽、气喘、咳痰，能不能用小青龙汤？在应用小青龙汤时表证是不是必须具备的，还是可有可无的？我想多数医家都认为是可有可无的，无表证也可应用小青龙汤，至于用不用原方、是不是按照原方的比例则可以根据自己临床实践斟酌。个人体会可不用原方，如果无发热、外感的表现，可将麻黄减量，因麻黄发散力强，可根据有无表证来加减使用。表证可有可无，而水饮内停是必备的，前文提到仲景的原文都强调了“心下有水气”，说明这对小青龙汤证的辨别非常重要。所以小青龙汤中很多药物都力在化饮，比如半夏、桂枝、干姜、细辛。干姜、细辛、五味子经常出现在化饮止咳平喘的方剂之中。小青龙汤配伍精当，包含多个小方，如甘草麻黄汤、桂枝芍药汤、甘草干姜汤、芍药甘草汤、小半夏汤、半夏干姜散。甘草麻黄汤治里水证，能治疗水肿，所以小青龙汤也可治疗溢饮证；桂枝芍药汤，桂枝、芍药等量，可以调和营卫；甘草干姜汤治疗中上焦阳虚饮停，虚寒肺痿证，表现为咳嗽、咳吐涎沫，上焦有寒饮，上虚不能制下，小便频数。

芍药、五味子味酸，在使用辛甘、辛温药发散的同时配伍酸敛的药物，可以防止发散之气太过，这是中国传统医学的特色。《神农本草经》中提到五味子可以止咳，治咳逆上气，又可以防止正气的耗伤，有较强的补益作用，干姜也可以止咳。小青龙汤偏于祛邪，但是还有补益的药物，仲景绝不会一味地散邪而不去顾护正气。桂枝甘草汤可以顾护正气，防止发汗太过，用于治疗发汗过多损伤心阳之证。发汗过多，“其人叉手自冒心，心下悸，欲得按者，桂枝甘草汤主之”。

《伤寒论》在小青龙汤方后注还有加减使用方法：“若渴，去半夏，加栝楼根三两；若微利，去麻黄，加荛花如一鸡子，熬令赤色；若噎者，去麻黄，加附子一枚，炮；若小便不利，少腹满者，去麻黄，加茯苓四两；若喘者，去麻黄，加杏仁半升，去皮尖。”口渴不重可以考虑加天花粉，口渴重也可加石膏。胡天宝老师认为“荛花”就是现在赤石脂一类药物，可供参考。“噎”，有人认为指气道之噎，痰阻气道所致，这种由痰饮引起的可以考虑用小青龙汤原方，或合用半夏厚朴汤；还有人认为是食道的哽噎不顺。但令人费解的是喘者去麻黄加杏仁，麻黄能平喘，为什么要去掉，各家对此意见不统一。我们可以在临床上去实践，是否喘者去麻黄加杏仁效果更好。

综上所述，小青龙汤的经典方证是有表证的，如“伤寒表不解，心下有水气”，仲景虽未明言表证的症状，但可以推断可有恶寒发热、无汗、脉浮紧等太阳伤寒证。而临证时表证可有可无，然饮证为必具，故方中有麻黄、桂枝通阳宣散，干姜、细辛散寒化饮，有表证时麻黄、桂枝用量适当大，甚者可酌加荆芥、防风等解表之品。若无表证，笔者临床发现患者亦常常有遇风冷咳喘加重、痰量明显增多等特点，但具有寒饮特点，即可选用小青龙汤温肺化饮，不必拘泥于有无表证。

小青龙汤表证可有可无，内在水饮必须具备，这是从病机特点考虑，症状特点需从分泌物考虑，仲景在有限的小青龙汤条文中除咳喘之外，还提到涎沫样痰，所以我们要辨痰。辨痰当从色、质、量、味四个方面分析。我们认为涎沫样痰是水饮之痰，也就是寒痰，痰的性状特点最为关键。小青龙汤证痰色为白，如果是黄痰则应考虑化热的问题，质地清稀，可呈泡沫状，甚至落地成水，或如凉粉状，如《黄帝内经》中提到："诸病水液，澄澈清冷，皆属于寒。"腹泻亦如此，若大便溏薄清稀、无味，也属寒。痰大多没有味道，但可有患者自觉痰凉，个别患者自觉痰有咸味，味咸属肾，可能是由于肾的精血不足或者阳气不足而出现咸味。痰量多，几乎每咳必有痰出，可见吐痰盈杯或痰纸满袋。故小青龙汤分泌物特点可归纳为痰如水样。

【案二】

陈某，男，52岁。

初诊（2009年11月23日）：慢性支气管炎40余年，每年秋冬发作，2009年9月于石景山医院住院诊断为慢性支气管炎，现咳嗽，泡沫样白痰，量多，喘息，口和，遇风冷咳剧，双肺偶闻干鸣音，查肺功能显示重度阻塞型改变，舒张试验阴性，舌胖淡，苔薄白，脉沉弦。

处方：炙麻黄10克，桂枝10克，白芍10克，干姜10克，细辛3克，五味子15克，清半夏15克，炙甘草6克。7剂，水煎服，日1剂。

二诊（2009年11月30日）：痰量减少，咳嗽减轻，喘息减，症减四成，口和，大便干，听诊双肺未闻及干湿啰音，舌胖淡苔薄白，脉沉弦。处方：前方加陈皮10克，茯苓12克。7剂，水煎服，日1剂。

后经三诊症状缓解。

【按语】这是一位"老慢支"患者，咳嗽，泡沫样白痰，量多，喘息，阳气不足的人容易患此病，遇风冷咳剧是其特点。这位患者住院时西医给予抗生素、氨茶碱、雾化等治疗，效果不佳，遂来看中医，用小青龙汤原方治疗3周后基本缓解。这位患者是少有的典型的阴证病人，所以使用小青龙汤原方没有做任何加减，多数患者开7剂药防止化热，但这位患者可以小青龙汤原方连用3周也无碍。复诊时症状缓解，加陈皮、茯苓以增强化痰功效。

除了典型痰的特点，还有兼次症的症状特点来帮助我们认识小青龙汤。从望闻问切四诊来看，首先是望诊，望而知之谓之神，见到患者首先就是看面色，水色多数面色黧黑，考虑水饮，按照五行，北方壬癸水，为玄武，对应黑色。作为中医医生，五行、五味、五嗅、五动等都要牢记于心，遇到疑难病症我们常会用到五行。我曾经遇到一位患者，总想唱歌，我就从歌对应的五行、脏腑去寻找治疗思路。面色黧黑，反映有水饮，但我们还要判断这个黑色是生理性还是病理性，若是生理性的黑则不能认为是水饮，比如高原地带长期劳作的人、黑种人。仲景在论述木防己汤时提到“膈间支饮，其人喘满，心下痞坚，面色黧黑”，突出了面色黧黑，说明水饮证可以见到面色黧黑的表现，陈修园概括其为“喘满痞坚面色黧”。还有水斑、蝴蝶斑等，也可以从水饮角度来考虑。水舌，即舌呈现一副水饮之象，从舌体、舌质、舌苔三个方面来看，最重要的是舌苔。典型的水饮舌是伸舌欲滴，舌苔水滑，或舌苔薄白腻，有些不典型的呈无苔，舌体多数偏胖、有齿痕，舌质淡或淡暗。水脉常体现在沉脉、弦脉，弦脉在《金匮要略》中论述较多，如十枣汤证之“咳家其脉弦，为有水，十枣汤主之”，十枣汤是治疗悬饮证的代表方，脉弦即是水饮之脉。沉脉和弦脉偏水饮，滑脉偏痰湿，“滑脉如珠替替然，往来流利却还前”。那么，饮与痰有什么联系和区别？阴盛为饮阳盛痰，稠浊是热沫清寒。痰饮的区别在于，水饮较之于痰更偏寒。水和饮还有细微的差别，水较之饮更寒，所以弦脉与紧脉类似，更偏寒；而滑脉偏阳，痰饮并见也可以同时出现，这就是水脉。以上就是小青龙汤的症状特点，总结如下：咳喘是最主要的症状，兼次症中痰最主要，望诊的面色、舌苔以及切诊脉象的表现，可以帮助我们认识寒饮之小青龙汤证。

小青龙汤在临床如何应用？前文提到原方共八味药，还有方后注的加减法。此外，仲景应用方子还有一个特点就是合方治疗，小青龙汤也常合方使用，如合用二陈汤。二陈汤出自《太平惠民和剂局方》，这本书是宋代官府搜集了各地经验名方，以国家形式编撰而成出版。二陈汤能燥湿化痰，是治疗湿痰的祖方，小青龙汤合二陈汤多治痰饮，痰湿水饮有时难以区分，但其整体偏寒，合二陈汤可痰饮并重，既化痰又逐饮。北京中医药大学一位老师认为合用二陈汤化痰效果更好，祛痰效果更佳；若小便不利去麻黄加茯苓。仲景原文里用橘枳姜汤来治疗水饮证，也用到了陈皮。饮郁化热，则用小青龙加石膏汤，此方治疗肺胀。小青龙加石膏法即以温化寒饮的药物配合石膏来解决饮郁化热的问题。临床如何辨别饮郁化热？按程门雪经验，凡遇小青龙汤证兼见口干、溲赤、痰多质黏咯出不爽者即示饮有化热之机，如果判断是饮郁化热，临证处理可仿效仲景小青龙加石膏法，石膏的用量可根据化热的程度酌情选定。我还曾在方中加黄柏或黛蛤散清热，但现在很少使用，水饮化热还是应遵循仲景之法选用辛甘寒的石膏最为恰当。因小青龙汤容易拔肾气、动冲气，引起出血，若相火妄动则加黄柏，黄柏可潜降相火。

【案三】

李某，女，25 岁。

初诊（2009 年 7 月 14 日）：咳嗽 1 周，外感引起，初始黄痰，服清热解毒药 3 剂好转，后饮冷胃痛，咳嗽转剧，痰多色白呈泡沫样，质黏，口干，胃痛，恶风寒，喜热饮，大便可，舌淡苔腻，脉弦。

处方：小青龙加石膏汤合二陈汤，炙麻黄 6 克，桂枝 10 克，白芍 10 克，干姜 10 克，细辛 3 克，五味子 10 克，清半夏 10 克，炙甘草 6 克，生石膏 30 克，陈皮 30 克，茯苓 12 克。5 剂，水煎服，日 1 剂。

二诊（2009 年 7 月 16 日）：面色红润，咳嗽明显好转，痰量减少明显，胃痛明显减轻。

【按语】这是一位护士，初期外感引起咳嗽，痰黄，服清热解毒药 3 剂好转，后痰热证转成寒饮证。患者平素脾胃较差，又常值夜班，吃饭时间不固定更损伤脾胃。初期感受风寒是痰热证，治疗后确有好转，但又饮冷，形寒饮冷则伤肺，夏天又有空调，所以出现了这样的问题，表现出寒饮的特点，饮郁化热痰黏、口干，外受风寒，为典型的外寒里饮证，饮郁化热，又胃痛，故加二陈汤以和胃化痰、降逆止呕。5 剂药后症状明显好转，面色红润，咳嗽、胃痛均明显减轻，痰量减少亦明显。

【案四】

胡某，女，31岁。

初诊（2016年9月3日）：咳嗽1个月余。1个月以来咳嗽，既往支气管炎史，泡沫痰，晚间咳剧，咽痒，气道灼热感、平卧明显，汗出恶风，遇风头痛、咳剧，痰稀白呈泡沫样，口和，四肢厥逆，二便调，舌胖淡苔薄，脉沉细弦。

处方：小青龙汤，炙麻黄6克，桂枝10克，白芍10克，干姜10克，细辛3克，五味子15克，清半夏10克，炙甘草6克。5剂，水煎服，日1剂。（痰色质量，皆为饮象，且口和，汗出恶风，四肢厥逆，舌脉均支持外寒里饮，属小青龙汤证）

二诊（2016年9月10日）：咳嗽频次、痰量均明显减少，痰易咯出，右胁肋痛，无发热，咳嗽时喷嚏，遇风头痛，夜梦多，痰灰白成块，汗出，口干，大便2～3日一行，尿白，晨起呕恶，舌胖淡苔薄白，脉细弦。处方：前方加柴胡12克，黄芩10克，生石膏30克。5剂，水煎服，日1剂。（服药对证而咳痰均大减，质变稠，为化热趋势，右胁肋疼，呕恶，已入少阳，故合柴芩石膏）

后2016年10月来诊，诉服药后诸症已。

【按语】小青龙加石膏汤是合并阳明证，临床亦多见合并少阳证。由于以下原因，导致合并少阳证比较多见：①情绪因素导致肝胆郁热多见，很多人原本就有少阳病证；②外邪内传少阳也较为常见；③小青龙汤证是寒饮证，在温化的同时病情由阴转阳，一方面转为阳明证，一方面转成少阳证。少阳证多属小柴胡汤证，这位患者咳嗽1个月，咽痒，气道灼热感，可以考虑是少阳证；但也可能就是阴证，感受外邪而出现咽痒风寒，所以在一诊时暂且搁置，不作处理。汗出恶风，遇风头痛，咳剧，痰稀白呈泡沫样，四肢厥逆，皆为阴证的表现，故没有合用小柴胡汤，仅以小青龙汤原方服用1周，后咳嗽明显减轻，痰量减少，但是出现右胁肋痛，晨起呕恶等少阳证的表现，所以二诊合用小柴胡汤。回头再看这个患者初起可能就有少阳的问题，若首诊即合用小柴胡汤，效果可能更明显。

【案五】

杜某，女，71岁。

初诊（2013年1月7日）：咳嗽1月余。1个月以来咳嗽，遇冷加剧，查胸片未见异常，予化痰止咳药效果不佳，症见咳嗽，痰白呈泡沫样，伴胸胁胀，咽干，大便正常，遇冷加重。舌胖淡红苔薄，脉沉细滑。

处方：炙麻黄6克，桂枝10克，白芍10克，干姜6克，细辛3克，五味子15克，清半夏15克，炙甘草6克，柴胡12克，黄芩10克，生石膏30克。7剂，免煎。

二诊（2013年1月14日）：咳嗽明显减轻，痰白呈泡沫样，质黏，胸胁胀减轻，咽干减，大便可，舌暗苔薄，脉沉细。继服前方10剂。

三诊（2013年1月30日）：服前药后咳嗽止，舌暗苔滑，脉沉细。继服前方7剂。

【按语】临床小青龙汤合小柴胡汤使用很多，这位患者首诊就有小柴胡的少阳证见。初诊咳嗽，痰白呈泡沫样，伴胸胁胀，咽干，为小柴胡证，所以用小青龙加石膏汤合小柴胡汤，咳嗽明显减轻，胸胁胀减轻，咽干减，继服10剂症状完全缓解。

【案六】

陈某，男，48岁。

初诊（2008年3月10日）：咳嗽1周，服阿奇霉素、易维适（乙酰半胱氨酸胶囊）及清热化痰汤药未效，仍咳嗽，流清涕，痰灰量多质黏，汗出恶风，耳堵，影响睡眠，咽干口渴，双肺呼吸音粗，舌胖红苔薄黄，脉沉弦。

处方：炙麻黄8克，桂枝9克，干姜5克，细辛3克，白芍9克，法半夏9克，生石膏30克，黄芩9克，柴胡10克，陈皮10克，茯苓10克，五味子6克，甘草6克。3剂，水煎服，日1剂。

二诊（2008年3月13日）：咳嗽较前减轻六成，当晚即能安睡，痰灰，汗出恶风，口干喜饮，耳堵，大便可，舌脉如前，继服前方4剂。

【按语】患者中年男性，咳嗽1周，服清热化痰药等治疗热证无效，来诊时外寒、流清涕、汗出恶风，表未解，痰灰量多质黏，心下又有水饮，脉沉弦，故用小青龙汤。化热痰黏，加石膏；耳堵、咽干考虑为少阳证，因“少阳中风，两耳无所闻”，中医认为耳堵是少阳的问题，西医也认为感冒可以累及中耳，所以合用小柴胡汤，3剂药咳减六成，当晚即能安睡，痰灰，汗出恶风，口干喜饮，耳堵，大便可，舌脉如前，继服前方4剂，方证对应，起效很快。

【案七】

王某，女，33岁。

初诊（2015年8月20日）：咳嗽间断发作10个月。既往慢性咳嗽5年，冬季易作，闻刺激气味易作，遇冷易作。去年10月始咳嗽持续至今年4月，症减仍有痰。2015年1月曾于中日友好医院检查，诊断为嗜酸细胞性支气管炎，吸入布地奈德干粉，6月症状复剧，曾服中药有减。现症见咳嗽，白色泡沫痰，无喷嚏，自觉鼻后分泌物倒流，咽痒，口干欲冷饮，大便正常，小便调，眠可，纳可，口不苦，小便清，舌胖淡红苔薄，脉沉滑。

处方：炙麻黄10克，桂枝10克，白芍10克，干姜10克，细辛3克，清半夏15克，五味子15克，炙甘草6克，生石膏20克，厚朴10克，紫苏子10克，茯苓12克。7剂，水煎服，日1剂。

二诊（2015年8月27日）：咳嗽数月，服中药，现阵发性咳，痰多色白呈泡沫状，服中药汗出，仍痰多，量无变化，现夜间亦咳嗽，口干，小便正常，舌胖淡暗苔薄腻，脉沉细滑。处方：前方炙麻黄改为6克，去厚朴、紫苏子、茯苓，加白芥子10克，柴胡12克，黄芩10克，当归10克。7剂，水煎服，日1剂。

三诊（2015年9月2日）：服药第2剂咳嗽几愈，咽中仍有痰，质黏，易饥饿，腹胀，大便略难，口和，鼻后分泌物不明显，舌胖暗苔薄黄腻，脉沉细滑。处方：前方白芥子改为6克。7剂，水煎服，日1剂。

【按语】患者咳嗽10个多月，持续咳嗽，症减仍有痰。2015年1月曾于中日医院检查诊断为嗜酸细胞性支气管炎，吸入布地奈德干粉，6月症状复剧，8月份来诊，曾服中药有减。根据刻下症，辨为寒饮，故首诊予小青龙汤加石膏，因口干加石膏，痰多，方中有半夏厚朴汤之意，但服药效果不理想，1周后依旧阵发性咳，痰多色白呈泡沫状。服药以后有汗出，说明小青龙汤确实有发汗的作用，故减少麻黄用量。仍痰多，量无变化，夜间亦咳嗽，口干，小便正常，舌胖淡暗苔薄腻，脉沉细滑。典型的咽中如有炙脔，加白芥子10克，柴胡12克，黄芩10克，当归10克，因夜间咳剧，加用当归，服药第2剂咳嗽几愈，咽中仍有痰，质黏，易饥饿，腹胀，后将白芥子改为6克。二诊合小柴胡汤效果明显，白芥子也有作用，所以寒饮证若小青龙汤力量不够可以考虑加白芥子，治痰有三子养亲汤，治饮有控涎丹，痰与饮皆可应用。

【案八】

游某，男，35岁。

初诊（2015年10月14日）：咳嗽咳痰2个月余。3年前，于协和医院诊断为支气管炎。2014年秋，支气管炎发作，半夜胃痛，觉胸部有痰，气短，喷嚏，流清涕，晨起气短。2015年秋，自觉发作较前加重，脱发，咳嗽咳痰，晨起色黄，白天色白，质黏，纳可，小便色黄，大便溏，每日3～4次，眠安，流清涕，量多，纳食可，舌胖淡红苔剥，脉滑。

处方：炙麻黄6克，桂枝10克，白芍10克，干姜6克，细辛3克，五味子15克，清半夏15克，炙甘草6克，生石膏20克。7剂，水煎服，日1剂。

二诊（2015年10月21日）：咳嗽明显减轻，仍有喷嚏、流清涕，气短明显减轻，便溏纳差，舌胖淡苔薄，脉沉滑。处方：前方加辛夷10克。7剂，水煎服，日1剂。

三诊（2015年10月28日）：晨起咽中有痰，白天气短，偶咳，涕少，大便成形，舌胖淡暗，苔薄腻，脉沉滑。处方：前方加厚朴10克，茯苓12克，紫苏子10克。7剂，水煎服，日1剂。

四诊（2015年11月4日）：痰、涕均明显减少，大便成形，口和，舌胖淡苔薄腻，脉细滑。继服前方7剂。

【按语】小青龙汤合半夏厚朴汤证，即《伤寒论》原文中小青龙汤里提到“或噎”的表现。这是一位中年男性患者，咳嗽咳痰，喷嚏，流清涕，即有表证，晨起咳痰色黄，质黏，小便色黄，有里热，大便每日3～4次，这种病症往往是脾胃虚弱所致。脾为生痰之源，脾胃虚弱导致痰饮内生，又有咳嗽、流清涕，所以是外寒里饮，又有里热，用小青龙汤加石膏，7剂药后症状明显减轻。但是仍流涕，故加辛夷通鼻窍。这些症状改善后，患者表现为喉中有痰，三诊时合半夏厚朴汤，服药后痰、涕均明显减少。若两者都明显可以合方，有时咽部症状不明显，初起可用小青龙汤，小青龙汤可以缓解则无须用半夏厚朴汤，如果症状缓解大半，仅表现为咽部痰堵，可以合半夏厚朴汤，或者单纯改用半夏厚朴汤。有些哮喘患者流涕、喘，治疗之后症状缓解就表现为喉中有痰，这时根据患者情况来考虑合用或者单用。

【案九】

某女，19岁，肤白形瘦。

初诊（2016年7月25日）：患者诉咳嗽10个月余，从去年11月始咳嗽，于朝阳医院行CT、肺功能、FeNO、UCG检查，诊断为过敏性咳嗽，予复方甲氧那明、孟鲁司特钠口服，效果不彰。现有痰，咳嗽间断发作，服孟鲁司特钠，仍咳嗽，晨起咳剧，白痰量多质黏，流涕，咽痒，口干晨苦，大便正常，小便可，月经不准，平素畏寒，舌淡红苔薄，脉沉弦。

处方：小青龙加石膏汤合小柴胡汤，炙麻黄6克，桂枝10克，白芍10克，干姜6克，细辛3克，五味子15克，清半夏15克，炙甘草6克，柴胡12克，黄芩10克，生石膏20克，桔梗10克。7剂，水煎服，日1剂。（流涕畏寒，为太阳病；痰白量多，为太阴里饮；口干痰黏，为阳明里热；咽痒口苦，少阳证俱，故辨为太阳太阴阳明少阳合病）

二诊（2016年8月1日）：病情无变化，晨起咳嗽，痰白量多，质黏，咳时流涕，大便正常，遇冷易腹泻，口苦，舌淡红苔薄，脉沉细滑。前方加炮附子6克。7剂，水煎服，日1剂。（服药1周而症不减，细观痰白腹泻，为太阴里饮，口苦为少阳见证，痰黏为阳明里热，均觉无错，唯流涕畏寒，结合脉沉细，似当属少阴表证而非太阳表证）

三诊（2016年8月8日）：服药后症状大减，既往晨起咳20～30分钟，现仅咳一两声，痰量近无，服本方2剂后病情明显减轻，大便正常，口干苦，舌胖淡红苔薄，脉左沉细，右沉弦。脉象单侧偏弦，为痰饮未尽。继服前方7剂，后诸症平。

【按语】从六经辨证来讲，要区分表阳证和表阴证，从脏腑而言要考虑里虚的问题。小青龙汤偏于祛邪，整体偏于发散水气，以发散风寒、温化痰饮为主，长期服用会耗散正气。这位患者在内有里虚，阳气不足，尤其波及下元，故平素畏寒怕冷。二诊仅加附片6克，效果差别巨大，所以在临证时要仔细辨证，一味药就可以决定疾病治疗效果的好坏。用经方要仔细，临床上遇到患者治疗效果不明显时候要慎重考虑、调方，有时调方之后效果仍然不明显，不管年轻大夫也好，老大夫也好，都会出现这样的问题，病人服药1～2个月效果仍然不理想，这时我们要将思维发散开，可能就会“柳暗花明又一村”。我们要不断总结经验教训，所以我特别提倡总结有意义的病案，在整理过程中总结经验教训，有时还需查阅文献，比如之前有一个肺大泡破裂引流管留置的患者，服药后大便每日十几次而不觉痛苦，且很快拔管痊愈，在复诊时我想到了“至七八日，虽暴烦，下利日十余行，必自止，以脾家实，腐秽当去故也”，让我对仲景这个条文印象更加深刻，在脏腑辨证就是培土生金，使肺大泡破裂修复能够顺利拔管。我记得曾经有学生问马新童老师，咳嗽、鼻炎服用小青龙汤即愈，过两日又复发，反复两三次，是什么原因。马老师说需要加附片，这是少阴的问题，用发散法能改善，但是“本”没有巩固，就会反复。又如“小便不利者，有水气，其人苦渴”，这类患者考虑为前列腺、泌尿系感染问题，瓜蒌瞿麦丸就可以治疗泌尿系感染反复发作，若用猪苓汤，则可能缓解后又复发。“正气存内，邪不可干”，若正气不固，则很快又复发，这就是西医治疗泌尿系感染反复发作的原因，抵抗力差则很快就会复发。那么如何提高免疫力，在这个患者就体现在加附子。

口渴需要从以下几方面来考虑：①若原本口渴，当为水饮内停，不能化生津液所致，治当小青龙汤。水饮证之口渴是体内水都成为水饮，不能濡润口腔，用象思维来理解，就如同水壶里的水没有加热，则没有水蒸汽，壶盖永远是干的。舌干，下焦阳气不足，无以蒸腾水液，所以口渴，这时可用小青龙汤，温化使津液流行上达口腔。②若病情迁延，或从阳化热，从口不渴变为口渴，且出现如前述溲赤、痰出不爽等，当为饮郁化热，治疗当以小青龙加石膏汤。③若原本不渴，经服药后出现口渴，且咳喘痰之症明显改善，并且没有其他化热的表现，小便色白，痰易咳，此口渴反映寒饮得以温化，病情有向愈之机，正如仲景所说“服汤已，渴者，此寒去欲解也”，治疗仍以小青龙汤主之。

后世许多学者都在提小青龙汤的不良作用——服用之后可能出现拔肾气、动冲气，变证出现血证，如咯血、鼻衄，甚至出现呕血。动冲气，确有一些病案支持，张仲景在《金匮要略》里专门论述了小青龙汤的变证：“小青龙汤下已，多唾口燥，寸脉沉，尺脉微，手足厥逆，气从小腹上冲胸咽，手足痹，其面翕热如醉状，因复下流阴股，小便难，时复冒者，与茯苓桂枝五味甘草汤，治其气冲。”条文描述了服用小青龙汤出现的诸多问题，以及用苓桂术甘汤、桂苓五味甘草汤等一系列的处理方法。仲景很少如此细致描述一个完整病案，而把服用小青龙汤出现的各种问题列出来，并说明如何处理。因服用小青龙汤有变证出现，所以个别医者怕用小青龙汤，后世有些医者害怕使用麻黄桂枝，就是怕热、怕出血、怕发汗过多，所担心的都是同样的问题。我们应当正视这个问题，在应用小青龙汤时要谨慎，尤其年轻医生，不要小青龙汤原方开1周，可先开3剂，除非拿捏很准并和患者说明情况。当然也不要惧怕，有是证则用是药，不可过于拘泥，应用小青龙汤是否出现动冲气的反应不单与应用时间长短有关，也与用药剂量、患者体质等诸多因素相关。有些寒饮证病人可服用很长时间，因为寒饮证不是短时间就能解决的，所以不必过于担心。临床上会出现各种各样的问题，以上是我个人在使用小青龙汤时遇到的问题，以供参考。

【案十】

侯某，女，56岁。

初诊（2006年11月15日）：既往支气管扩张病史，于安贞医院住院，静脉滴注抗生素，发热退但精神差，仍咳嗽，汗出恶风，痰多，初起色黄后白稀，饮食少，大便可，舌淡胖苔黄，脉弦滑。

处方：炙麻黄5克，桂枝10克，白芍10克，干姜5克，五味子6克，细辛3克，法半夏10克，生石膏30克，黄柏5克，陈皮10克，茯苓15克。5剂，水煎服，日1剂。

二诊（2006年11月22日）：服前药后痰量明显减少，咳嗽减轻，自觉口干，眼热，舌淡胖苔黄，脉弦滑。前方黄柏加至10克，加生龙牡各30克。7剂，水煎服，日1剂。

三诊（2006年11月29日）：咳嗽明显减轻，痰少色白，口干，眠差，舌淡胖苔黄，脉弦滑。前方加制龟板10克，远志10克，石菖蒲10克。7剂，水煎服，日1剂。

四诊（2007年1月10日）：咳嗽基本缓解，仍汗出，时有胃胀，舌淡胖苔白，脉滑。予祛痰止咳颗粒、理气消胀合剂治疗。

【按语】这是一位支气管扩张患者，于安贞医院住院治疗，用抗生素效果不佳，发热退，但精神较差，出院后遂来看中医。初诊时精神差，咳嗽，汗出恶风，痰多、初起色黄后白稀，饮食少，大便可，舌淡胖苔黄，脉弦滑，辨为小青龙汤证。西医治疗寒饮证效果不好，易伤胃。问诊时要注意痰的颜色，若是黄痰则要进一步询问是淡黄色还是深黄色，颜色稍黄则热证不明显，支气管扩张患者往往就是金黄色或绿色，提示热证明显，此时就很少用小青龙汤。这里仅晨起淡黄痰考虑还是饮证，饮郁化热，防病情进一步发展，故首诊时方中用石膏。支气管扩张病人易出现咯血，而小青龙汤容易动血，所以首诊时用药较谨慎，加入石膏30克，黄柏5克，且只予5剂。二诊时患者痰量明显减少，咳嗽减轻，饮食好转，自觉口干、眼热，仍然出现了“上火”的表现，故将黄柏加至10克，并加生龙牡各30克以潜降。三诊咳嗽明显减轻，痰少色白，无眼热、口干，但眠差，方中加入孔圣枕中丹，龟板、龙骨、远志、石菖蒲，仅四味药组成，龟板潜阳，远志可止咳、化痰湿。四诊咳嗽基本缓解，予以成药善后调养。

关于小青龙汤的善后，如过用小青龙汤出现动冲气之表现，可根据仲景法选择苓桂味甘汤平冲降逆。应用小青龙汤取效后为防止过服可改以苓桂术甘汤或苓甘五味姜辛汤收功，或者选择张锡纯所创之从龙汤。有些医家主张应用小青龙加石膏汤，以防耗伤正气、动冲气，或加潜降相火的药物如龙骨、牡蛎，延长小青龙汤的使用时间。

【案十一】

陈某，女，58岁。

初诊（2009年11月2日）：咳嗽流涕1周，自服感冒清热颗粒、复方盐酸伪麻黄碱效果不理想，现咳嗽，痰白黏成团、呈淀粉样，流清涕，咽中发紧，背恶寒，口干，有汗，喉中哮鸣，纳食、二便可，舌淡红苔滑，脉浮滑。

处方：小青龙汤合苓桂味甘汤，炙麻黄6克，桂枝10克，白芍10克，干姜10克，清半夏15克，五味子15克，细辛3克，射干10克，紫菀10克，生石膏45克。4剂，水煎服，日1剂。

二诊（2009年11月5日）：诸症减，痰量减少，咳止，喷嚏止，流涕轻，哮鸣止，咽微紧，背冷减，舌涩，舌脉如前。前方干姜减为6克，加生龙牡各15克。3剂，水煎服，日1剂。

三诊（2009年11月9日）：咳止，仍有痰，背冷，耳鸣，流涕少，二便可，舌淡红苔薄白，脉弦滑。处方：茯苓12克，桂枝10克，五味子15

克，炙甘草 6 克，干姜 6 克，细辛 3 克，清半夏 10 克，生龙牡各 15 克。7 剂，水煎服，日 1 剂。

四诊（2009 年 11 月 16 日）：痰量明显减少，耳鸣减，仍背冷，舌脉如前。前方加葛根 30 克。7 剂，水煎服，日 1 剂。

【按语】该患者咳嗽流涕 1 周，痰白黏成团、呈淀粉样，淀粉样痰往往是提示饮。流清涕，咽中发紧，寒主收引。脉浮滑，浮脉为阳表病居，似有外邪，滑脉为阳元气衰。“痰生百病食生灾”，所以小青龙汤加射干、紫菀，取射干麻黄汤之意，口干加生石膏。4 剂药后诸症减轻，痰量减少，咳止，喷嚏止，轻流涕，哮鸣止，咽微紧，背冷减，故二诊时将阳热药物减量，干姜减至 6 克，为防变证加生龙牡各 15 克，既能化痰又能潜降。3 剂药后咳止，但出现耳鸣，故选用苓甘五味姜辛汤加龙牡，治疗后痰量明显减少，耳鸣亦减轻。这个病人就是使用小青龙汤出现了变证后改用苓甘五味姜辛汤。

【案十二】

谷某，女，38 岁。

初诊（2007 年 11 月 26 日）：咳嗽 2 周，受寒引起，静脉滴注抗生素 1 周后继续口服 1 周，无效，仍咳嗽，痰黄白相间，夜间为剧，咽痒，尿黄便干，舌胖红苔黄，脉滑数。

处方：荆芥 10 克，白前 10 克，桔梗 10 克，生甘草 5 克，紫菀 10 克，百部 12 克，柴胡 10 克，黄芩 10 克，清半夏 10 克，牛蒡子 10 克，钩藤 15 克，大贝母 10 克。5 剂，水煎服，日 1 剂。

二诊（2007 年 12 月 3 日）：咳嗽无明显改善，晨起痰黄，下午白色泡沫样痰，咽痒、气道痒，遇风冷咳嗽剧烈，口干，舌胖红苔白腻，脉细滑小弦。处方：炙麻黄 6 克，桂枝 6 克，白芍 6 克，干姜 5 克，细辛 3 克，五味子 5 克，半夏 9 克，甘草 6 克，生石膏 30 克，陈皮 10 克，茯苓 10 克，干芦根 15 克。4 剂，水煎服，日 1 剂。

三诊（2007 年 12 月 6 日）：咳嗽较前好转七成，痰少、白色泡沫样，偶带黄，因痰而嗽，进食甜食、遇风冷则加重，午后时而面热，无眼热，便干口干，舌胖红苔白，脉沉弦。处方：茯苓 15 克，干姜 5 克，细辛 3 克，五味子 6 克，法半夏 10 克，炙甘草 5 克，陈皮 10 克，生石膏 30 克，黛蛤散 10 克，苦杏仁 10 克。5 剂，水煎服，日 1 剂。

四诊（2007年12月13日）：诸症解，夜间偶咳，便干，舌胖红苔薄白腻，脉弦。予前方加火麻仁15克，当归10克。

【按语】该患者也是出现了变证。咳嗽2周，寒饮证用抗生素无效。初诊时咳嗽，痰黄白相间，夜间为剧，咽痒，尿黄便干，为有里热的表现，故用止嗽散合小柴胡汤。5剂药后咳嗽无明显改善，晨起痰黄，下午呈白色泡沫样，咽痒、气道痒，遇风冷咳嗽剧烈，口干，舌胖红苔白腻，脉细滑小弦，改用小青龙加石膏汤。4剂药咳去七分，说明辨证准确，三诊时痰少，偶尔带黄，因痰而嗽，进食甜食、遇风冷加重，午后时而面热，无眼热，即前文提到的仲景描述小青龙“其面翕热如醉状”，出现了变证，所以当即改为苓甘五味姜辛汤，5剂药后诸症减。张锡纯认为小青龙汤证用小青龙加石膏，以防止出现变证，这个病人虽然使用了小青龙加石膏仍然出现了变证，在临床上应当加以关注。

【案十三】

杨某，女，57岁。

初诊（2009年4月2日）：咳嗽2周，口服抗生素效果不佳。现咳嗽，咽痒，痰白稀，口咸，遇冷则咳，大便可，口和，咳剧易呕，舌胖淡红苔薄黄，脉沉弦尺弱。既往5年每年春节则发作咳嗽，夏季缓解。

处方：炙麻黄3克，桂枝10克，白芍10克，炙甘草6克，干姜6克，细辛3克，五味子6克，法半夏10克，淫羊藿12克，生石膏30克。5剂，水煎服，日1剂。

二诊（2009年4月9日）：前药服至第4剂时症状减轻，畏寒减，睡前咳减，症状减少四成，痰稀量多，口咸，口和，无呕恶，舌胖红苔薄黄，脉沉弦尺弱。前方改为干姜10克，淫羊藿15克。6剂，水煎服，日1剂。

三诊（2009年4月16日）：痰多，咳嗽减轻，外出遇冷咳嗽，白痰质稀，口咸，咽痒，口和，舌胖淡红苔薄黄，脉沉弦尺弱。前方加仙茅15克，陈皮10克，茯苓12克。7剂，水煎服，日1剂。

四诊（2009年4月30日）：中间停药1周，咳嗽几愈，早晚遇冷咽中有痰，质稀，口咸，大便可，舌胖淡红苔薄，脉沉弦尺弱。处方：茯苓12克，炙甘草6克，五味子6克，干姜10克，细辛3克，清半夏10克，仙茅15克，淫羊藿15克，生石膏30克。7剂，水煎服，日1剂。

【按语】患者中年女性，该患者脉沉弦尺弱，没用附片，而是用淫羊藿，因附子与半夏为反药，故用淫羊藿。服至第4剂时症状减轻，虽不能用附片，但淫羊藿也可温补肾阳，继而平喘。二诊畏寒减，睡前咳减，症状减少四成，痰稀量多，口咸，味咸属肾，尺脉弱亦属肾，提示淫羊藿力弱，所以又加仙茅。7剂后症状明显改善，中间停药1周，咳嗽几愈，最后用苓甘五味姜辛汤来善后。

【案十四】

吕某，女，52岁。

初诊（2008年2月25日）：咳喘3年收入院。经静脉激素治疗症状改善，吸入布地奈德治疗，痰多，住院期间服用小青龙汤症状改善。刻下仍咳嗽，遇寒冷加重，痰白稀，量不多，大便不成形，舌淡苔薄，脉弦。

处方：法半夏10克，生龙骨30克，生牡蛎30克，牛蒡子10克，紫苏子10克，白芍10克。7剂，水煎服，日1剂。

二诊（2008年3月3日）：咳嗽缓解，大便软，舌脉如前。前方加巴戟天30克。

【按语】该患者临近春节喘剧，满肺哮鸣音，急收入院治疗。经治疗后症状改善，但仍咳嗽，考虑依旧为寒饮证，而此时用了张锡纯的从龙汤原方，7剂后咳嗽缓解。从龙汤出自《医学衷中参西录》之“治外感痰喘，服小青龙汤，病未全愈，或愈而复发者，继服此汤”。

小青龙汤与射干麻黄汤在《中医内科学》教材中同为治疗寒哮代表方，总体来说两个方子很相似，从六经辨证都是太阳太阴合病方，究其不同点还是回到仲景《伤寒论》。射干麻黄汤治咳而上气、喉中水鸡声，小青龙汤治咳逆倚息不得卧、咳而微喘。喉中水鸡声不是小青龙汤证必备的，而对于射干麻黄汤证是非常重要的，其内在机制是痰气抟结，壅塞气道。射干麻黄汤证痰量可能不太多，而小青龙汤证痰量很大。两个方子的区别主要在此，但是临床上却很难区分，可以以方测证，若用小青龙汤效果不佳可改为射干麻黄汤，只要治疗方向、法则是对的即可。

【案十五】

董某，男，50岁。

初诊（2015年8月24日）：该患者曾于潞河医院住院，诊断为支气管哮喘，出院后以孟鲁司特钠、沙美特罗替卡松气雾剂治疗。现活动后气喘，喉中时有哮鸣音，咳嗽，咳痰，色黄白相间，大便不成形，日1次，小便调，口和，纳可，舌胖淡红苔薄，脉沉滑。否认药物过敏史。

处方：射干10克，炙麻黄10克，紫菀10克，款冬花10克，生姜15克，大枣10克，细辛3克，五味子15克，清半夏15克，生石膏30克。7剂，水煎服，日1剂。

二诊（2015年8月31日）：仍吸入沙美特罗替卡松治疗，活动后气喘，有时喉中哮鸣，病情无变化，大便不成形，口干苦，舌胖淡苔薄，脉沉弦。予前方加柴胡12克，黄芩10克，炙甘草6克。14剂，水煎服，日1剂。

三诊（2015年10月12日）：仍吸入沙美特罗替卡松治疗，气喘，痰多，色黄白相间，疾行加重，大便溏，日1次，口和，畏寒，喷嚏流涕，舌胖暗苔薄，脉沉滑。处方：炙麻黄6克，桂枝10克，白芍10克，干姜6克，细辛3克，五味子15克，清半夏15克，炙甘草6克，当归10克，生石膏20克。7剂，水煎服，日1剂。

四诊（2015年11月30日）：期间一直服用前方，喘止，偶咳，少痰，大便溏，小便正常，舌暗红苔薄，脉弦滑。继服前方14剂。

【按语】此为射干麻黄汤改小青龙汤案。该患者活动后气喘，喉中时有哮鸣，咳嗽，咳痰，色黄白相间，大便不成形，日1次。首诊咳而上气、喉中水鸡声，予射干麻黄汤，效果不佳。后因口干苦为少阳证加用柴胡、黄芩，然效果不理想，仍气喘，痰多，色黄白相间，疾行加重，大便溏，日1次，口和，畏寒，喷嚏流涕，舌胖暗苔薄，脉沉滑，三诊改小青龙加石膏汤，喘止。当然，临床也有以小青龙汤首诊效果不佳，改射干麻黄汤而治愈的患者。

【答学生问】

学生提问：有的老师建议小青龙汤加熟地黄，用小青龙汤加熟地黄合不合适？您在临床中有用小青龙汤加熟地黄这种案例吗？小青龙汤治痰、水饮，应该在什么情况下加熟地黄？

老师回答：对于长期应用小青龙汤治疗的患者，如过敏性鼻炎、支气管哮喘，治疗后症状基本缓解，善后时可改用苓甘五味姜辛汤；如果继续服小青龙汤来善后，则要加扶正药物，扶正药不外乎从阴阳两端来入手。小青龙汤证往往是阳气不足导致寒饮内生，加扶阳药如附片，或药性温润之淫羊藿、补骨脂、肉苁蓉等。阴阳互根互用，长期服用小青龙汤发散，易耗损正气、气血，故善后也需要用补阴药物，我比较常用熟地黄、当归。在治疗稳定期用小青龙汤加熟地黄、当归，两者相辅相成。麻黄与熟地黄是一个经典的配伍，出现在阳和汤里，麻黄发汗，疏风散寒，开宣肺气，破癥瘕积聚，穿透力强但耗散正气，熟地黄偏于补下元、补精血，所以麻黄和熟地黄配伍既能补益下元、填补精血，防止麻黄耗伤正气，又可以抑制熟地黄之滋腻。所以小青龙汤里是可以用熟地黄的。

有个经典的病案，在哮喘急性期仍然加用了熟地黄。该女性患者既往患有过敏性鼻炎，在西医院检查支气管激发试验阳性，咳嗽、喘，喉中哮鸣有声，夜晚不能平卧，曾吸入激素治疗无果，服用射干麻黄汤有效但效果不显著，病情反复。后合半夏厚朴汤、改厚朴麻黄汤均效果不佳，后予小青龙加石膏汤，因为考虑该患者痰白、呈泡沫样，夜间咳剧不能入睡，如此反复 1 个月仍不见好转。后来再仔细问诊，诉痰咸，首诊即痰咸。小青龙汤证有可能出现痰咸，因其为寒饮证，这时考虑是否为肾虚，故加入熟地黄、当归，即合金水六君，结果 1 剂药症状大减，2 剂夜间即可平卧，1 周后复诊咳喘基本缓解，继服半个月巩固，未再复发。通过这位患者可以看到，寒饮证的急性期仍然可以加用熟地黄。痰饮为阴邪，主要由阳气不足所导致，阴血不足也可出现，所以治疗哮喘、过敏性鼻炎时，两方面都要考虑到，有的患者是因阳气亏虚引起卫外不固，导致痰饮内生，可以用玉屏风散来益气固表；阴血不足可导致虚风内浮，内外风相引也可导致痰饮，但其根本为阴血不足。对于患病日久的病人，可用如张景岳金水六君煎来治疗血虚痰饮。

悦脾汤临床应用十法

李 建

悦脾汤为宋祚民教授积累50年临床经验，为调理小儿脾胃而创制。悦者，喜也；悦脾者，即使脾悦，乃令呆滞之脾土喜悦而行正常之升清、运化、统血等功能。悦脾汤专为调理中焦脾胃而设，是调脾之基础方剂。本方加减可治疗多种疾病。

一、悦脾汤

中医学认为，脾为后天之本，胃为水谷之海。胃气盛则受纳如意，脾气旺则运输自如。脾胃协调，则清气得升，水谷精微输布五脏六腑、四肢百骸；浊气得降，糟粕下行大肠，浊液下输膀胱。诸多病因损伤脾胃，脾胃失调，枢机不利，百疾顿生。因此，脾胃功能正常与否，对常人及患者均是十分重要的。悦脾汤即为调理中焦脾胃而设，无论何疾，只要具有脾胃功能失调之证，即可以本方加减治之。

【组成】藿香、紫苏梗、竹茹、佛手、焦四仙（焦山楂、焦神曲、焦麦芽、焦槟榔）、天花粉、乌梅、砂仁。

【功用】调脾和胃，升清降浊。

【主治】脾胃失调之厌食、呕吐、腹痛、腹胀、腹泻、便秘、夜啼、汗证等。

【方解】本方以藿香和胃芳香化湿为主药，该药辛、微温，入脾、胃、肺经，为和中之要药，如《本草正义》所言："藿香芳香而不嫌其猛烈，温煦而不偏于燥热，能祓动除阴霾湿邪，而助脾胃正气。"紫苏梗畅气和胃，升降枢机；佛手醒脾和胃，行气止痛；砂仁芳香醒脾，行气开胃，为方中辅药。天花粉清热生津，乌梅敛津健胃，二药合用，酸甘化阴；竹茹清胃止呕；焦四仙消食导滞为方中佐制之品。全方具有调理脾胃、升降枢机、促进脾胃运化功能的作用。

【加减】厌食者，加玉竹、鸡内金、莲子肉；呕吐者，加半夏、刀豆子、橘皮等；腹痛者，加木香、丁香、高良姜、炒白芍等；腹泻者，加苍术、炒薏苡仁、茯苓等；便秘者，加决明子、生何首乌、肉苁蓉、鲜藕等；呕吐，纳差，腹痛隐隐，二便不畅，面色苍黄，鼻头青暗，腹胀者，加大腹皮、厚朴、枳实或枳壳等；夜啼者，加钩藤、蝉衣、乌药、高良姜等；衄者，加藕节、棕榈炭、仙鹤草、茜草等；汗证，加生黄芪、煅牡蛎、浮小麦等。

二、悦脾汤临床应用十法

（一）运脾开胃法

本法主要用治厌食证，症见厌食，或不思饮食，甚则拒食，强迫进食可引起恶心呕吐，面黄消瘦，倦怠乏力，手足心热，舌红，苔白或见剥苔，脉弱或细。厌食患儿多以运化功能失调为主，故其治疗“贵在运而不在补”，常用药：藿香、紫苏梗、竹茹、佛手、焦四仙、天花粉、乌梅、砂仁、鸡内金、玉竹、莲肉等。

【案一】

何某，女，5岁。患儿纳少，无食欲近3年。消瘦，面色萎黄，头发稀疏，时有腹痛，大便偏干，2～3日一行，易感冒，每月感冒2次以上，体重13千克，舌淡红，苔薄，脉细弱。证属脾胃失调，治宜运脾开胃。

方药：藿香10克，紫苏梗10克，竹茹10克，佛手10克，焦四仙共15克，天花粉12克，乌梅6克，砂仁6克，鸡内金6克，玉竹10克，决明子10克。

服上方7剂，患儿食欲明显好转。原方不变，再服7剂，患儿食欲好转，腹痛消失，大便转软，每日一行，面色转红润。嘱家长要适当控制小儿食量，以防食滞。又予7剂，每2日服1剂。半个月后，患儿体重有所增加，自服药后，未患感冒，饮食正常。

【按语】脾胃为后天之本，小儿生长发育全赖于脾胃运化水谷精微，以滋养全身各脏腑及四肢百骸。脾胃失调，不仅会出现厌食等受纳运化功能失调的症状，还会影响小儿的生长发育，如本例患儿虽5岁，但厌食已3年，体弱多病，身体瘦小，小于正常体重的28%。治疗此类患儿的重点是开胃助运化、调理脾胃，但不能应用大剂补药。此阶段饮食的调理亦十分重要，不宜服用寒凉之品，也不可因小儿胃口已开而予大量鱼肉等食物。此类食物对小儿脾胃功能的恢复十分不利，且容易引起病情反复。因此，厌食患儿在相当时间内要忌食寒凉。

（二）醒脾和胃法

本法适用于呕吐患者，症见呕吐，纳差，腹痛隐隐，二便不畅，面色苍黄，鼻头青暗，舌淡红，苔白厚腻，脉弦滑。此型呕吐为脾湿不运、胃气上逆所致，故应治以醒脾和胃，降逆止呕。常用药：藿香、紫苏梗、竹茹、佛手、焦槟榔、姜半夏、砂仁、刀豆子等。

【案二】

于某，女，11岁，呕吐半个月。患儿半个月前，食雪糕5支后出现胃脘不适、呕吐，初为胃内容物，后为清涎，日吐3～5次，常在食后1小时即吐，伴食欲不振，头晕头沉，倦怠乏力，大便3～4日一行。曾于附近医院就诊，服胃复安（甲氧氯普胺）、维生素B_6、乳酶生等，效果不佳。患儿舌淡红而润，苔白腻，脉滑微弦。证属脾湿胃反，中气上逆，治宜降逆和胃，醒脾化湿。

方药：藿香10克，佩兰10克，竹茹30克（先煎），紫苏梗10克，佛手10克，焦槟榔6克，姜半夏6克，砂仁3克，刀豆子10克，橘皮6克，生姜2片。

患儿服药半日，自觉心中见舒。第2日起未再呕吐，第3日恶心消失，似有食欲，头晕减轻。又服4剂，诸症皆消。为巩固前效，前方减竹茹为10克，去刀豆子、生姜，再予5剂调理善后至痊愈。

【按语】呕吐一证多见于饮食不洁或饮食不节之后，又以夏季多见。脾为湿脏而喜燥，夏季炎热多湿，病邪易犯脾经。此患儿惧炎热而一次性啖雪糕5支，寒凉之物入腹而伤及脾胃之气，脾运不健，胃气上逆而反，故见呕吐、胃脘不适等。湿浊上扰清阳而见头晕头沉，舌润而苔腻，故以降逆和胃醒脾化湿为法，加刀豆子、姜半夏、橘皮加强降逆止呕功用，以佩兰佐藿香芳香化湿，以生姜温中止呕燥湿，故呕渐止。本方在煎煮时，应注意将竹茹先煎20分钟，再入他药煎煮。服药时，可少量频服，此为防呕吐之法，煎服法得当，则事半功倍矣。

（三）温脾止痛法

本法主要应用于脾胃虚寒之腹痛证，如肠痉挛、胃溃疡等疾病，症见腹痛，以脐周、脐上、脐下为主，不欲进食，食则痛甚、喜按，得温则舒，面色萎黄，便溏，舌淡红，苔白，脉沉弦。常用药：藿香、紫苏梗、竹茹、佛手、焦槟榔、砂仁、木香、丁香、高良姜、白芍、甘草等。

【案三】

齐某，男，12岁。腹痛半年，以胃脘部为主，喜温喜按，空腹及食后疼痛加重，腹胀，食欲不振，大便溏薄，臭味不大，胃镜检查示浅表性胃炎、十二指肠壶腹溃疡，曾服三九胃泰、乐得胃等治疗，未见明显效果。患儿面色萎黄，气池晦暗，舌淡红，苔白，脉弦细。证属脾胃虚寒，气滞作痛，治宜温中行气止痛。

方药：藿香12克，紫苏梗10克，竹茹10克，佛手12克，焦槟榔6克，砂仁6克，丁香6克，木香3克，大腹皮10克，高良姜6克，半夏6克，炒白芍10克，甘草6克。

服5剂后，胃脘痛明显减轻，纳食仍不佳，大便溏薄，舌淡红，苔薄白，脉弦细。继服5剂，胃脘痛消失，纳食增加，腹胀消失，大便成形。

1个月后，患儿饮食不节，再次出现胃脘痛，但其程度及时间均较前减轻、缩短，伴纳呆、干哕，舌红，苔白，脉弦细弱。患儿脾胃本弱，饮食不节，更伤脾胃。再以温中和胃，佐以导滞治之。

方药：藿香12克，紫苏梗10克，竹茹10克，佛手12克，焦四仙共15克，半夏6克，砂仁6克，大腹皮6克，枳壳3克，丁香3克，黄连3克，鸡内金3克，大黄炭3克。

服1剂半，胃脘痛止。服完5剂，纳食渐转正常，干哕消失，无其他不适，舌淡红，苔白，右脉仍弦。上方加生薏苡仁18克巩固疗效。患儿又服27剂后，到原医院复查胃镜示原溃疡及胃炎征象消失。

【按语】本例患儿经胃镜检查诊为浅表性胃炎及十二指肠壶腹溃疡。经西药治疗半年，疗效不明显。本病属“胃脘痛”，一般分为脾胃虚弱、肝郁乘脾、气滞不通、瘀血内阻等型。此患儿属脾胃虚弱型。其自幼喜食冷饮之物，损伤脾胃，中焦运转枢机不利，气滞中焦，不通则痛。因此表现为胃脘疼痛、纳呆、腹胀、面色萎黄、气池晦暗，均为脾胃虚弱之象，故采用温脾调中止痛法治之，诸症渐减。治疗期间患儿饮食不节致病情反复，观其舌脉，仍为脾胃虚弱所致，故在原法之上，佐以消导而收效。

（四）补脾止泻法

本法适用于脾虚型泄泻，症见大便黄稀或溏薄，日行3～5次，或有腹部隐痛，纳呆，倦怠乏力，面黄，气池暗，舌淡红，苔白，脉濡滑。常用药：藿香、紫苏梗、竹茹、佛手、焦山楂、乌梅、茯苓、苍术、防风、生薏苡仁等。

【案四】

纪某，女，7个月龄。2个月前患儿家长以肉松喂患儿，从此患儿大便转稀，日行3～5次。前日夜间受寒，昨日大便10余次，为黄稀便，有泡沫，伴纳少、腹胀，不吐，舌淡红，苔薄白，指纹淡红。证属中焦虚寒，脾失健运，治宜补脾温中止泻。

方药：藿香6克，白术6克，苍术6克，茯苓10克，防风6克，乌梅6克，炒薏苡仁10克，紫苏梗6克，佛手6克，干姜3克。

服药3剂，精神好转，大便次数明显减少，日仅一行，仍为溏便，再以上方加莲子肉6克，煅牡蛎15克。又服4剂，大便成形，1～2日一行，腹胀消失，纳食增加，予小儿启脾丸，每次1/3丸，日服3次。服10天后，患儿一切正常。

【按语】腹泻一般可分为伤食、脾虚、湿热、肾阳虚等证型。结合小儿的生理特点，临床以脾虚型及伤食型泄泻最为多见。此小儿年方4个月家长便喂以肉松，损伤其本不足之脾胃，致脾失健运，清浊不分，下走大肠而泄泻。又加腹部受寒，腹内脾胃及大小肠等脏器受寒，而加重腹泻。今采用补脾温中止泻之法，乃提纲挈领之法，故以悦脾汤加白术、苍术、茯苓健脾补脾，干姜温中补脾，后又加煅牡蛎收敛固涩，使病情日渐好转，终得痊愈。

（五）养脾润燥法

本法应用于胃津亏乏、腑气不畅之便秘，症见大便秘结，或如羊屎状，1日一行，或数日一行，伴厌食，或口干欲饮，烦急不安，尿少，舌红少苔欠津，脉细数。常用药：藿香、紫苏梗、竹茹、佛手、焦四仙、天花粉、乌梅、石斛、砂仁、鸡内金、生何首乌、鲜藕。

【案五】

贾某，男，4岁半。患儿自幼人工喂养，大便素干，时常1～2日一行，每每临厕努挣，解下数枚粪球，家长时以开塞露、小儿牛黄散用之，并不久效。患儿平素烦急易躁，尿黄，舌红少苔欠津，脉细数。证属阴津不足，腑气不畅，治宜养脾滋阴，润燥通便。

方药：藿香10克，紫苏梗10克，竹茹10克，佛手10克，焦四仙共10克，天花粉15克，乌梅3克，砂仁6克，鸡内金6克，决明子10克，生何首乌10克，肉苁蓉10克，鲜藕10克。

服7剂后，大便每日一行，且为软便，烦急好转。再进14剂，并嘱患儿少食鱼肉，多食水果蔬菜等，服药21剂而愈。

【按语】便秘一病，有虚有实。临床工作中，尤其在儿科临床中，纯虚证或纯实证的便秘较为少见，而以虚实夹杂者居多，故治疗宜标本兼顾，扶正祛邪，是为大法。此患儿自幼便秘，常用泻下之品，如牛黄散等，此类药多苦寒，久用必伤阴津，使阴液愈加不足，胃肠无津液以润滑、蠕动，无水行舟，故见便秘，治疗当以养脾滋阴为法，润燥通便。生何首乌滋脾之阴，润胃肠之燥，润下通便，鲜藕益胃生津通便，肉苁蓉润肠通便，此类药物加入调中之悦脾汤中，使本方具有了生津润下之力，患儿服药3周而愈。

小儿与老年人在生理、病理及用药上有许多相似之处，尤其便秘一病。本治疗方法，亦适用于老年性、习惯性便秘，临床可加减用之。

（六）健脾行气法

本法适用于脾失健运、湿滞气阻之腹胀，症见厌食，腹胀，食后尤甚，肠鸣作声，大便不调，舌淡，苔白腻，脉滑。常用药：藿香、紫苏梗、竹茹、佛手、焦槟榔、大腹皮、厚朴、枳实、枳壳、砂仁等。

【案六】

杨某，男，7岁，腹胀月余。患儿平素纳少，不思饮食，面黄体瘦。入夏以来，一次饮冷后出现腹胀，食后尤甚，肠鸣作声，大便溏薄而少，舌淡，苔白略腻，脉濡滑。证属脾失健运，湿阻气机，治宜健脾祛湿，行气消胀。

方药：藿香10克，紫苏梗10克，竹茹10克，佛手10克，焦槟榔6克，砂仁6克，大腹皮10克，厚朴6克，陈皮6克，枳壳3克，炒莱菔子3克。

服药1剂后，时有矢气出。服药2剂后，腹胀明显减轻。3剂服完，腹胀消失，但仍有纳少，便溏，上方去厚朴、枳壳、大腹皮，加生谷芽10克，生稻芽10克，生薏米30克，白术10克。又服10剂，纳少、便溏诸症皆消而痊愈。

【按语】患者腹胀本为临床症状，可兼见于许多脾胃疾病中。若以腹胀为所苦，则可视其为一病而治之。腹为人身之中部，内有脾胃肠等脏腑，故腹胀多责之于中焦，气滞不行，腹积气而胀，所以行气法为治腹胀之要法。

此患儿平日即有不思饮食、面黄体瘦等症状，说明患儿素体脾胃虚弱，中气不畅，升降失调，脾湿不运，湿阻气机，气滞肠胃而见腹胀，自当采用健脾行气之法，脾健则胃和，中焦枢机运转自如，湿邪自化，气机畅行，则腹胀自消。以悦脾汤调中，加大腹皮、厚朴燥湿行气消胀，莱菔子、枳实消食导滞降气。故1剂矢气出，2剂腹胀减，3剂腹胀消。但脾胃尚弱，仍见纳少、便溏，故再加健脾调中之品以消腹胀之病源。

（七）滋脾清热法

本法适用于阴虚内热型夜啼症，症见夜寐不安，哭啼少泪，后夜尤甚，五心烦热，口干欠津，舌红少苔或花剥苔，脉细数。常用药：藿香、紫苏梗、竹茹、佛手、焦四仙、天花粉、乌梅、钩藤、蝉蜕、玄参、灯心草等。

【案七】

季某，男，1岁，夜间啼哭1个月。患儿烦急，夜卧不安，每至夜半即啼哭，呼之不应，10～20分钟则止，伴见手足心热，纳少，唇红，舌红苔白略黄，脉细数。证属脾胃阴虚，心肝有热，治宜滋阴调脾，清心平肝。

方药：藿香10克，竹茹10克，佛手10克，焦四仙共10克，天花粉15克，黄精10克，麦冬10克，北沙参15克，乌梅6克，玄参15克，灯心草3克，菊花10克，薄荷10克，钩藤10克，蝉蜕3克。

服3剂后，夜啼时间较前缩短，拍哄3～5分钟即可止住，烦急亦减轻，黄苔脱去，呈现花剥苔，故前方去菊花、薄荷，加鳖甲10克（先煎），生地黄10克以滋阴。又服3剂，夜啼止，仍见夜寐不安。继服3剂，夜寐安，烦急消失。再服3剂，患儿一切正常。

【按语】小儿夜啼为儿科临床常见病证，病因可分为寒、热、虚、惊四个方面。如《丹溪心法》曰："小儿夜啼，此是邪热乘心。"《婴童百问》又云："夜啼者，脏冷也。"因此临床夜啼又可分为脾脏虚寒、心经积热、阴虚内热、惊邪乘心等型。脾为后天之本，脾气充盛则可以后天养先天，使正气充足，不受邪干。脾虚则正气不足，易为邪乘，而为发病之内因。悦脾汤为调脾之剂，故以此方加减治疗夜啼，当为治本之要法。

本例患儿为阴虚内热型，故用悦脾汤加入养阴清热之品，如玄参、沙参、麦冬等，治之有效。在阴虚之象较甚时，可加以补阴重剂而显效，再服而愈。对于其他几个类型的夜啼亦可使用悦脾汤加减治疗。脾虚寒者，可加温中之高良姜、干姜、乌药、香附等；心经积热者，加竹叶、炒栀子、莲子心、黄连等以清心经火热；惊邪乘心者，加柏子仁、珍珠母、灵磁石、生石决明等以安神定心镇惊。此外，由于小儿脏腑娇嫩，神情怯弱，无论病发何型，均可适量加入蝉蜕、钩藤以镇惊安神。蝉蜕治疗夜啼为历代医家所经常使用。大量临床实践证明，蝉蜕确为治疗夜啼的一味妙药。

（八）统脾摄血法

本法主要用于脾不统血、血不归经之各类疾患，如紫癜（肌衄）、鼻衄、尿血、便血等，以肌衄、鼻衄、尿血、便血等各类出血为主症，伴见面色萎黄，倦怠乏力，自汗盗汗，纳少，唇舌俱淡，苔白，脉濡弱。常用药：藿香、紫苏梗、佛手、焦山楂、天花粉、乌梅、砂仁、茯苓、生黄芪、黄精、仙鹤草、茜草、藕节、槐花等。

【案八】

孙某，女，8岁。患儿时有鼻衄1年，略碰鼻部即有血出，血色淡红，堵塞即止，磕碰之后，皮肤亦可见瘀斑，伴见纳少，乏力，挑食，体弱易感。望其面色萎黄不华，气池晦暗，头发枯黄，唇舌皆淡，苔薄，脉弱。查血小板 81×10^9/L，血红蛋白105 g/L。证属脾虚失摄，气血不足，治宜统脾补脾，益气摄血。

方药：藿香10克，佛手10克，天花粉15克，乌梅6克，黄精10克，茯苓12克，焦山楂10克，砂仁6克，生黄芪15克，仙鹤草30克，茜草10克，藕节10克，棕榈炭10克。

服药5剂，其间无鼻衄，下肢紫斑渐消退。原方不变，又服21剂，患儿面色明显红润，唇舌红，纳食增加。近1个月无外感，无鼻衄及紫斑，复查血小板 150×10^9/L，血红蛋白120 g/L。1年后，家长言患儿一切正常。

【按语】在血液病的治疗中，统脾摄血法是十分重要的方法，在临床十分常用。中医认为脾为后天之本，主统血，主运化，是气血生化之源。脾虚则气血化生不足，气虚则统摄无权，气行则血行，气滞则涩，气虚则血弱，故稍有磕碰，即可见皮肤瘀斑。此患儿症状体征较为典型，其气血均不足，故补脾以统摄血液，益气以率血行。补脾养血，当以徐徐滋养之。不可急功近利，故服药月余而收效。

（九）和脾疏脾法

本法适用于小儿感冒后期，余热未净、脾胃已伤之症情，症见低热，心烦，纳少或口干欲哕，手足心热，舌红少苔，脉略数。常用药：藿香、紫苏梗、竹茹、佛手、焦四仙、鸡内金、天花粉、乌梅、砂仁、竹叶、连翘、沙参、白薇。

【案九】

吕某，女，3岁。发热感冒3天，经治疗发热已退。目前无发热，不咳，不流涕，但见小儿烦急纳少，手足心热，尿黄，舌红少苔，脉滑略数，咽红。证属余热不尽，脾胃已伤，治宜调和脾胃，继清余邪。

方药：藿香10克，紫苏梗10克，竹茹10克，佛手10克，焦三仙共10克，天花粉10克，连翘10克，金银花10克。

服上方2剂，患儿心烦明显减轻，纳食有所增加，再进前方，将焦三仙加至24克，又服3剂而愈。

【按语】小儿脏腑娇嫩，正气不足，易感外邪，且易化热化火。火热之邪，时伤脾胃，故小儿外感之后，时邪虽解，但脾胃已受损，故出现纳少、乏力、倦怠诸症。因此，时邪外感，当以清热解表。恢复期要调脾和胃，扶正祛邪，则“正气存内，邪不可干”，并且较少出现病情反复。

（十）调脾止汗法

本法主要适用于小儿汗证，自汗、盗汗皆可用之，症见自汗盗汗，倦怠乏力，不思饮食，大便干或溏，手足心热，面黄消瘦，舌淡红，少苔，脉细或弱。常用药：藿香、紫苏梗、竹茹、佛手、生黄芪、黄精、浮小麦、淫羊藿、生牡蛎、焦四仙、天花粉、乌梅等。

【案十】

孟某，男，2.9岁。患儿多汗1年余。1年来，家长发现小儿昼夜间均易出汗，尤其白天稍活动则大汗出，伴见倦怠乏力，纳少，大便略干，每日一行，舌淡红，苔少欠津，脉弱。证属脾胃失调，气阴两虚，治宜调脾止汗，益气养阴。

方药：藿香10克，紫苏梗6克，佛手10克，焦三仙共10克，天花粉10克，乌梅10克，鸡内金10克，生黄芪10克，生牡蛎15克，浮小麦15克，黄精10克。

服药3剂，患儿汗出明显减少，玩耍时，倦怠易疲亦减轻。效不更方，再进7剂，患儿汗止，大活动后有汗，已属正常，夜间入睡不再出汗，纳食仍较少，舌淡红，苔薄白，脉较前有力。前方去焦三仙，加生谷芽15克，生稻芽15克以助脾胃之气。1周后，饮食如常。

【按语】汗证为临床较常见的病证，可夹杂在许多疾病中，亦可独立为病。中医学认为自汗为气虚，盗汗为阴虚。此患儿自汗盗汗均可见到，故知其为气阴两虚，但从症状轻重观察，患儿自汗较重，故以气虚为主，从大便及舌苔看，亦有阴虚之证。故以悦脾汤加生黄芪健脾益气，固表止汗，加黄精以养脾阴，加生牡蛎、浮小麦收敛固摄止汗。此患儿汗出一证，非一日所致，故服3剂汗减，10剂后汗止。此后还需调养脾胃，以助生化之源，脾胃之气旺盛则汗证不再反复。

综上所述，应用悦脾汤加减治疗小儿脾胃及杂证诸病的某些类型，疗效颇佳。此谓“有是症，用是药”，体现出中医辨证论治的思想。此次仅总结10个方面，尚不足以概括全面，悦脾汤还可加减治疗其他疾病，尚待进一步总结。

从阴精亏损论治老年病临证体会

张明锐

作为生命活动物质基础的阴精，其病变多表现为不足，《黄帝内经》（本篇以下简称为《内经》）云："年四十，而阴气自半也，起居衰矣。"老年患者形气渐衰，防御力低下，以虚劳者居多，且患病因素复杂、病机多变，若以大剂温热、燥烈药物专注扶阳，往往致使阴精更耗。

临证中，凡病先伤及阳气，必累及阴精，同样阴精亏耗也可致阳气亏虚，日渐虚劳，因此补益阴精是治疗虚损性疾病的基础，不以阴精充足为前提条件的"平衡"都属于具有病理趋势的状态。若老年患者脏腑虚损属阳虚气弱者，扶阳益气便可收效；但对于有基础性或慢性疾病的老年患者，其久病阴精素亏，尤其在治疗后期，病机多变，难以把握，若气阳得复后继以扶阳，则必劫阴，此时从阴精不足论治往往有较好的疗效。基于此，总体着眼于阴精亏损，立足脾肾，创拟"五中补元汤"加减，疗效显著。

一、理论溯源

据文献记载，阴、阳最初指自然界事物或气象特点，是对水、火概念的抽象表达。阴在天为月，如唐代孔颖达、北齐颜之推言"月是阴精，日为阳精"；其在地为水，如《神农本草经疏》云："水为阴精，火为阳气。"此外，又有明代李中梓以白露性降喻指阴精。

中医认为，生命与自然为统一的整体，因此，阴精理论同样体现在养生防病中。《内经》云："阴精所奉其人寿，阳精所降其人夭。"历代医家皆重视阴精不足理论在养生防病中的作用。金元时期，朱丹溪认为"阳有余阴不足”阐发了阴精难成易亏之理；李东垣认为病由脾胃而生，《内经》云“阴精所奉”乃脾胃既和。明代，张景岳在主张补益元阳的同时，亦强调真阴不足，脏腑生理功能实质上统一于阴精，崇高之处阴精所奉，阳气坚固；薛铠则定义阴精为五谷之精。清代，张志聪认为阴精为在地之精，属于自然之精；叶天士则以“《内经》独言阴虚则无气，无气则死矣，则知《内经》仍重阴精也”告诫医者“若但补元气，不分明白，失之多矣”，以此阐明人生于阳而根于阴，根本衰则人必病的道理，他认为“根本者”即指真阴、阴精。由此可知，古代医家主要从人体自身和自然两方面探讨阴精对于寿夭的影响，观后世医家对阴精的认识亦不外于此，阴精理论在防治疾病中具有重要意义。

广义上的阴精包括自然之精和人体之精，自然之精体现为日月精华、四时之气、饮食药物等由自然到人体的累积，人体之精则表现为生殖之精、气血津液由内趋外支持生命的精微物质。《素问·六微旨大论》曰：“君火之下，阴精承之。”《内经博议》解释因阴精乃生气之华，故君火所承不曰水气，而独云阴精。喻昌在论治消渴病时亦表明尤其要重视阴精亏损的病变：“阴精有余，足以上承心火，则其人寿。阴精不足，心火直下肾中，阳精所降，其人夭矣。”

二、病因病机

阴精亏损性疾病总属虚劳病的范畴，虚劳是多种慢性衰弱性证候的总称，阴精不足是其病因之一。阴精亏损性疾病常见病因病机如下。

（一）先天因素

先天禀赋不足及生理性衰减，会出现先天精血不足或阴精生理性亏损。《医学指要》指出人有先天禀赋偏阴偏阳之不同，故治法宜随之变通，“假如性偏阴虚，虽当隆冬，阴精亏竭，水既不足，不能制火，阳无所依，外泄为热，或反汗出”。此外，老年人元气渐弱，阴精渐亏，如张介宾认为《内经》云“年四十而阴气自半”中的阴气即阴精也。再如《内伤集要》在论述内伤失血治法时，特别考虑到年老精亏尤应重视补益阴精，因此另加白术、熟地黄、怀山药、麦冬、五味子以补精。

（二）饮食劳倦

饮食劳倦，损伤脾胃，气血生化乏源，生火助火，耗伤阴精。《黄帝素问直解》指出阳气根于阴精，烦劳则伤精，神气内乱，“阳气外张，阴精内绝，阴不交阳”，目中精气不注则目盲，耳中精气不充则耳聋。其中以“年四十而阴精之气，自失其半也”说明老年人阴精渐亏，更易劳倦内伤。

（三）五志过极

五志过极，化火伤阴，日久阴精亏损。《续名医类案》记有医家马元仪治疗温病医案一则，其以“五志过极，阴气素亏，邪复乘之，重伤其阴，而火热愈甚”分析疾病本自五志过极化火伤阴，治以养阴法，则水充既安，三剂痊愈。

（四）起居失宜

起居失宜，阴血消耗过度，损伤肝肾阴精。《症因脉治》以房劳过度后出现衄血说明起居失宜致阴血耗伤，“阴精不足，水中火发”而血随火涌。又张介宾言：“醉后行房，血盛而热……则阴精尽泄。”此外，他认为冬日按跷、冒寒、妄劳亦会扰动筋骨，泄越精气，阴精自固方无鼽衄等疾患。

（五）外感

外感失养使肺伤失宣，难生肾水而成阴精亏损诸症。《医方集解》指出：“肺金受伤，则肾水之源绝。”故金不生水，火炎水干可致咽痛、喘嗽等阴精亏损之症。

三、临床表现

临证中，由于老年人脏腑功能逐渐衰退，阴精渐亏，从阴精不足论治往往疗效显著。但也不仅仅局限于老年病的防治，明确此类疾病的病因病机后可触类旁通，临床凡遇到以下病症，在准确辨证的基础上从填补阴精入手皆可取效。

临床表现：九窍干涩，髓海空虚，记忆力减退，膝关节疼痛，身体诸般疼痛，骨质疏松，骨脆易折，女子经少或经闭，男子遗精早泄，年老身高回缩，肢体拘挛，筋急爪枯，手足蠕动，睡梦中抽动，头摇手颤，形体消瘦，干咳日久，声音嘶哑，五心烦热，盗汗，颧红，莫名烦躁、焦虑不安，神不守舍，不安腿综合征，小儿抽动等。

四、辨证纲要

阴精亏损性疾病在临床表现上有一定共性：夜间口干口渴，常寅时（凌晨三时到五时）加重；形体瘦削；下颌尖窄（下颌应下焦，尖窄为肝肾精血不足之象）；面部少泽，皮肤粗糙，或干燥脱屑，尤以近四肢末端处明显；发质枯黄，发量稀疏；舌面有横纹或纵纹，或舌红少苔、乏津；脉细数或沉细，左尺无力。

五、立法思路

总以填补阴精、协调五脏阴阳平衡为治疗大法。通过分析阴精亏损性疾病的病因病机可知，阴精亏损与五脏功能密切相关，因此，治疗以脾肾为主，兼顾肝肺心胃等脏腑。

首先，从五脏整体出发，立足脾肾填补阴精是关键。脾胃为后天之本，气血生化之源；肾为先天之本，寓元阴元阳，滋养五脏，故肾中真阴不足者，五脏皆失于濡养。由此可见，阴精为生命的本元，立足脾肾治疗具有重要意义。《医宗必读》曰："夫人之虚，不属于气，即属于血，五脏六腑，莫能外焉。而独举脾肾者，水为万物之元，土为万物之母，二脏安和，一身皆治，百疾不生。"此外，《不居集》讲述了虚劳病诸药不效实质上责之胃中真阴不足："人之一身，以胃气为主，胃气旺则五脏受荫，水精四布，机运流通，饮食渐增，津液渐旺，以致充血生精，而复其真阴之不足。"清代名医何炫亦在《何氏虚劳心传》中论述："脾胃为后天之本，饮食多自能化精生血，虽有邪热，药得治之，久则火自降而阴自复，故治虚劳者，无论何脏致损，皆当以调脾胃为主。"因此，重视补益脾肾，则先后天之本不败。

其次，从五脏整体出发，同时兼顾其他脏腑。肾水与肝木母子相生，肝藏血，肾藏精，精血互为化源，故肝血不足与肾精不足常相互累及。肺为水之上源，通调水道，输布津液，五脏阴精不足之时欲自救，必首来汲取水之上源。若肺为病邪所侵，一则金不能生水，二则水之上源不调影响整体水液输布，导致阴精亏虚。心为君火，君火主动，温煦周身，卦象为离，两阳之中存一真阴，然心火最怕伤及真阴，若心火过盛，或思虑过度而化火扰心，皆可出现心火中真阴亏损，而致周身阴精亏损。

六、处方治疗

根据阴精亏损性疾病病因病机、辨证纲要确定治疗大法，立足于脾肾，兼顾心肝肺胃等脏腑，以沉潜滋阴法、苦甘化阴法、补土生金法、金复生水法、阳中求阴法创拟“五中补元汤”加减治疗阴精不足诸症。本方重在培补中土脾胃，填补元精真阴，兼补五脏之阴，故名“五中补元汤”。

【组成】熟地黄 20 克，白芍 15 克，麦冬 15 克，酸枣仁 45 克，黄精 15 克，石斛 45 克，珍珠母 45 克，生龙骨 30 克，旱半夏 6 克，砂仁 6 克，党参 15 克，炙甘草 10 克。

【方义】方中五脏阴精同补，熟地黄滋肾阴，白芍滋肝阴，麦冬养肺阴，酸枣仁养心阴，黄精补脾阴，石斛滋胃阴。珍珠母、生龙骨质重沉潜，重潜阴精归于五脏。炙甘草一合党参补益中气、健脾养血以补土生金，金复生水；二合麦冬、石斛苦甘化阴，复养五脏；更合白芍、酸枣仁酸甘益阴，益真阴以养君火。于诸阴药中酌加旱半夏、砂仁二味，谨防药物滋腻碍脾之弊，半夏味辛可润，开腠理致津液以通气；砂仁辛温，气味俱升，更寓阳中求阴之意。

【加减】口干明显者，加芦根、沙参、天花粉；兼有气虚者，加黄芪；兼有神志不宁、心烦、寐差者，加柏子仁、茯神、百合；兼有易怒、多梦者，加柴胡、川楝子、焦栀子；兼有阴虚火旺者，加黄柏、知母；兼有肾虚腰酸者，酌加山茱萸、川断、狗脊、炒杜仲、怀牛膝；高血压头痛剧烈者，加川牛膝、地龙引肝气下行；若虚阳上浮，颧红或面热如潮，此乃无根之火上炎，阴虚致真阳不能潜藏，故而上浮，此时可加龟板、牛膝，引虚阳下行，使阳归根，还入肾水；湿浊较重者，加茯苓、白术；汗多者，加桑叶、浮小麦；遗精、梦遗者，加金樱子、山茱萸。

七、典型病案

现举临证中运用五中补元汤加减治疗干燥综合征、阴虚泄泻、慢性萎缩性胃炎、罕见坏疽性脓皮病四则验案。

（一）干燥综合征案

王某，女，48岁，患干燥综合征3年。刻下症：口干，干燥食物需用水送服，口角糜烂反复难愈，双目干涩，鼻干，皮肤干燥，乏力，腰痛，双手关节及膝关节疼痛，纳寐差，小便调，大便干，2～3日一行，舌暗红少苔，舌下络脉瘀血，脉细涩。

处方：五中补元汤加黄芪45克，川断15克，生白术45克，赤芍15克。

【按语】此患者年近七七，天癸将竭，三阳脉衰，真阴不足，五脏之阴精皆失于濡润，故外现诸干燥之象。腰痛、双手关节及膝关节疼痛为真阴不足致筋脉、骨髓失养所致。

（二）阴虚泄泻案

刘某，女，72岁，泄泻3个月余。曾服固涩止泻、温阳健脾等剂无效，后渐出现周身肌肉萎缩，无力行走，家人携其舌象至门诊，代诉其症：周身肌肉萎缩，卧床难起，平素性情急躁易怒，口干甚，大便每日数次且不成形。

处方：五中补元汤，其中麦冬用至60克，佐加天冬20克。

【按语】病腹泻者，医家多以脾湿立论，岂不知阴虚亦可致泻。此肾水衰不制火，令胃土关门不守于上下，故直进而直出也。且肾水不足则肝阴不涵，肝阳虚亢，克伐脾土，状似“痛泻”。土虚又难生金，肾水受生无源，故症只增无减。若不详察病机，见泻即塞，或更佐温阳利湿，更伤阴液，岂有痊愈之理？

（三）慢性萎缩性胃炎案

刘某，男，60岁。患慢性萎缩性胃炎6年，多方求医无果，后因服药过多引起肝脏损伤，合并药物性肝炎。经人介绍后至门诊就诊。刻下症：晨起口干，胃隐痛，胃胀，恶冷食，体瘦，易怒，纳可，寐差，夜尿2～3次，大便不成形，舌下脉络瘀。

处方：五中补元汤加紫苏梗、高良姜、芦根、沙参。

【按语】慢性萎缩性胃炎一病，多以胃阴亏虚为本。胃为燥土，喜润恶燥，又为多气多血之腑，受邪后易燥化，故治疗时应重视恢复胃阴。若患者亦兼寒邪或湿邪，可少佐温胃、化湿之品，然仍需以补养胃阴为要义。

另外，脾以升为健，胃以降为和。养胃阴同时应兼降胃气，如紫苏梗、紫苏子、莱菔子、枳实、白术之属。

（四）罕见坏疽性脓皮病案

王某，男，65岁，坏疽性脓皮病，曾于北京、天津各大医院求医五载无效，渐致下肢、腰部化脓溃烂，不能辗转，入夜痛甚哀号，脓水淋漓，舌燥，脉弦。

处方：内服补中益气合麦门冬汤，外用凤凰油。

【按语】肺主皮毛，脓水日久，肺阴亏虚，皮损难复。真皮坏死，土不生金，脾土生化无力，久之，阴精耗损，病更不愈。

八、小结

阴精是人体生命的本源，是机体各种生理活动的物质基础。阴精亏损性疾病属虚劳病范畴，亦为虚劳病证型之一。先天禀赋不足及生理性衰减、饮食劳倦、五志过极、起居失宜、外感失养等均可消耗阴血、损伤阴精，从而出现多种病理变化。尤以老年人夜间口干口渴、形体消瘦、皮肤粗糙或干燥脱屑、身体关节疼痛为主，亦可见于女子经少或经闭、男子遗精早泄、小儿抽动等疾病。此外，若阳气化生所依靠的物质基础即阴精不足，就会出现畏冷、自汗等阳虚证候。因此，以阳虚为主要病机的虚劳病也必有阴精亏损的一面，补益阴精是治疗虚损性疾病的根本，以五中补元汤为基础兼施益气、温阳、养血等法，标本兼顾，随症加减。

（整理：王婧琳）

养营透表法治疗慢性皮肤病苔藓样变

李鸿涛

苔藓样变是多种慢性皮肤病的终变皮损表现，临床所见为皮肤局限性浸润肥厚，皮沟加深，皮嵴突起，呈多个多角形丘疹，群集或融合成片，表面粗糙，似皮革样，边缘清楚。因疾病缠绵难愈，给患者心理也带来沉重压力，我们以中医理论为指导，通过临床观察和总结，运用养营透表法治疗了多种慢性皮肤病苔藓样变，现将体会初步总结如下。

一、气血失常、升降开阖失调为基本病机

搔抓损伤为诱因，苔藓样变的发生多由于长期皮肤病引起气血郁滞，经络不通，导致气血营养供应不足，皮肤失于濡养，而出现皮肤干燥、瘙痒。临床多表现为痒处皮肤色红，或灼热肿胀疼痛，遇热加重或夏秋季加重；伴有气血亏虚时，脏腑经络乃至皮毛失于温煦，经络寒凝，而见肌肤枯黄干燥，脱屑瘙痒，伴乏力多卧、体倦少语，遇寒加重或冬春季加重。气郁及血，血郁则瘀，瘀血壅滞，不能濡养皮毛，多见皮肤甲错如鱼鳞，色紫或暗如树皮，舌紫暗，脉弦涩不畅。对于皮肤而言，升降开阖失常，内则脏腑之气、气血精微不得外荣，外则风、暑、火、湿、燥、寒六淫之气侵袭不能外达，卫气温分肉、肥腠理、充皮肤、司开阖之职受损，营气耗伤瘀阻而难以供给皮肤，皮肤失于濡养，日久则形成苔藓样变。除以上内因外，苔藓样变还由于各种皮肤病迁延不愈、长期反复搔抓所致，皮肤因发生自我保护性反应而增生，受刺激部位的皮肤因而逐渐增厚，由轻到重，高度角化，最终发生苔藓样变。搔抓损伤使得皮肤气血瘀阻，腠理失

荣，导致苔藓样病变久治不愈。

二、临证验方

苔藓样变的基本病机为皮肤及相应脏腑的气血失调和开阖升降功能失常，因此在治疗中以外病内治为基本原则，以养营活血为主佐以调节升降开阖。在该治则的指导下，拟订养血和营为基本治法，根据病证寒、热、郁的侧重，分别佐以温经活血、清热凉营、调节气机药物；针对脏腑失调，佐以镇静安神、疏肝解郁等药物；辨别致病邪气的兼夹，佐以渗湿解毒等药物。临证根据主要病机寒、热、郁之不同，在四物汤养血和营的基础上进行加减，分别给予养营宣化汤、养营清化汤、养营升降汤治疗。

（一）养营宣化汤

【药物组成】当归 15 克，熟地黄 20 克，川芎 12 克，白芍 15 克，赤芍 15 克，麻黄 10 克，蝉蜕 12 克，红花 12 克，艾叶 10 克，土茯苓 30 克，合欢皮 20 克，首乌藤 30 克。

【主治】营血亏虚，风寒湿郁阻于皮肤，属于寒性的各类皮肤病，或因长期反复发作形成苔藓样变的各类皮癣等。

【临床表现】皮肤瘙痒干燥，少汗或无汗，或伴丘疹色淡，糜烂渗出清稀，皮损苍白，日久状如苔藓，脱屑，舌红苔白，好发于冬春季节或遇冷加重。

【方义】本方乃受李凤林教授养营疏风汤启发所拟。方中四物汤加赤芍养血活血，合营达腠，充养泽肤；麻黄、蝉蜕宣窍疏风，散寒透热逐邪，且熟地黄佐麻黄内资营血，外开玄府，相得益彰；红花、艾叶温通透达，促进营血精微荣养脏腑皮肤；土茯苓渗湿解毒，清热止痒，渗湿而无燥弊；合欢皮、首乌藤解郁消肿，活血养血，镇静安神。全方共奏养血活血、宣肺祛风、利湿解毒、镇静止痒之功。

（二）养营清化汤

【药物组成】当归 15 克，生地黄 20 克，川芎 12 克，白芍 15 克，赤芍 15 克，荆芥穗 10 克，防风 12 克，金银花 20 克，连翘 12 克，土茯苓

30克，合欢皮20克，首乌藤30克。

【主治】营血亏虚，风湿热郁阻于皮肤，属于热性的皮肤病，或因长期反复发作形成苔藓样病变的各类皮癣等。

【临床表现】皮肤瘙痒干燥，汗出痒甚，丘疹色红赤，糜烂出血，渗液黏腻，皮损红绛，日久状如苔藓，脱屑，舌红赤，苔白腻或黄腻，好发于夏秋季节或遇热加重。

【方义】本方乃受方药中教授丹鸡银翘饮启发所拟。方中将四物汤中的熟地黄易生地黄加赤芍，凉血清热，养阴生津，活血润肤；荆芥穗、防风辛温散风，透表止痒；金银花、连翘清热凉血，透热转卫，解毒达表，使肌表及血分之热外散。全方养血活血，清热祛风，利湿解毒，镇静止痒。

（三）养营升降汤

【药物组成】当归15克，熟地黄20克，川芎12克，白芍15克，赤芍15克，蝉蜕10克，僵蚕12克，姜黄15克，熟大黄6克（后下），土茯苓30克，合欢皮20克，首乌藤30克。

【主治】气机郁阻、气机升降失常导致的各类皮肤病，或因长期反复发作形成苔藓样病变的各类皮癣等。

【临床表现】皮损日久不愈，瘙痒、干燥脱屑，或糜烂渗出，或丘疹风团反复发作，情绪不畅，舌红苔白或腻，脉弦涩，失眠或情绪波动时加重。

【方义】本方是在升降散的基础上加减而成。方中四物汤加赤芍养营补血滋阴；升降散中蝉蜕、僵蚕辛凉透散，气味轻浮而升阳中之阳，疏风除湿，清热解郁；姜黄、大黄苦泄辛通，气味重浊降阴中之浊阴，且能活血化瘀，通达经络，联合蝉蜕、僵蚕升降透达，通和内外。全方养血活血，升降解郁，利湿解毒，镇静止痒。

三、典型病例

患者，男，12岁，2016年1月31日初诊。

主诉：全身红色丘疹伴瘙痒、渗出反复发作4个月余。

现病史：患者2015年8月随学校夏令营后，全身反复发作如花生米大小红色丘疹，腰以下较重，伴有瘙痒、糜烂和渗出，3～5天后瘙痒减轻，丘疹消退，遗有黑褐色色素沉着。

刻下症：皮肤粗糙，发生苔藓样病变，伴有烦躁、瘙痒、多汗，舌暗苔白，脉沉弦细数。

诊断：湿疹。

辨证：营血亏虚，湿热郁滞。

治法：养营透表，清热凉血，利湿解毒，安神止痒。

处方：养营清化汤加减，当归15克，生地黄8克，熟地黄8克，炒白芍8克，川芎6克，丹参12克，鸡血藤15克，金银花12克，连翘8克，萆薢6克，土茯苓12克，地肤子6克，僵蚕10克，薏苡仁12克，牛膝15克，合欢皮10克，首乌藤15克，桑白皮12克，地骨皮12克，生姜3片。28剂，日1剂，水煎服。

二诊（2016年2月28日）：瘙痒减轻，皮肤黑色素沉着，舌暗苔白，脉沉弦数。前方去地肤子、僵蚕，加赤芍10克，茵陈6克，白花蛇舌草8克。14剂，日1剂，水煎服。

三诊（2016年4月3日）：瘙痒全除，舌红苔薄，脉沉滑数，疹色暗褐，未有新发疹点。前方去萆薢、土茯苓、丹参，加败酱草20克，白芷10克，皂角刺10克，牡丹皮12克。20剂，日1剂，水煎服。

随访：以上方加减，患者间断服药至2016年8月8日，未有新发痒疹出现，苔藓样病变好转。

【按语】此例患者在感受湿热之邪后发病，发病后病势缠绵，皮损丘疹瘙痒，因反复搔抓后，皮损增厚，部分呈苔藓样变。处方在养血和营的基础上，注重凉血活血、清热解毒、渗湿止痒。方中金银花、连翘可以起到疏风凉血、透热消疹的作用，可引血分郁热、湿热之邪外达。本例患者因湿热偏重于下焦，故加重萆薢、地肤子、茵陈、败酱草、白花蛇舌草等渗湿解毒之品的用量，并佐以牛膝引药下行，加用桑白皮、地骨皮，仿泻白散之意，除太阴肺经留风客热，以期拔除病根。二诊因患者瘙痒减轻，认为此为“风象”渐轻，故去地肤子、僵蚕等祛风解毒之品，又因患者舌苔较白，故又增加茵陈、白花蛇舌草增强利湿解毒之力，加赤芍以增强原方活血和营之效。三诊时，因症状大半已愈，故去渗湿解毒之品，以防伤阴，加白芷、皂角刺疏风解毒，美白祛斑，以消除黑色素沉着。方证相合，故收良效。

小柴胡汤在皮肤科应用案例分享

张广中

笔者在临床中应用最多的方剂属柴胡类方，如小柴胡汤、四逆散、逍遥散、血府逐瘀汤等。小柴胡汤是《伤寒论》中治疗少阳病要方，也是《方剂学》和解剂主方。历代医家都特别重视小柴胡汤在临床中的应用，其应用广泛，可用在各科疾病的治疗中。

现通过以下两个案例来介绍笔者在临床中应用小柴胡汤加减或合方治疗皮肤病的一些体会。

【案一】

患者男性，21 岁，北京中医药大学大三学生，家住北京。

2018 年 6 月 1 日，患者坐地铁回家的途中感觉疲乏无力，平素即喜食荤，当日又多食鱼肉，凌晨 12 时，自觉鼻涕多、鼻后滴漏严重，痰多，白黏痰，鼻咽部有灼热感，舌胖大偏红，苔白腻。该患者是医学生，家中祖传中医，祖父、母亲都是中医医生，患者本人平时也会回浙江老家给周围人治病，遂自行口服桑菊感冒片、复方鲜竹沥液，服药后症状稍有缓解。（从其舌胖大偏红、苔白腻可见有湿、有热，脉浮数，浮为表，数为热）

2018 年 6 月 2 日晨起自觉疲乏无力，精神不振。午饭食物较油腻，后午睡至下午 4 时。醒后觉头目眩晕，发热，周身疼痛。晚上 8 时测体温 38.2℃。身痛、发热、流涕为表证，于是患者以主治太阳阳明合病的麻杏石甘汤加减为方，组成如下：生麻黄 3 克，连翘 10 克，茯苓 15 克，生甘草 10 克，生石膏 30 克，桑白皮 10 克，地骨皮 10 克，荷叶 10 克。晚上 9 时服药后开始大汗出，1 小时后体温降至 37.2℃。更服一次，凌晨 24 时体温降至正常36.8℃，自觉无明显不适，即入睡。

2018年6月3日，晨起体温37.5℃，症状如昨日，周身酸痛，又按前方服用1剂，体温降至36.9℃，仍有恶心呕吐感，自觉疲乏无力。中午12时，症见头晕，发热，肌肤疼痛，无痰，面额部、颏部、手背部出现水疱，舌胖大偏红，苔白腻，脉浮数。遂于国医堂就诊，医生仍予麻杏石甘汤加减，服药后半夜大汗淋漓，热退，但头痛欲裂。

2018年6月4日，晨起热势反复，中午12时体温38.5℃，皮疹较前明显增多，以面部、颈部、手背部为主，约10余个水疱，颜色浅红、晶莹透亮、基底色红，皮疹处无不适，头晕头痛难忍，口干，咽痛（口干是为阳明，咽痛是为少阳，头痛考虑为太阳，所以按六经辨证的话，此时应属于太阳、少阳、阳明三阳合病）。患者认为是水痘，遂于北京中医院皮肤科急诊就诊，诊断为水痘。予桑菊饮合银翘散加减，连翘15克，金银花15克，桔梗3克，薄荷10克，淡竹叶9克，生甘草10克，荆芥穗10克，淡豆豉10克，牛蒡子15克，芦根30克，桑叶10克，菊花10克，苦杏仁6克，板蓝根15克，天花粉10克，桑白皮15克。服药之前二便正常，服药当天夜里腹泻数十次，小便色黄，头痛减轻，但皮疹迅速增多，由之前的淡红色皮疹变为深红色，痒痛难忍，恶寒发热，寒热往来（此时还应属于三阳合病）。

2018年6月5日，仍服银翘散合桑菊饮加减方，高烧不退，体温徘徊在38℃到38.5℃之间，皮疹从头面部迅速蔓延至胸腹、双下肢、脚掌，而且出现了脓疱，阴囊、腋下、口腔、鼻腔也有类似皮疹，结膜充血红肿，痛痒难耐。尤其下午体温升高时，全身痒感加重，畏寒，入夜后皮疹如同要裂开、流脓，咽痛加重，口干极重，难以言语及进食，有少许白黏痰，扁桃体充血，一日腹泻数十次，小便黄，精神差难以思考，目痛难以视物（这是特别典型的三阳合病，发热恶寒、周身痒痛属太阳，口干欲饮属阳明，咽痛、纳差、恶心、精神差属少阳，但治疗上以治疗热证的方药为主，所以效果不佳）。

2018年6月6日，患者周身不适，难以忍受，于晚上10时联系我，当面诊察后，予柴胡桂枝汤加石膏，北柴胡24克，黄芩9克，北沙参15克，炙甘草9克，生姜9克，大枣9克，清半夏9克，桂枝9克，赤芍9克，生石膏60克（先煎），生薏苡仁15克，败酱草15克，桔梗9克，枳壳9克。

2018年6月7日凌晨1时服药1次，后每6小时服1次。至6月8日下午2时3剂服完，无新发皮疹，原有皮疹色泽转暗，痛痒感大减，无恶寒，体温降至37.2℃，咽干、咽痛大减，腹泻由日10余次降为3～4次，小便清，鼻塞，舌紫绛，苔白腻燥，予竹叶石膏汤加减。

2018年6月8日服用新方后自觉咽痛口干好转六成，入睡极易。至6月10日基本痊愈，口干咽痛基本缓解，食欲好转，无鼻塞、脓血涕，无痰，体温在37℃以下，二便调，皮疹缩小，部分结痂，舌淡红，苔白腻厚。后予《医宗金鉴》柴胡清热饮加减。

2018年6月10日至6月15日，体表痘疹脓疱慢慢结痂，瘙痒，以积雪苷软膏外涂。

2018年6月16日，结痂基本脱落，瘙痒难以入睡，嘱口服血府逐瘀口服液。

2018年6月20日，患者外出晒太阳后，全身结痂处有蚁行感，瘙痒烦躁，周身乏力，彻夜难眠，烦躁欲死，予桂枝麻黄各半汤。服药1次烦躁即减轻，3剂以后，基本痊愈。

三阳合病，既不能单用汗法解表，也不能单用下法，而要从少阳用和法来治疗。和法即柴胡剂，以小柴胡汤为代表，如果太阳少阳合病就用柴胡桂枝汤，如果少阳阳明合病就用大柴胡汤，临床一般小柴胡汤应用更多。

柴胡剂退热效果非常好。该患者是三阳合病，方用柴胡桂枝汤加石膏，生石膏用到60克，因患者口干至极，且口渴思饮，皮疹以水疱和脓疱为主，所以用生石膏清阳明热盛，然后用小柴胡汤和解少阳，桂枝、芍药解太阳之表，加薏苡败酱散解毒排脓。生薏苡仁和败酱草在皮肤科为常用药，生薏苡仁性凉，利湿解毒祛湿热，败酱草清热解毒。咽痛加桔梗，胃部不适加枳壳以理气。此方相当于小柴胡汤加石膏、薏苡败酱散、桔梗合四逆散加粳米。因为方中石膏用量较大，石膏辛寒，走散，寒凉败胃，患者本有食欲不振，为了固护胃气，加粳米保护胃黏膜。全方共15味药，5、10、15都为“土”数。在河图里，“天五生土，地十成之”，所以5和10是“土”数，在用药时，5克、10克、15克或者5味、10味、15味这样的剂量和味数，有调护中土的作用，这相当于把中华“术数”文化融入方药的剂量和味数里。

《伤寒论》中煎法，都是煎1遍，所以本方我也让患者煎1遍。7碗水，约1.4 L，煮取3碗，约600 mL，日服3次。该患者发热，水痘病毒感染发展迅速，嘱其每4～6小时服用1次，待体温正常再延长服药间隔。

外用药的选择方面，红肿无渗出处用炉甘石洗剂，有脓疱处用院内制剂甘草油清洗。糜烂、渗出、脓疱千万不要用水清洗，容易加重感染，需要用油调剂进行清洁，有生肌长肉的作用。如果脓液较多，可薄涂一点复方化毒膏。

竹叶石膏汤为《伤寒论》中的最后一个方子，用于热病后期，清热养阴，攻补兼施，扶正祛邪并重。对于此患者，用竹叶石膏汤加薏苡败酱散，加强排脓之力，因红肿减退故将方中石膏改为30克。该患者有脓涕，故用苍耳子通鼻窍。苍耳子是治疗鼻窦炎常用药，有小毒，用量不宜大，一般为3～6克。赵炳南先生经验方苍肤洗剂里就用到了苍耳子。

外感患者，只要有感染，如炎症性皮肤病，必须禁食肉、蛋、奶等动物蛋白。很多人宿根脾虚痰湿，或为痰饮水湿之体，动物蛋白在人体中要消耗大量蛋白酶来消化，若此时饮食油腻，外邪内饮相合，易使急性病变为慢性病，反而留下病根。所以对于热证患者，一定要清淡饮食。

水痘具有传染性，通过呼吸道传染，当水疱结痂时就失去传染性了。柴胡剂有疏通气机的作用，腻苔患者服用柴胡剂后，气机通畅，腻苔也随之好转。6月10日后，该患者皮疹好转、热退、痒痛减轻，改用《医宗金鉴》柴胡清热饮来调理。柴胡清热饮是热病后期调理的方子，柴胡和解少阳，麦冬养阴，知母滋阴清热，灯心草解毒，血分药有生地、赤芍以及凉血药。患者服药后，疗效甚佳，共服6剂。从6月10日到6月15日，体表痘疹脓疱慢慢结痂，诸症均有好转，但开始出现瘙痒。皮疹愈合过程中的痒感应是皮肤以旧换新、气血通畅、生发所致。如银屑病在皮损消退过程中反而瘙痒会加重，这时无须紧张，这是人体皮肤恢复的一个标志。

该患者水痘脓疱特别大，愈后易形成瘢痕，对皮肤外观有影响，故建议他用具有治疗瘢痕作用的积雪苷软膏。

6月16日结痂脱落，患者瘙痒难耐，不能入睡。考虑为气血新生，故予调气血之血府逐瘀口服液。血府逐瘀汤中有桃红四物汤养血活血，四逆散调气、舒畅气机，全方即桃红四物加四逆散，再加引气上行之桔梗、引血下行之牛膝，使气血通畅。血府逐瘀汤为治疗血分药，中午 11 时心经主令，所以在中午 11 时服用能够发挥最佳的效果。服用一段时间后，痒感大减，精神矍铄，更胜从前。

6 月 20 日患者外出晒太阳，结果全身结痂处蚁行感，瘙痒难忍，彻夜难眠，烦躁欲死。《伤寒论》提到“身必痒，以其不能得小汗出”，用桂枝麻黄各半汤。疾病不一定按太阳→少阳→阳明依次传变，如太阳直接到阳明，太阳直接到三阴，少阳直接到三阴，有可能这样传变。该患者在传变过程结束的时候，又出现了表证瘙痒，无其他不适，所以用桂枝麻黄各半汤发表。瘙痒形成的原因是晒了太阳以后，外界的热与体内的气血里外相合，把病邪隔绝在体表，故“火郁发之”，用桂枝麻黄各半汤把病邪通过宣发腠理的方式发散出去。方中用赤芍而不是白芍，因为赤芍既能收敛，又可养血。有些人临床忌惮使用麻黄，因为麻黄发汗，通腠理作用较强，只要按原方里的组成来用，是安全的。比如桂枝麻黄各半汤，麻黄发散，杏仁润肺、通降肺气，一收一散，杏仁能够避免麻黄发散太过，就不会出现太大的问题。患者服药 1 次即烦躁大减，3 剂后，痂褪病愈。

概言之，该患者为成人水痘，是病毒感染所致，发热重，皮疹广泛而严重，水疱大，脓疱多，始用解表法无效，改和法后才慢慢好转。后期用竹叶石膏汤、柴胡清热汤来进行治疗；出现气血新生的表现，用血府逐瘀汤疏通气血；最后皮肤瘙痒用桂枝麻黄各半汤治疗。通过此案例分享以下心得：用药时，一定要遵从《伤寒论》的原方，遇到少阳证则用和法来治疗，但是太阳少阳阳明合病，单用汗法、下法都不可以，要治从少阳，在少阳和解的基础上再用汗法、下法。

病毒疹一年四季都可见到，特点是全身皮疹伴发热，水痘就是病毒疹的一种。如患者畏光，出现柯氏斑，有可能是麻疹，临床表现多呈弥漫性的针尖样大小丘疹。

关于传染病发热和起疹的顺序，流传一个口诀：“水仙花，莫悲伤。”水即水痘，发热 1 日以后起疹；猩红热发热 2 日后起疹；天花发热 3 日起疹；莫即麻疹，发热 4 日后起疹；悲是斑疹伤寒；伤是肠伤寒，发热五六天起疹。猩红热是细菌感染，血常规检查中性粒细胞及白细胞偏高，而病毒感染是白细胞不高、淋巴细胞增高，必要时可以通过实验室检查来进行诊断和鉴别诊断。

治疗发热性的皮肤病，柴胡剂应用较多，如小柴胡汤、柴胡桂枝汤、大柴胡汤等，尤其是小柴胡加石膏汤。柴胡有退热的作用，但用量要大，小剂量的柴胡退热效果不好。在《伤寒论》小柴胡汤原文中，柴胡用8两，以3克为1两换算为24克，所以要想用柴胡剂来退烧，柴胡至少要用24克，且每4～6小时服1次，24小时可服用2～3剂药，直到症状缓解再根据情况调整药方。方中石膏辛寒，可清无形之热，张锡纯用石膏量大，最多用到1斤（500克），我在治疗发热的病人时至少用到30克，在这位患者用了60克。清有形之热用三承气汤，即调胃承气汤、小承气汤和大承气汤，但如果热结在气分，则用石膏剂，即白虎汤，或者白虎加人参汤。石膏除了具有清阳明热的作用外，还有化斑的作用，化斑汤（《温病条辨》）即是白虎汤加减。如何鉴别热在气分还是热已入营血？红斑按之褪色，多数气分有热，可用白虎汤、化斑汤等石膏类方治疗；红斑压之不褪色，多属于血分有热；斑色紫暗者属血瘀；白斑属气滞或气血不和。如果没有热，生石膏用10～15克，有热则一定要用到30克以上，儿童和老年人也可使用，中病即止。生石膏用量大时，需要加粳米，粳米有保护黏膜的作用，可防石膏寒凉损伤脾胃，还可以用生薏苡仁或山药。

经方的煎服法特别的重要，前文提到大部分经方只煎1次，在《伤寒论》中生石膏也没有先煎，所以我使用时一般浸泡半个小时以上，再与他药同煎。如果原方里有生姜和大枣，必须要加。生姜辛热，散胃水，走表，还有止呕的作用，切片煎服；大枣煎煮时一定要掰开。医生一定要告知病人煎药的注意事项，这个细节很重要。

服药期间的饮食禁忌也很重要，服桂枝汤后的禁忌也适合大多数服用中药的病人，即忌生冷、黏滑、肉面、五辛、酒酪、臭恶等物，这些食物会影响消化吸收以及药物的功效，一定要注意。

带状疱疹是皮肤科常见病，引起水痘和带状疱疹的是同一种病毒，叫作水痘-带状疱疹病毒。该病毒具有嗜神经和皮肤的特性。儿童或成人第一次感染水痘-带状疱疹病毒发病，发为水痘，但有的人感染后不发病，属于隐性感染。无论是发为水痘还是隐性感染后，病毒则潜伏于脊神经后根或神经节的神经元内，当宿主免疫力降低时，潜伏的病毒就活动繁殖，并沿神经纤维传播到皮肤，使受侵犯的皮肤和神经发生炎症或坏死。带状疱疹皮疹特点是沿周围神经单侧分布，在红斑基础上有簇集性水疱；还有播散型，即全身均出现皮疹；顿挫型是只有局部疼痛但不出皮疹，后两种少见。

【案二】

患者女性，85岁，带状疱疹。

该患者于2018年9月因“右胸背疼痛3周，起疹2周”就诊。曾用骨痛贴膏治疗未见明显缓解。患者平素畏热，汗多（为阳明体质，易患阳明病），口干口苦，纳寐可，大便日一行，质可，小便频急，舌绛红，舌下脉络紫，苔白腻，脉弦滑（口干欲饮为阳明热，口苦少阳多见，舌绛红说明热已入里，苔白腻有湿，舌下脉络紫有瘀，脉弦为病在少阳，故为少阳阳明合病）。

该患者20年前曾患带状疱疹，经过治疗后痊愈。带状疱疹具有自限性，一般愈后可获终身免疫，但年老体弱、免疫力低下者容易反复得带状疱疹，如恶性肿瘤放化疗的病人容易反复的得带状疱疹，有自身免疫性疾病服用免疫制剂导致免疫力下降以后，也容易反复得带状疱疹。

该患者口干、小便频急，为五苓散证。五苓散证主要有两个症状，一个是口干欲饮，但饮后即吐，另一个是小便不利。五苓散还可用于水土不服，到异地他乡后呕吐、腹泻者。

本患者治疗以柴苓汤为主，加生石膏、生薏苡仁和败酱草。柴苓汤即小柴胡汤合五苓散，柴苓汤合薏苡败酱是我临床治疗带状疱疹常用的方子，若口干欲饮加生石膏。带状疱疹是病毒感染，薏苡败酱有清热解毒的作用，加生石膏30克可清阳明热。这位老年患者虽然85岁，仍用到30克石膏，是因为方中用了生薏苡仁固护脾胃，而白术、大枣也有健脾胃的作用。

这类疾病首诊一般要求患者服药3天复诊，这位患者因为假期原因于1周后复诊，诉服药后疼痛减九成，口干大减，无口苦，仍小便频急，舌下络脉瘀紫。予前方去生石膏，加赤芍。

三诊患者疼痛基本缓解，无口干口苦，畏热好转，仍有汗出，舌下络脉瘀紫，予血府逐瘀汤。

临床治疗带状疱疹，笔者常以柴胡剂为主，若口干口苦、便秘、体质壮实，一般用大柴胡汤加减，亦常用五苓散，即使没有出现五苓散证。带状疱疹出现神经痛是因为病毒繁殖导致脊髓神经根的炎性水肿，甚至神经根的水肿坏死，所以有的患者疼痛持续数年。若疼痛3个月以上则称为带状疱疹后遗神经痛，很难恢复，给患者带来极大痛苦，属医学难题。因此在带状疱疹早期，尽快解除神经根水肿，避免出现神经根坏死，神经疼痛就能够很快减轻直至痊愈。五苓散可以调节全身水液代谢，能有效改善炎症部位的水液代谢，解除神经根水肿，所以带状疱疹患者无论是否有五苓散证，都可用五苓散以减轻神经水肿，这应该属于局部辨证和微观辨证。一般治疗两三周，基本痊愈，再用血府逐瘀汤调整气血。但如果疼痛依旧明显，呈阵发性，是为风象，常用柴胡剂加牵正散来治疗。牵正散主治面瘫，中风中经络，若带状疱疹的疼痛表现出这种风象，也可用牵正散治疗神经痛，效果很好。有时还会用到大黄附子细辛汤，附子和细辛性温，附子能温通十二经，所以用大黄附子细辛汤来治疗寒实，如患者几日不排便亦无所苦，排出大便不臭，就是寒实便秘，用大黄去实，附子、细辛祛寒。“瓜红草”，即瓜蒌、红花、甘草，也是治疗带状疱疹特别好用的方子。芍药甘草汤，缓急止痛，也可酌情使用。当然治疗带状疱疹也要遵循《伤寒论》“观其脉证，知犯何逆，随证治之”的原则，因为临床上各种方证都可能出现，如老年人寒重为真武汤证者则用真武汤，即“有是证用是方”。

外用药方面一般皮损红肿用炉甘石洗剂，或者雄百洗剂（百部和雄黄散），或者梅花点舌丸醋调外涂。

以上是笔者使用柴胡类经方治疗病毒感染的两种皮肤病的案例，一是水痘，一是带状疱疹，中间重点强调了中药的煎服法和服药期间的禁忌。这两个病例都属于急性病，在临床上如果辨证准确，中药治疗急性病效果很好，中医并不是慢郎中。

作为中医人，我们共同努力，一定要建立中医的自信，苦练基本功，学好经方，用好经方，更好地为患者服务。

桂枝汤应用体会

张连歧

桂枝汤为群方之冠，临床上最为常用。《伤寒论·辨太阳病脉证并治》曰：“太阳中风，阳浮而阴弱。阳浮者，热自发；阴弱者，汗自出。啬啬恶寒，淅淅恶风，翕翕发热，鼻鸣干呕者，桂枝汤主之。”

太阳证分为太阳中风、太阳伤寒。太阳伤寒是实证，用麻黄汤；“太阳病，发热、汗出、恶风、脉缓者”为太阳中风，是表虚证，用桂枝汤。桂枝汤证有一个最主要的特点，即自汗出，所以在临床中凡是见到自汗的患者首先要想到桂枝汤。临床上自汗属桂枝汤证者居多，但并不是所有的自汗都用桂枝汤，还有玉屏风散（黄芪、白术、防风），主治表虚、气虚之自汗，而桂枝汤之自汗属营卫不调。

桂枝汤（桂枝、白芍、生姜、大枣、炙甘草）里可见桂枝甘草汤和芍药甘草汤。桂枝甘草汤温通心阳，“发汗过多，其人叉手自冒心，心下悸，欲得按者，桂枝甘草汤主之”；芍药甘草汤缓急止痛，“伤寒，脉浮，自汗出，小便数，心烦，微恶寒，脚挛急，反与桂枝汤欲攻其表，此误也。得之便厥，咽中干，烦躁吐逆者，作甘草干姜汤与之，以复其阳。若厥愈足温者，更作芍药甘草汤与之，其脚即伸”。

有一位冠心病、心绞痛患者，用瓜蒌薤白半夏汤、生脉饮治疗，活血化瘀效果总不能达到预期，最后加温通心阳的桂枝甘草，效果立竿见影。桂枝通阳化气，但是使用时桂枝甘草有比例关系，在《伤寒论》中桂枝甘草的比例是 2∶1。所以在治冠心病、心绞痛、胸痹时，可以加一点桂枝温通心阳，通阳化气。

芍药甘草汤缓急止痛，“脚挛急”者用芍药甘草汤。另有一位同是中医的老先生腿抽筋，吃了很多药都不能缓解，我让他加芍药甘草，见效。凡是遇到腿抽筋，都可用芍药甘草汤。张仲景在《伤寒论》里对于胸阳不振、阳虚、脾虚者不主张用芍药，但对于老年人下肢凉伴有抽筋者，可用芍药甘草附子汤，为芍药甘草加附子，寒重可加二仙汤。

桂枝汤中五味药，包含了辛甘通阳和酸甘化阴。方中桂枝配生姜辛甘发散通阳，芍药配大枣酸甘化阴。桂枝汤为治疗表证常用方，但是通过多年临床看，其在外可调和营卫，在内可调和脾胃。小建中汤就是在桂枝汤的基础上加减而来，仲景在《伤寒论》里桂枝用的极多。桂枝汤主症为自汗，脉缓，热象不显，凡是遇到自汗、畏风、脉缓者，首先就要考虑桂枝汤，如有人用桂枝汤加减治疗围绝经期综合征的烦热汗出。

《伤寒论·辨太阳病脉证并治》云：“病常自汗出者，此为荣气和，荣气和者，外不谐，以卫气不共荣气谐和故尔。以荣行脉中，卫行脉外，复发其汗，荣卫和则愈，宜桂枝汤”“病人藏无他病，时发热，自汗出而不愈者，此胃气不和也，先其时，发汗则愈，宜桂枝汤”。《灵枢·营卫生会》曰：“人受气于谷，谷入于胃，以传与肺，五脏六腑，皆以受气。其清者为营，浊者为卫，营在脉中，卫在脉外，营周不休，五十度而复大会，阴阳相贯，如环无端。”《灵枢·本藏》曰：“卫气者，所以温分肉，充皮肤，肥腠理，司开阖者也。志意者，所以御精神，收魂魄，适寒温，和喜怒者也。是故血和则经脉流行，营复阴阳，筋骨劲强，关节清利矣。卫气和则分肉解利，皮肤调柔，腠理致密矣。”

一、临床应用桂枝汤经典医案

（一）桂枝汤治疗围绝经期综合征验案

李某，女，53岁。每日两三次发热汗出之症，阵阵发作。病程1年，饮食二便尚可。曾按阴虚发热治疗，服药20余剂无效。切其脉缓软，视其舌淡苔白，遂辨为营卫不和之证。夫营卫者，阴与阳也。营卫谐和，则营阴来济卫阳，热则不发，卫阳来护营阴，汗则不出。今营卫不和，各行其是，两者不相济，故时发热而自汗出。治当调和营卫，和其阴阳，使营

卫相依则病愈。为疏桂枝汤方，服后取微汗而愈。（摘自刘渡舟《伤寒论十四讲》）

解析：桂枝汤服法需要注意，服完以后要喝热粥，使微汗出，微微似有汗，不可大汗淋漓；如果服用1剂无效，小促其间更服之，一日一夜可服至两三剂。提示治疗外感病时，不能依照平时服药方法，1剂药每日2次，这样往往会贻误病情。《伤寒论》讲疾病传变，温病亦讲传变，如果表证不解，化热入里，可能很快从太阳传变到少阳，也可能传变至阳明，虚弱者可直入少阴。治疗感冒则应遵循张仲景桂枝汤这条服法，若1剂药后未发汗，隔2～3小时还可再服，一日内可服两三剂药；服药以后进食热粥或热水，助药力发汗，以微微似有汗为度，不要大汗淋漓。

对此我曾有自身的治疗经历：一次感冒，自觉畏寒、身冷，盖衣被无缓解，测体温38℃多，家中有同仁堂感冒清热冲剂和藿香正气片，我给自己辨为风寒感冒，服感冒清热冲剂每次2袋，藿香正气片每次12片（说明书中为每次6片）。《伤寒论》桂枝汤中芍药三两按现剂量换算为45克，用量远远超过成药中的剂量，故我加大了药量，且每2个小时服药1次。从中午到晚上共服6袋感冒清热冲剂，6次藿香正气片，喝了些白开水，晚上即愈，第2日正常上班，这就是遵循仲景桂枝汤服法。所以在治疗感冒时，不用遵循1日1剂，每日2次，可1日2剂、3剂，也可1剂3次、4次、5次。

（二）桂枝汤治疗荨麻疹验案

患者，男，60岁，患荨麻疹，瘙痒钻心难耐，数月不愈。切其脉浮而缓，并见汗出恶风之症，视其舌苔白润。辨证：风邪稽留肌腠，营卫失和之“风疹”。治法：祛风，调和营卫。处方：桂枝汤。药后啜粥取汗，则痒止疹消，脱皮屑盈掬。（摘自刘渡舟《伤寒论十四讲》）

解析：皮肤科医生遇荨麻疹首先想到祛风止痒。刘渡舟治该患者汗出、恶风、脉浮缓，用桂枝汤，药后啜热粥，则痒止疹消，脱皮屑盈掬。我也曾用桂枝汤加减治疗荨麻疹和其他一些疾病，都是以汗出、恶风、脉缓为主症。

（三）桂枝汤治疗汗出偏沮验案

孙某，男，39岁。患者左半身经常出汗，右半身反无汗，界限分明，脉缓而略浮，舌苔薄白。辨证:《素问·阴阳应象大论》载“左右者，阴阳之道路也”，此证脉浮而缓，为虚风在经，荣卫不调，左右气血不和，以致阴阳乖戾而为病。治法：解肌发汗，调和阴阳，调理气血。处方：桂枝汤。服后啜粥取微微汗，从此病获愈。（摘自刘渡舟《伤寒论十四讲》）

解析：刘渡舟认为该患者也是营卫不和，阴阳之道路、营卫不调，左半身汗出右半身无汗。王清任认为汗出偏沮是中风的先兆，用补阳还五汤。此案中病人，刘老是用桂枝汤治愈，并没有提到桂枝汤治疗中风。中风即西医学脑卒中，分为缺血性脑卒中和出血性脑卒中。在临床我们遇到这样的患者，还是需要考虑中风的可能性。

（四）曹颖甫治疗外感验案一

余尝于某年夏，治一同乡杨兆彭病。先，其人畏热，启窗而卧，周身热汗淋漓，风来适体，乃即睡去。夜半，觉冷，覆被再睡，其冷不减，反加甚。次日，诊之，病者头有汗，手足心有汗，背汗不多，周身汗亦不多，当予桂枝汤原方：桂枝3钱，白芍3钱，甘草1钱，生姜3片，大枣3枚。又次日，未请复诊。后以他病来乞治，曰:“前次服药后，汗出不少，病遂告瘥。药力何其峻也？”然安知此方乃吾之轻剂乎？（摘自清末民初伤寒大家曹颖甫《经方实验录》）

（五）曹颖甫治疗外感验案二

湖北人叶君，住霞飞路霞飞坊。大暑之夜，游大世界屋顶花园，披襟当风，兼进冷饮。当时甚为愉快，顷之，觉恶寒，头痛，急急回家，伏枕而睡。适有友人来访，乃强起坐中庭，相与周旋。夜阑客去，背益寒，头痛更甚，自作紫苏生姜服之，得微汗，但不解。次早乞诊，病者被扶至楼下，即急呼闭户，且吐绿色痰浊甚多，盖系冰饮酿成也，两手臂出汗，抚之潮，遂疏方，用桂枝4钱，白芍3钱，甘草半钱，生姜5片，大枣7枚，浮萍3钱。加浮萍者，因其身无汗，头汗不多故也。次日，未请复诊。某

夕，值于途，叶君拱手谢曰："前病承一诊而愈，先生之术，可谓神矣！"（摘自清末民初伤寒大家曹颖甫《经方实验录》）

解析：当时桂枝可能比现在的桂枝药力强，现在用1剂桂枝汤很难治愈感冒。过去有个说法："冬用麻黄，夏用浮萍。"所以这里曹颖甫先生用了浮萍。

（六）曹颖甫治疗脑疽病医案

闸北有一老妇，其子服务于邮局。妇患脑疽病，周围蔓延，其径近尺许。启其所盖膏药，则热气蒸蒸上冒。头项不能转侧。余与余鸿孙先生会诊之，三日不见大效。四日诊时，天色已晚，见病者伏被中，不肯出。询其故，侍者曰，每日此时恶寒发热汗出。余乃悟此为啬啬恶寒、翕翕发热之桂枝汤证，即用桂枝5分，芍药1钱，加姜草枣轻剂投之。次日，病大减。遂逐日增加药量，至桂枝3钱，芍药5钱，余三味亦如之，不曾加他药。数日后，竟告痊愈。（摘自清末民初伤寒大家曹颖甫《经方实验录》）

解析：脑疽，病名出宋代李迅《集验背疽方》，又名"对口""脑后发""项中疽"，指生于脑后枕骨之下，大椎穴之上的痈疽，多因湿热毒邪上壅，或阴虚火旺，或肾阴亏损所致。初起红肿疼痛，脉洪数有力，易溃易敛，为阴精消涸，《灵枢》名为脑烁。若毒邪壅盛，可成陷证。

脑疽亦可用桂枝汤。用桂枝汤原因就是症见发热、汗出、恶风、脉缓。此案提示我们问诊要详细，观察亦要仔细，如果不追问这个病患"伏被中，不肯出"的原因，那就错过了"每日此时恶寒发热汗出"这一重要表现。

曹颖甫先生辨证考虑是桂枝汤证，桂枝辛温，痈疽而用热药，为了保险起见，故先轻剂投之。开始药量较小，用桂枝5分，芍药1钱，芍药和营，第二天病情好转，遂逐日增加药量，非常慎重，最后加至"桂枝3钱，芍药5钱，余三味亦如之"，数日后病愈。

这则医案给我们一个启示，即用桂枝汤就要抓住其主症，即发热、汗出、恶风、脉缓，汗出为第一位。该患者痈疽，一般首先会想到清热解毒，但因为该患者"恶寒发热汗出"，曹老即予桂枝汤。所以在临床中遇到汗出者，应首先想到桂枝汤。这么复杂的病证用桂枝汤都能治好，只要辨证准确就会有效。

二、桂枝汤加减方简介

（一）桂枝加葛根汤

《伤寒论·辨太阳病脉证并治》曰："太阳病，项背强几几，反汗出恶风者，桂枝加葛根汤主之。"方即桂枝汤加葛根四两。葛根功效：①解肌祛风；②活血通脉，主治项背强几几，为仲景一大贡献；③生津液，有滋润经脉、缓解拘急的作用。《神农本草经》记载葛根主治"消渴，身大热，呕吐，诸痹"。

李东垣《内外伤辨惑论》曰："肩背痛不可回顾者，此手太阳气郁而不行，以风药散之。脊痛项强，腰似折，项似拔，此足太阳经不通行，以羌活胜湿汤主之。"羌活胜湿汤也可用于脊背强痛。"反汗出恶风者"，用桂枝加葛根汤，无汗用葛根汤。

（二）桂枝加附子汤

《伤寒论·辨太阳病脉证并治》曰："太阳病，发汗，遂漏不止，其人恶风，小便难，四肢微急，难以屈伸者，桂枝加附子汤主之。"

临床见大汗淋漓、阳气虚者，用桂枝加附子汤。有一个典型病例，该患者腰椎间盘术后，疼痛，行走不便，畏寒。时值初夏，患者家中门窗紧闭，还需要生炉火，主要表现为汗出淋漓，给予桂枝加附子汤，效果颇佳。

（三）新加汤

《伤寒论·辨发汗吐下后脉证并治》曰："发汗后，身疼痛，脉沉迟者，桂枝加芍药生姜各一两人参三两新加汤主之。"

营血、营阴不足引起身疼痛者，新加汤主之。药物组成即桂枝汤中芍药、生姜加至四两，再加人参三两。其病机特点是发汗过多，伤损精血，故加芍药、生姜各一两，人参三两。现代医家都用党参代替人参，但从药理上讲党参是代替不了人参的。《本草纲目》提到人参具有滋补元阴的功效，是党参所不具备的。

《黄帝内经》提到"风寒湿三气杂至，合而为痹也。其风气胜者为行痹，寒气胜者为痛痹，湿气胜者为着痹”，属于实证。治疗痹症的方子大多为治疗实证，如羌活胜湿汤、桂枝芍药知母汤、麻黄加术汤、麻黄汤。此处的身疼痛为营卫气血不足引起的疼痛，属虚证，故桂枝加芍药生姜各一两人参三两新加汤常用于产后，产后受风或仅感觉为身体疼痛者，亦可用于老年人及大病、久病后的身体疼痛和周身不适。身体疼痛，可以引申为周身不适，如有些老年人、产妇、久病虚弱者，周身酸楚不适，但并不表现为疼痛，同样是由于营阴气血不足所导致。新加汤还可应用于肿瘤晚期周身疼痛者，肿瘤晚期患者身体虚弱，气血营阴皆不足。

（四）桂枝汤加厚朴杏子

《伤寒论·辨太阳病脉证并治》曰：“喘家，作桂枝汤加厚朴杏子佳。”

“喘家”即哮喘的病人，有外感桂枝汤证兼见咳喘者，加厚朴和杏仁，提示了《伤寒论》中药物的加减法。所以现在很多人治疗久咳不愈者用半夏厚朴汤治疗，尤其是应用于治疗咽部的咳嗽，当然此处的主要矛盾是外感，新病引发旧疾。

（五）桂枝甘草汤

《伤寒论·辨太阳病脉证并治》曰：“发汗过多，其人叉手自冒心，心下悸，欲得按者，桂枝甘草汤主之。”

前文曾提到“心下悸，欲得按”是发汗过多所致。《黄帝内经》曰：“汗为心之液”“阳加于阴，谓之汗”。发汗过多，耗伤心阳，心阳不足，则心下悸；虚者，喜温喜按，故欲得按。心阳不足用桂枝甘草汤，药物比例为桂枝四两甘草二两。“上二味，以水三升，煮取一升。”服法为顿服。

（六）桂枝加芍药汤（附：小建中汤）

《伤寒论·辨太阴病脉证并治》曰：“本太阳病，医反下之，因而腹满时痛者，属太阴也，桂枝加芍药汤主之。”

用下法伤损脾阳，病入太阴导致营阴不足之虚证，更加芍药三两，随前共六两，即小建中汤去饴糖。现在饴糖很难买到，所以我临床小建中汤用得较少，也有人用高粱饴和麦芽糖代替饴糖。

《金匮要略》记载小建中汤:“虚劳里急，悸，衄，腹中痛，梦失精，四肢酸疼，手足烦热，咽干口燥，小建中汤主之。”

“手足烦热，咽干口燥”，首先想到的是阴虚火旺，这条要和上文桂枝加芍药汤中“下后腹满时痛”参照理解，芍药加量同桂枝加芍药汤的下后“腹满时痛”原因相同，小建中汤“虚劳里急”更重一些。“悸”即心悸，“衄”即流鼻血，“手足烦热，咽干口燥”，都是营阴不足的表现。方中芍药用到了六两，芍药缓急止痛，现代药理学研究显示其有缓解平滑肌痉挛的作用；又加入饴糖，饴糖甘缓补脾，还是针对营阴不足之证。有位头痛患者头痛则无腹痛，胃脘不适则头痛消失，考虑为“脾阴不足”，而小建中汤建中即建中气，实际上是营阴气血都不足。遇到“虚劳里急，悸，衄，腹中痛，梦失精，四肢酸疼，手足烦热，咽干口燥”的患者，用小建中汤，所以腹痛兼有阴虚的表现，治疗效果不佳时要考虑到中气不足的原因，予建中气治疗。临床上中气不足往往首先考虑到应用补中益气汤而不是小建中汤，但补中益气汤重在补气，小建中汤重在滋阴，还有缓急敛阴的功效。黄芪建中汤则更增加了补气之力，“虚劳里急，诸不足，黄芪建中汤主之”，就是小建中汤加黄芪一两半，余以前法。

小建中汤证辨证特点:

其一，疼痛不剧烈的慢性阵发性拘挛性腹部绞痛，即“里急”。很多疾病都伴有腹痛，若腹痛剧烈应考虑急腹症、肠梗阻、肾绞痛等，过敏性紫癜、不典型性心肌梗死也会引起腹痛，疼痛的部位在右上腹则考虑胆囊炎、胆绞痛。疼痛剧烈的腹痛也是可以用小建中汤的，只是因起病急，可能来不及使用。但是从中可以了解仲景用药的特点，如痉挛性疼痛用大量的芍药，那么我们在临床中遇到这样腹痛的患者就可以把芍药的用量加大。

其二，本质较弱（虚劳）伴心悸、咽干、口燥等。咽干、口燥等为阴虚的表现，即辨证为阴虚又有腹痛，就用小建中汤。

其三，舌质嫩，苔少或薄白苔。此为最典型的舌苔表现，若虚损更甚脉象微弱，还可加黄芪。

（七）桂枝加大黄汤

《伤寒论·辨太阴病脉证并治》曰:“大实痛者，桂枝加大黄汤主之。”

此为邪入阳明。邪入太阴营阴受损加芍药，入阳明热结则加大黄，一虚一实。

（八）当归四逆汤

《伤寒论·辨厥阴病脉证并治》曰："手足厥寒，脉细欲绝者，当归四逆汤主之。"

临床中女性常用此方，主症为手足厥寒。《黄帝内经》讲到"阴阳气不相顺谓之厥"，手足厥寒可见于：一是血虚寒厥，用当归四逆汤，加入当归养血、活血、补血；二是气厥，手足厥冷，用四逆散；三是热厥，厥深热亦深，由于内热阻隔阳气不达四肢而手足厥冷。临床上以血虚寒厥最为常见，即当归四逆汤证。若病人易怒，则加入柴胡、枳壳，为当归四逆汤合四逆散。"若其人内有久寒者，宜当归四逆加吴茱萸生姜汤。"寒重加吴茱萸和生姜，生姜半斤、吴茱萸二升。故此方可看作桂枝汤加当归、细辛、通草，因血虚加当归，因寒加细辛和通草，主治"血虚寒厥"。细辛散寒止痛效果极佳，常用于头痛、牙痛等头面部疾病以及痹症，张仲景用干姜、细辛、五味子治疗咳嗽，散肺部寒饮，还有通经的效果，治疗"手足厥寒，脉细欲绝"。方中细辛三两，我们常说"细辛不过钱"，我从未用到过三两（45 克），且不主张去尝试。

【答学生问】

学生提问：老师您临床细辛常用 10 克，是不是根据方子中药物的比例按当归、桂枝、芍药、细辛以 1∶1∶1∶1 来应用的？

老师回答：对，是根据比例来用的。若一两按 3.3 克计算，三两约为 10 克。有的人用量小，量小也能治病，若量小则总体量小，若量大则总体要量大。总体量大，其他药量也要配合，不能因"细辛不过钱"用 3 ～ 5 克，麻黄用 20 ～ 30 克，一个是现代的用量，一个是《伤寒论》中的用量，如同人的四肢上肢很粗壮下肢很羸弱，就不协调了。这也是为什么有些医生药量很小但能治病，有的用量很大效果却不好，就是要有总体比例的平衡关系。

温经汤应用体会

张连歧

温经汤出自张仲景《金匮要略》，“吴茱萸三两，当归、川芎、芍药、人参、桂枝、阿胶、丹皮、生姜、甘草各二两，半夏半升，麦冬一升”。使用温经汤，临床辨证时要注意以下三点：一是少腹冷，畏寒；二是手心热；三是口唇干燥。具备以上三点即用温经汤，有时仅有少腹冷就可使用。有位患者手掌溃烂、粗糙，脚趾化脓，小腹冷，口干，用温经汤治疗后恢复得很好。吴雄志称这种方法为抓主法，即抓住几个主要的临床症状。

笔者临床使用温经汤约七八年，认为温经汤是由当归芍药散、麦门冬汤、当归四逆汤加减而来。当归芍药散主治妇人腹中痛，麦门冬汤主治“火逆上气，咽喉不利”，当归四逆汤主治血虚寒厥。麦门冬汤由麦冬、人参、半夏、粳米、大枣、甘草组成，治疗上焦燥热，咽喉不利。寒邪也可以郁而化热，用牡丹皮活血清郁热。如今阿胶价格较高，故常将阿胶换为熟地黄，但临床用阿胶效果应更好些。

温经汤亦常用于治疗妇科疾病。我曾治疗过几例不孕症，用温经汤效果颇佳。有个同学的女儿，怀孕流产数次，我给她用温经汤加减，三诊后不久即怀孕，如今孩子已一岁多。还有家中一个亲戚流产，同样用温经汤加减，很快就又怀孕了。

实践出真知，我们要多临床、多总结，才能丰富经验，提高临床疗效。

柴胡加龙骨牡蛎汤应用体会

张连歧

柴胡加龙骨牡蛎汤出自《伤寒论》,“伤寒八九日，下之，胸满烦惊，小便不利，谵语，一身尽重，不可转侧者，柴胡加龙骨牡蛎汤主之”。药物组成有柴胡、黄芩、人参、半夏、生姜、大枣、桂枝、茯苓、大黄、龙骨、牡蛎、铅丹。

柴胡加龙骨牡蛎汤主要用于治疗寒热错杂、既有少阳病证又有苓桂术甘汤水饮证者。少阳病的四大主症为心烦、喜呕、默默不欲饮食、胸胁苦满，是情志病变，考虑用小柴胡类。我在临床凡是遇到精神类症状的时候，常先考虑柴胡加龙骨牡蛎汤。柴胡加龙骨牡蛎汤可看作是小柴胡汤加龙骨牡蛎，也可以看作是桂枝汤加龙骨牡蛎，还可以看作是苓桂术甘汤加龙骨牡蛎。茯苓、桂枝是苓桂术甘汤的两味主药，苓桂术甘汤一些主症在柴胡加龙骨牡蛎汤主症中也可见到，如胸胁胀满、水气上攻、心烦心悸。可见，柴胡加龙骨牡蛎汤的方药是既有用于少阳病证的也有用于太阳病证的。

浅析杨国英临证辨治特色

杨国英

杨国英师从朱宗元教授，从事中医临床工作近30年，在一些疑难病的治疗上有独到见解，现将其临证辨治特色浅析如下。

一、治疗疾病擅用定方

杨国英老师在继承朱宗元教授学术思想和经验方的基础上，结合自身多年临床经验，总结并逐渐形成了一系列经验方，即“定方”。其中最常用的为“利胆方”（详见后文）。在临证时，杨国英老师会详细了解疾病在发生发展过程中出现的症状，判断病因病机，辨证准确，然后确定用何定方，并在定方的基础上随症加减，治疗各种疾病，即所谓的“异病同治”。临床中，虽然疾病种类繁多，但只要切中病机，确立根本治法，就可以在此根本治法的基础上根据不同情况灵活配伍相应的药物。那么，在这种操作模式下，即使病人再多、症状描述再纷繁杂乱，都可以轻松应对。

二、临证处方擅小剂量用药

（一）小剂量用药体会

很多医家喜用大剂量处方，且近年来，很多报道均指出重用某药而获良效。目前，中药的常用剂量超过《中华人民共和国药典》（以下简称《药典》）规定剂量的现象十分常见，如吴茱萸80～120克、白花蛇舌草60克等屡见不鲜，其必要性与临床安全性都值得进一步研究。

普遍观点认为，现代中药饮片人工种植的多，野生的少，故有效成分含量小，导致疗效差。而对中药的最小有效剂量或中药小剂量用药的讨论和研究却相对较少。其实，历代医家对于小剂量施药亦甚为重视，如东汉张仲景的药方，屡见小量配伍的妙用；“金元四大家”之一的李杲治劳倦内伤，方药小量而频投，使慢性病患者徐徐恢复生机；已故著名中医蒲辅周善施“轻舟速行”法，以药量小巧、收效又佳而著称。

杨国英老师在跟随朱宗元教授多年的临床实践中，吸收、传承、总结、发挥小剂量用药经验，验证了小剂量处方的有效性，“可治病，治大病”。在临床中，小剂量处方用药需要把握以下原则：①毒性较强、性能峻猛的中药用量宜小；② 60 岁以上老年人、学龄前儿童、久病体弱等特殊体质人群用量宜小；③相须、相反、相佐等配伍用药用量宜小；④疏肝解郁药、治上焦证候用药量宜小。当然，除以上情况外，小剂量用药要获得预期疗效，还需具体问题具体分析，不可一概而论。

小剂量用药绝不等同于单纯减少药物剂量，关键是要突出临床辨证需要解决的问题，医生处方时若抓不住辨证治疗的重点，即主攻点，即使堆砌再多的药物，也是枉然。况且中药有效成分在煎煮过程中的析出具有一定比例，当溶液达到饱和时，即使药量再大溶解度也不会增加。最重要的是，小剂量用药能够体现轻灵疏调的用药优势，通过调气以和血、调血以和气，舒畅三焦，调理升降开阖，轻滋其味，扶本固元，激发人体自我痊愈与康复的能力。

（二）引《朱宗元临床经验集》小剂量用药体会

朱老从事中医临床、教学工作 50 余年，临床工作中应用小剂量中药辨治各科疾病近 30 年，体会到小剂量应用中药不仅安全有效，而且可以减轻患者经济负担，临床应用应予重视和发扬。

1. 小剂量用药的提出

1965 年，朱老曾诊治过一位 60 余岁的慢性支气管炎伴肺气肿、肺心病的患者，因为其家庭人口较多，生活很困难，药费通过“劳保”只能报销 70%。患者当时病情较重，气喘、浮肿、口唇紫绀，正处于慢性支气管炎急性发作期。朱老根据病情开了小青龙汤（现在常用剂量）及枇杷露，共

1元4角。复诊时，患者反映，服用后病情非但没有缓解，反而加重。重新辨证分析后，朱老认为此例当属外寒内燥，即改为三拗汤合沙参生脉饮，出于经济情况考虑，剂量减少为原来的1/3，共3剂。复诊时，患者水肿、心悸、咳嗽等症状明显减轻，继续调理，病情得到了有效控制，实际药费只有1角7分。通过对这一事例的反思，朱老认为，临床用药辨证当是首位，辨证准确，即使小量用药，效果仍然是很明显的。

此外，20世纪70年代朱老在内蒙古医科大学附属医院从事临床工作时，有日本友人来访，当他们看到中医师的处方时，对药物应用的剂量产生了疑问。他们据当时日本汉方名医矢数道明先生介绍的经验，剂量仅相当于中国处方药物剂量的1/3～1/2，但如此剂量也能获得较好的疗效。同样在吉益南涯、大冢敬节等汉方医家所著书中，都反映出日本使用中药的剂量小于中国。因此，他们对应用剂量的多少产生了浓厚的兴趣，并提出很多假说。假说之一就是由于中国水质和日本水质存在差异，导致了药物煎煮有效成分的析出不同，因此临床药物应用剂量各异。于是他们从日本带来了水，进行对比研究。研究结果表明，与水质根本无关，最后得出结论，剂量的大小只是临床工作者的习惯问题，小剂量用药同样能够获得较好的临床疗效。

朱老根据以上事实和经验，体会到小剂量用药的优势，并坚持了这种用药模式和思路。

2. 小剂量用药的应用情况

（1）小剂量用药在传统名方中的应用

一些我国传统的中药名方用药剂量也不大，如《太平惠民和剂局方》中收载的四君子汤："人参（去芦）、甘草（炙）、茯苓（去皮）、白术各等分。上为细末。每服二钱，水一盏，煎至七分，口服，不拘时，入盐少许，白汤点亦得。"虽是煮散服用，但每药每次应用实际剂量不过1.5克。明代叶文龄所撰的《医学统旨》中柴胡疏肝散由"陈皮（醋炒）、柴胡各二钱，川芎、枳壳（炒）、芍药各一钱半，甘草（炙）五分，香附一钱半"组成，均在6克以下。此外，《日本汉方医学精华》中补中益气汤的处方为：人参4克，白术4克，黄芪3克，当归3克，陈皮2克，大枣2克，柴胡1克，甘草1克，干姜0.5克，升麻0.5克。大柴胡汤、小柴胡汤、逍遥散、小青龙汤等每剂总量均不过 5 ～ 10 克，用药剂量都很小。

（2）江南时方派的轻清取巧

我国古代，在中药的使用特色上即有南北之别。江南许多医家认为，江南之地温暑居多，居者较北地之人腠理疏松，且多患湿热证，故用药不耐重剂，或者说不宜重剂，因此在长期的临床实践中形成了“轻清取巧”的用药习惯。尤其以叶桂、丁甘仁等为代表的苏杭地区时方派，治疗时病更是用药轻清，不仅剂量较小，而且少用味厚之品。如《丁甘仁医案·肝气肝阳》中记载赵某风阳上扰所致头眩案，用薄荷叶 2.4 克，煅决明 12 克，净蒺仁 6 克，半夏 4.5 克，冬桑叶 9 克，炒竹茹 4.5 克，甘菊花 9 克，夏枯花 4.5 克，嫩钩藤 9 克，即效如桴鼓。又如清代俞肇源《通俗伤寒论》蒿芩清胆汤，主治少阳湿热痰浊证，处方组成为青蒿脑 4.5 克，淡竹茹 9 克，仙半夏 4.5 克，赤茯苓 9 克，青子芩 4.5 克，生枳壳 4.5 克，广陈皮 4.5 克，碧玉散（包）9 克。都是小剂量用药的例证。

（3）小剂量用药适用范围研究

临床中如何准确恰当地运用小剂量辨治疾病、是否有一定的适用范围也同样引起了部分学者的研究兴趣。李兴运等总结了药量宜小的几种情况：使用毒性较强、性能峻猛的中药用量宜小；久病体虚者、婴幼儿、老年人、特殊体质人群用药剂量宜小；相须、反佐等配伍用药剂量宜小；疏肝解郁、治上焦证候、升阳举陷药用量应从轻。廖建生还补充了治次要兼证者剂量宜小。朱老通过多年用药体会到，小剂量用药而获得预期疗效的关键是具体问题具体分析，而不局限于以上几种情况。

3. 小剂量用药应把握的主要问题

临床中每种药物最适宜剂量范围往往要经过临床工作者的反复实践才能最后确定。目前，中医界存在着用药剂量偏大之趋向，故需温先贤“用药如用兵”之教诲，切实把握药量大小，注重小剂量用药的问题。

有效剂量不等于大量，甚至是“极量”。虽然在一定范围内，药物剂量的大小与其在体内的药物浓度和发生的作用成正比例关系，但这只是方药取效的因素之一，绝不能因为这一个侧面而忽略了中医的特色和优势——辨证施治，以及药物间的精准配伍、配比。所以适当地选择和准确地掌握药物的剂量，成为临床用药中的一个关键问题。

（1）小剂量用药能够体现“轻灵疏调”的优势

著名中医学家赵绍琴先生素以辨证准、立法明、用药少、疗效好而称著。秦伯未先生曾盛赞赵氏用药“平正轻灵”。此外，当代名医如黄文东、秦伯未、曹惕寅等在他们的医案或经验集中均显现出小剂量用药的疗效和优势。朱老认为，小剂量用药能够体现“轻灵疏调”的用药优势，通过调气以和血、调血以和气，疏畅三焦，调理升降开阖，或轻滋其味，扶本固元，激发人体自我痊愈与康复的能力，以及《素问》所谓“无代化，无违时，必养必和，待其来复”“疏其血气，令其条达，而致和平”之意。临床观察，药精而效捷。

（2）小剂量用药取效的关键在于准确辨证

回顾历史，明清许多医家处方用药的剂量并不大，因此，小剂量取效的关键在于临床医生的精准辨证。中华人民共和国成立后，中医院校毕业的学生因受药理学量效浓度学说的影响，用药剂量不断攀升，这里并不否认在个案中有重剂获得斩关夺门之效的事实，但若不考虑辨证是否正确，只是一味地追求倍增药量，不仅浪费了药材资源，也给患者造成了一定的经济负担。

《健康报》于2011年5月25日刊登的《小剂量用药的传统应遵循》一文中指出，历史上多用野生的中药材，而现在许多中药材为种植品，认为种植药材中所含有效成分要低于野生药材，由此中药剂量不应该受《药典》限制的观点比较普遍。但这种认识同样具有片面性。研究发现，柴胡、半夏、秦艽、丹参等人工种植药材与当地野生药材的主要有效成分含量基本相当。这就说明利用科学技术，选择合适的栽培条件，不仅可以大幅度提高中药材的产量，还可以提高药材的质量。所以，小剂量使用中药的传统值得继续遵循。

（3）小剂量用药模式在治疗各种急慢性疾病中均可应用

小剂量用药并不局限于治疗慢性病，急症应用同样可以获效。如治疗发热性疾病，朱老曾经做过对照研究，湿热酿毒、壅滞上焦型的普通感冒，以苍术9克，大青叶30克，板蓝根30克做水煎剂内服为一组，以此方的1/3量的苍术3克，大青叶10克，板蓝根10克做水煎剂内服为一组，两组均每日服用1剂，其退热时间与症状缓解时间均相仿，没有差异性。对于以夜间发热为主，夜半体温最高，至早晨体温下降的流行性感冒，现代医学认为是病毒感染所致，应用抗生素治疗效果欠佳，朱老以伏暑治疗，方用蒿芩清胆汤为主（青蒿7克，黄芩7克，陈皮3克，半夏4克，枳实3克，竹茹3克，茯苓4克，青黛7克，滑石4克，甘草2克），平均退热时间并不逊于较大剂量者，且效果较现代医学治疗方法为优。

（4）小剂量用药重在药物的合理配伍和剂量配比

小剂量用药不等同于单纯减少药物剂量，关键是要突出临床辨证要解决的重点，即主攻点。医者处方时若抓不住辨证治疗的重点，即使堆砌再多的药物，也是枉然。况且，药中有效成分在煎煮过程中的析出具有一定比例，当溶液达到饱和时，即使是再大的药量也不会增加溶解度。

古人应用中药或组方时十分注重药物的合理配伍和配比，如王清任的《医林改错·瘫痿论》所载补阳还五汤，组成为黄芪四两（120克），归尾（当归）二钱（6克），赤芍一钱半（4.5克），地龙一钱（3克），川芎一钱（3克），桃仁一钱（3克），红花一钱（3克），黄芪与其他活血药比例之悬殊，也恰恰反映了此方治疗重点在于补气，血分药只是起向导之用。又如慢性腹泻辨证属于脾虚气陷证时，朱老最初应用升阳益胃汤治疗，发现所有病例在应用常规用量时效果较好，当剂量减为常规量的1/3时，效果就不好。在分析药物配比变化时，朱老发现该方在用常规量时体现出的综合作用是温升，而全方减为1/2量时（黄芪10克，党参10克，炒白术7克，黄连5克，陈皮3克，半夏4克，茯苓4克，羌活3克，独活3克，柴胡5克，白芍4克，甘草2克）温升的力量减弱，反而凉药黄连的苦降力量凸显，后来在小剂量方中加入了吴茱萸4克，荜茇4克以增强温升之力，最后获得了与常规用量方相同的疗效。再如在治疗急腹症时，若单纯使用生大黄，个别患者用到20～30克也未产生泻下作用，但是如果配伍上软坚散结的芒硝效果就大不一样了，生大黄9～12克配伍芒硝9克，就会产生很强的泻下作用。可见，辨证精准的前提下，找到治疗疾病的主攻方向，合理配伍和配比药物，是小剂量用药取得较好疗效的关键。

三、随症加减擅用对药

杨国英老师认为临床使用中药治病，由于病情复杂，单味药不能达到目的时，就必须根据病情需要，选用适宜药物配合应用，才能适应复杂多变的病情，收到良好的疗效。杨老师临证加减使用对药，每每收到良好的疗效。现将其临证常用对药简介如下。

1. 黄柏、苍术

黄柏：苦、寒，入肾、膀胱经，清热燥湿，泻火解毒，为治下焦湿热要药。

苍术：辛、苦、温，入脾、胃经，辛温燥湿，健脾除湿，为祛湿要药，以寒湿证为佳。

二药合用：二苦相合，燥湿清热功效显著。一苦寒燥湿，一辛温燥湿，以温制寒，清热而不损阳。

2. 石菖蒲、郁金

石菖蒲：辛、苦、温，入心、胃经，开窍豁痰，醒神益智。

郁金：辛、苦、寒，入肝、心、肺经，活血行气，清心解郁。

二药合用：化瘀豁痰，开窍并解郁醒神。

3. 丹参、赤芍

丹参：苦、寒，入心、肝经，活血调经，祛瘀止痛，为活血化瘀要药。

赤药：苦、寒，入肝经，清热凉血，散瘀止痛。

二药合用：化瘀作用更强，可以凉血，化瘀生新。

4. 黄芪、当归

黄芪：甘、温，归脾、肺经，补气升阳，益血固表，利尿消肿，托毒生肌。

当归：甘、辛、温，归心、肺、脾经，补血活血，调经止痛，润肠。

二药合用：益气养血力量更甚。当归甘补辛散、温通，为血中圣药、补血良药，与黄芪配伍，补气生血，加强黄芪补气利尿之功。

5. 桔梗、牛膝

桔梗：苦、辛、平，入肺经，宣肺利咽，祛痰排脓，载药上行。

牛膝：苦、酸、平，入肝、肾经，活血通经，补肝肾，强筋骨，引血下行。

二药合用：升清降浊，桔梗入气分，性善上行而升清；牛膝入血分，性善下行而降浊。二药配伍，一升一降，载药入经。

6. 黄芩、芦根

黄芩：苦、寒，入肺、胆、脾、大肠、小肠经，清热燥湿，泻火解毒，止血安胎。药中空，善清降肺经气分热。

芦根：甘、寒，入肺、胃经，清热生津，除烦止呕，清肺止咳，利尿，有泻肺热、祛痰、排脓之功。其体中空且生水中，其性能引火下行，而善引血下行。

二药合用：泻肺热效力更强，且清热不伤津，生津而不恋邪。

7. 苍耳子、辛夷

苍耳子：辛、苦、温，入肺经，宣通鼻窍，祛风解表，除湿止痛。

辛夷：辛、温，入肺、胃经，宣通鼻窍，发散风寒。

二药合用：二药为疗鼻渊之要药，相须为用宣肺通窍之功倍增，使清阳上升，气机畅通。

8. 生地、赤芍

生地：甘、苦、寒，入心、肝、肾经，为清热凉血、养阴生津之要药。

赤芍：苦、微寒，入肝经，清热凉血，散瘀止痛，清肝泻火。

二药合用：因"诸痛痒疮皆属于心""血行风自灭"，二药合而用之入心肝，珠联璧合，有凉血止痒之功用，共奏清热凉血之功。

9. 川楝子、延胡索

川楝子：苦、寒、有小毒，入肝、小肠、膀胱经，行气止痛，疏肝泻热，杀虫疗癣，为泻肝郁有热诸痛之主药。

延胡索：辛、苦、温，入肝、脾经，为活血行气止痛要药。

二药合用：气行血畅，疼痛自止，理气止痛之力增强。

10. 羌活、防风

羌活：辛、苦、温，入膀胱、肾经，发散风寒，胜湿止痛。

防风：辛、甘、温，入膀胱、肝、脾经，祛风解表，胜湿止痉，为风中之润剂，性升散以祛风为主。

二药合用：二药性开散，合用引邪上行，散邪于外之功益彰。

11. 山栀、大黄

山栀：苦、寒，入心、肺、三焦经，泻火除烦，清热利湿，解毒消肿。

大黄：苦、寒，归脾、胃、大肠、肝、心经，泻下攻积，为治疗积滞便秘之要药。

二药合用：二药同为苦寒，配伍使用清热泻火，通利二便，导热下行。

12. 钩藤、全蝎

钩藤：甘、微寒，归肝、心包经，息风止痉，清热平肝，为清热平肝息风要药。

全蝎：辛、平、有毒，归肝经，息风止痉，攻毒散结，通络止痛，善走窜，既息内风，又祛外风，为治痉挛抽搐之要药。

二药合用：平肝息风之力相得益彰。

13. 白芍、炙甘草

白芍：苦、酸、甘、微寒，入肝、脾经，养血调经，平抑肝阳，柔肝止痛，敛阴止汗。

炙甘草：甘、平，归心、肺、脾、胃经，补脾益气。

二药合用：酸甘化阴以柔肝。

14. 生姜、大枣

生姜：辛，微温，归肺、脾、胃经，补中益气，养血安神，缓和药性。

大枣：甘、温，归脾、胃经，补中益气，养心安神，温和药性。

二药合用：生姜芳香而通，得大枣相合，乃不致过散耗气；大枣黏腻甘守，得生姜辛散，以不至过守而碍脾。二药配合，得辛甘化阳之功，却又刚柔相济，调和营卫而养血之功益彰。

15. 阿胶、鸡子黄

阿胶：甘、平，归肺、肝、肾经，补血止血，滋阴润肺，为血肉有情之品，补血要药。

鸡子黄：甘、平，入心、肾、脾经，滋阴润燥，养血息风。

二药合用：同为血肉有情之品，功可滋阴血，息风阳。

16. 枳实、黄连

枳实：苦、辛、微寒，归脾、胃、大肠经，破气消癥，化积除痞，用于食积停滞、腹痛便秘、泻痢不畅、里急后重之症，亦可用于痰浊阻塞气机、胸脘痞满之症。

黄连：苦、寒，归心、肝、胃、大肠经，清热燥湿，泻火解毒，用于脾胃湿热所致的腹泻、痢疾、呕吐等，长于泻心经实火。胃火炽盛，消谷善饥，烦渴多饮宜用之。

二药合用：治心下痞满，宿食不消，实热便黏。

17. 胡黄连、乌梅

胡黄连：苦、寒，归心、肝、胃、大肠经，退虚热，除疳热，清湿热，用于阴虚骨热，潮热盗汗，小儿疳积，下痢，发热等。

乌梅：酸、平，归肝、脾、肺、大肠经，敛肺，涩肠，生津，安蛔。用于肺虚久咳，久泻久痢。

二药合用：退虚热，涩大肠，常用于小儿血痢。

18. 胡黄连、鸡肝

胡黄连：苦、寒，归心、肝、胃、大肠经，用于阴虚骨热、潮热盗汗、小儿疳积、下痢、发热等。

鸡肝：富含蛋白质，钙，磷，铁，锌，维生素 A、B，可补肝肾，治小儿疳积，杀虫。

二药合用：并治小儿疳积。

19. 胡黄连、猪胰

胡黄连：苦、寒，归心、肝、胃、大肠经，用于阴虚骨热、潮热盗汗、小儿疳积、下痢、发热等。

猪胰：甘、平，归肺、脾经，益肺止咳，健脾止痢，通乳润燥，可治不孕、糖尿病、手足皲裂等。

二药合用：胡黄连、猪胰同煮服治杨梅疮毒。

20. 苦参、毛冬青

苦参：苦、寒，清热燥湿，祛风解毒，善治心肌炎，心电图期前收缩、T 波改变。

毛冬青：甘、平，清热解毒，活血通脉。

二药合用：清热解毒、活血通脉之力更强，治疗心律不齐、心电图期前收缩。

21. 补骨脂、桂枝

补骨脂：辛、苦、温，补肾温阳。

桂枝：辛、甘、温，发汗解表，温通经脉，散寒止痛。

二药合用：温阳通脉、散寒止痛作用更强。

22. 吴茱萸、荜茇

吴茱萸：辛、苦、热，温中止痛，疏肝理气，和胃止呕。

荜茇：辛、热，除胃冷，祛痰，消食下气，治水泻气痢，虚冷肠鸣。

二药合用：入肝、胃经，温中止痛，疏肝下气。

23. 蝉蜕、僵蚕

蝉蜕：甘、寒，除风热，发痘疹，退目翳，治皮肤疮疡。

僵蚕：咸、辛、平，入肺、肝、胃经，治风化痰，散结行经。

二药共用：散风化痰，清热散结。

24. 蜈蚣、全蝎

蜈蚣：辛、温、有毒，入肝经，善走能散，治脐风撮口。

全蝎：甘、辛、有毒，治诸风掉眩，惊痫抽掣，口眼㖞斜。

二药共用：属血肉有情之品，同入肝经，散风祛惊。

25. 水蛭、土鳖虫

水蛭：咸、苦、平、有毒，入肾经，治恶血积聚，赤白丹肿，肿毒初生。

土鳖虫：咸、寒，有毒，祛血积，搜剔极周，主折伤，补接至妙，通乳立效。

二药共用：皆属血肉有情之品，活血化瘀。

26. 黄芪、桂枝

黄芪：甘、温，补元气，扶正气，固表祛邪。

桂枝：辛、温，温经通阳，兼祛散外邪。

二药合用：补气温阳相互增加。

27. 珍珠母、石决明

珍珠母：咸、寒，入肝经，平肝潜阳，清肝明目。

石决明：咸、平，无毒，除肺肝风热，治目障翳痛，为眼科要药。

二药合用：清肝明目，平肝潜阳，清肺风热。

28. 生龙骨、生牡蛎

生龙骨：甘、涩、平，入心、肾、大肠、肝经，能收敛浮越之正气，涩肠益肾，安魂镇惊，敛疮。

生牡蛎：咸、涩，软坚化痰，消瘰疬结核，收涩固脱，遗精崩带，止嗽敛汗。

二药合用：安神定志，敛疮止带，止汗固脱。

29. 天麻、钩藤

天麻：甘、润，入肝经，息风止痉，平肝潜阳，为治风之圣药。

钩藤：甘、寒，入肝、心包经，泻肝火，息肝风，治热极生风，肝经有热常用。

二药合用：平肝息风之力倍增。

30. 桃仁、红花

桃仁：苦、平，入心、肝、大肠经，破血祛瘀。桃仁质重，善于入里，走下焦之瘀血。

红花：辛、温，入心、肝经，活血通经，祛瘀止痛。红花质轻升浮，长于在经上之瘀血。

二药合用：祛全身瘀血更为功专。

31. 橘核、荔枝核

橘核：苦、温，入肝经，温化散结，入气分。

荔枝核：甘、温，入肝经，散寒邪，理脾气，益肝血，入血分。

二药合用：皆入肝经，行气散寒之力均增。

32. 黄芩、桑白皮

黄芩：苦、寒，归肺、胆、脾、胃、大肠、小肠经，清热燥湿，泻火解毒，止血，安胎。

桑白皮：甘、寒，归肺经，泻肺平喘，利水消肿。

二药合用：泻肺平喘，主治肺热咳喘。二药寒，同入肺，治肺热功专。

33. 黄芩、黄连

黄芩：苦、寒，归肺、胆、胃、大肠经，清热燥湿，泻火解毒，止血，安胎。

黄连：苦、寒，归心、肝、胃、大肠经，清热燥湿，泻火解毒。

二药合用：解毒泻火，并泻心肺二经之实火；同苦寒共入胃肠，降胃肠热效同。

34. 黄芩、柴胡

黄芩：苦、寒，归肺、胆、胃、大肠经，清热燥湿，泻火解毒。

柴胡：辛、苦、微寒，归肝、胆经，心包络，三焦经，和解退热，疏肝解郁，升举阳气。

二药合用：长于疏解半表半里之邪，故为治疗少阳证要药。二药同入胆，故治少阳效专。

35. 黄芩、芍药

黄芩：苦、寒，归肺、胆、胃、大肠经，清热燥湿，泻火解毒，止血安胎。

芍药：苦、酸、微寒，归肝、脾经，养血滋阴，柔肝止痛，平抑肝阳。

二药合用：一入肝助升，一入肺助降，升降合则泰，治血虚肝郁、胁肋疼痛等。

36. 黄芩、白术

黄芩：苦、寒，归肺、胆、胃、大肠经，清热燥湿，泻火解毒，止血安胎。

白术：甘、苦、温，归脾、胃经，益气健脾，燥湿利水，止汗，安胎。

二药合用：补气健脾，清热安胎，味苦入胃，一清上热，一温中寒。

37. 黄连、木香

黄连：苦、寒，归心、脾、胃、胆、大肠经，清热燥湿，泻火解毒。

木香：辛、苦、温，归肺、脾、胃、大肠、胆、三焦经，行气止痛，可治夏令饮食不慎、秽浊内阻引起的腹痛。

二药合用：二药苦同入胃、大肠、胆、脾，一升一降，治疗湿热泻痢。

38. 黄连、干姜

黄连：苦、寒，归心、脾、胃、胆、大肠经，清热燥湿，泻火解毒。

干姜：辛、热，归脾、胃、心、肾、肺经，温中散寒，回阳通脉，温肺化饮。

二药合用：治寒热互结之胃脘痞痛、嘈杂泛酸、泄泻、痢疾，同入心脾胃，取水火既济之意。

39. 黄连、吴茱萸

黄连：苦、寒，归心、脾、胃、胆、大肠经，清热燥湿，泻火解毒。

吴茱萸：辛、苦、热、有小毒，归肝、脾、胃、肾经，散寒止痛，降逆止呕，助阳止泻，燥湿，疏肝。

二药合用：黄连为主，吴茱萸为辅（少量），治疗肝郁化火者，能共奏辛开苦降之效，同苦共入脾胃。

40. 黄连、生姜

黄连：苦、寒，归心、脾、胃、胆、大肠经，清热燥湿，泻火解毒。

生姜：辛、温，归肺、脾、胃经，解表散寒，温中止呕，温肺止咳。

二药合用：二药同入脾胃，一走上，一走下，常用于治疗热证呕吐。

41. 黄连、大蒜

黄连：苦、寒，归心、脾、胃、胆、大肠经，清热燥湿，泻火解毒。

大蒜：辛、温，归脾胃肺经，解毒，消肿，杀虫，用于痈疖、癣疮、肺痨、顿咳、泄泻等。

二药合用：解毒杀虫，下痢脓血，同入脾胃。

42. 黄连、细辛

黄连：苦、寒，归心、脾、胃、大肠经，清热燥湿，泻火解毒。

细辛：辛、温，归肺、肾经，祛风散寒止痛，温肺化饮，宣通。

二药合用：苦降辛酸，温肺解毒，口舌生疮（外用）。

43. 芦根、白笋根

芦根：甘、寒，归肺、胃经，清热生津，除烦止呕，治疗热伤津、胃热呕逆、肺热咳嗽、小便短赤、热淋等。

白笋根：甘、寒，归肺、胃、膀胱经，凉血止血，清热利尿，治血热妄行之出血证、热淋、小便不利、水肿等。

二药合用：清泻肺胃蕴热，治疗热病烦渴等。二药同甘寒，共入肺胃。二者中空，为通行三焦之寒热虚实之行经药，取其水上者通上焦、阳中之阳，水中者阳中之阴，水下者阴中之至阴。

44. 黄柏、知母

黄柏：苦、寒，归肾、膀胱、大肠经，清热燥湿，泻火解毒，除骨蒸。

知母：苦、甘、寒，归肺、胃、肾经，清热泻火，滋阴润燥。

二药合用：苦寒同入于肾，专潜入阴，相须增效，共治肺肾阴亏所致的潮热、骨蒸、盗汗、心烦等症，非降火，实助水。

45. 黄柏、苍术

黄柏：苦、寒，归肾、膀胱、大肠经，清热燥湿，泻火解毒，除骨蒸。

苍术：辛、苦、温，归脾、胃、肝经，健脾燥湿，祛风散寒。

二药合用：燥湿清热，用于湿热下注、带下、阴囊湿痒等。

46. 黄柏、当归

黄柏：苦、寒，归肾、膀胱、大肠经，清热燥湿，泻火解毒，除骨蒸。

当归：甘、辛、温，归肝、心、脾经，补血活血，调经止痛，润肠。

二药合用：补血润燥，清热除蒸，去烦。

47. 常山、甘草

常山：辛、苦、寒、有毒，归肺、心、肝经，涌吐痰涎，截疟。

甘草：甘、平，归心、肺、脾、胃经，补脾益气，祛痰止咳，缓急止痛，清热解毒，调和诸药。

二药合用：同入心肺，常山善上行涌吐，与蜜甘草煎汤，可治肠中痰饮积聚，头痛不欲食，肺疟。

48. 常山、大黄

常山：辛、苦、寒、有毒，归肺、心、肝经，涌吐痰涎，截疟。

大黄：苦、寒，归脾、胃、大肠、肝、心包经，泻下攻积，清热泻火，凉血解毒，逐疟通经。

二药合用：同苦寒共入心肝，常山得大黄则利，共治痰热湿邪上结之疟。

49. 常山、黄连

常山：辛、苦、寒、有毒，归肺、心、肝经，涌吐痰涎，截疟。

黄连：苦、寒，归心、脾、胃、胆、大肠经，清热燥湿，泻火解毒。

二药合用：常山得黄连可治久疟气不虚且痰积明显者，二药同苦寒共入脾、胃、心经。

50. 常山、乌梅

常山：辛、苦、寒、有毒，归肺、心、肝经，涌吐痰涎，截疟。

乌梅：酸、湿、平，归肝、脾、肺、大肠经，润肺止咳，涩肠止泻，安蛔止痛，生津止渴。

二药合用：常山得乌梅则入肝。

51. 常山、朱砂

常山：辛、苦、寒、有毒，归肺、心、肝经，涌吐痰涎，截疟。

朱砂：甘、微寒、有毒，归心、肺、脾、胃经，清心镇静，安神解毒。

二药合用：常山性升涌吐，朱砂性降重镇，升降互用，解毒增效。两药合用，寒热并施，相反相成，既保留常山的祛痰截疟之功，又可减轻常山涌吐之不良作用，善治疟疾常发。

52. 鹿角胶、鹿角霜

鹿角胶：甘、温、平，归肝、肾经，补肝肾，益精血，止血，宜子安胎。

鹿角霜：甘、平，入肝、肾经，补肾助阳，收敛止血。

二药合用：补肝肾，止血调阳，二药同气平味甘，共入肝肾，相须力强。

53. 淡豆豉、葱白

淡豆豉：苦、辛、凉，归肺、胃经，解表除烦，宣发郁热，调中，发散，通关节。

葱白：辛、温，归肺、胃经，发汗解表，散寒通阳。

二药合用：葱为豆豉之使，宣散发汗，二药同辛，共入肺胃经，相须为用。

54. 淡豆豉、盐

淡豆豉：苦、辛、凉，归肺、胃经，解表除烦，宣发郁热，调中，发散，通关节。

盐：咸、寒，归胃、肾、大肠、小肠经，涌吐，清火，凉血，解毒。

二药合用：清热凉血，二药同入胃，治胃中虚烦。

55. 淡豆豉、酒

淡豆豉：苦、辛、凉，归肺、胃经，解表除烦，宣发郁热，调中，发散，通关节。

酒：甘、苦、辛、温，有毒，归心、肝、肺、胃经，通血脉，御寒气，行药势。

二药合用：共奏发汗固表之功。淡豆豉得酒则治风，二药同辛，共入肺胃，使上焦寒邪升而发之。

56. 淡豆豉、薤白

淡豆豉：苦、辛、凉，归肺、胃经，解表除烦，宣发郁热，调中，发散，通关节。

薤白：辛、苦、温，归肺、胃、大肠经，理气宽胸，通阳散结。

二药合用：淡豆豉得薤白则治痢，二药辛苦，同入肺胃，薤白引豆豉入大肠。

57. 淡豆豉、蒜

淡豆豉：苦、辛、凉，归肺、胃经，解表除烦，宣发郁热，调中，发散，通关节。

蒜：辛、温，归脾、胃、肺经，解毒杀虫，消肿止痢。

二药合用：豆豉得蒜长于止血，二药同辛，共入肺胃，长于止血。

58. 葶苈子、大黄

葶苈子：苦、辛、大寒，归肺、膀胱经，泻肺平喘，利水消肿。

大黄：苦、寒，归脾、胃、大肠、肝、心包经，泻下攻积，清热泻火，凉血解毒，逐瘀通经。

二药合用：苦寒清泻，治结胸证之胸胁积水。

59. 紫菀、桑白皮

紫菀：苦、辛、甘、微温，归肺经，润肺化痰止咳，为肺中之血药。

桑白皮：甘、寒，归肺经，泻肺平喘，利水消肿，为肺中之气药。

二药合用：味甘，均入肺经，泻肺之逆气。

60. 紫苏子、橘红

苏子：辛、温，归肺、大肠经，降气化痰，止咳平喘，润肠通便。

橘红：辛、苦、温，归肺、脾经，理气宽中，燥湿化痰。

二药合用：除喘宁咳，消痰顺气，同辛温，共入肺经，相须力强。

61. 橘皮、苦杏仁

橘皮：辛、苦、温，归脾、肺经，理气健脾，燥湿化痰。

苦杏仁：苦、微温、有小毒，入肺、大肠经，止咳平喘，润肠通便。

二药合用：治疗大肠气闭证，二药苦温，同入肺，苦杏仁入大肠引气下行。

62. 橘皮、桃仁

橘皮：辛、苦、温，归脾、肺经，理气健脾，燥湿化痰。

桃仁：苦、甘、平、有小毒，归心、肝、大肠经，活血祛瘀，润肠通便，止咳平喘。

二药合用：治疗大肠血闭证、久咳有瘀证者。

63. 藁本、木香

藁本：辛、温，归膀胱、小肠经，祛风散寒，发表胜湿，止痛，治巅顶痛。

木香：辛、温、苦，归脾、胃、大肠、胆、三焦经，行气止痛，健脾消食。

二药合用：治雾露之清邪中于上焦。

64. 藁本、白芷

藁本：辛、温，归膀胱、小肠经，祛风散寒，发表胜湿，止痛，治巅顶痛。

白芷：辛、温，归肺、胃、大肠经，解表散寒，祛风止痛，通鼻窍，燥湿止带，消肿排脓。

二药合用：解表散寒除湿，通窍祛风止痛，治疗风寒表证夹湿，头痛身重。

65. 前胡、柴胡

前胡：苦、辛、微寒，归肺经，降气化痰，疏散风热。

柴胡：苦、辛、微寒，归肝、胆、三焦经，心包络，解表退热，疏肝解郁，升举阳气。

二药合用：苦辛微寒，取天道左旋、地道右旋之意，解表退热，降气化痰。

66. 桔梗、枳壳

桔梗：苦、辛、平，归肺经，宣肺祛痰，利咽排脓。

枳壳：苦、辛、酸、温，归脾、胃、大肠经，破气消积，化痰除痞。

二药合用：一升一降，治胸中痞满疼痛，通利胸膈。

67. 桔梗、诃子

桔梗：苦、辛、平，归肺经，宣肺祛痰，利咽排脓。

诃子：苦、酸、涩、平，归肺、大肠经，敛肺止咳，涩肠止泻，利咽开暗。

二药合用：治疾热郁肺之久咳、失音，二药苦平，同入肺，相须为用力实。

68. 桔梗、半夏

桔梗：苦、辛、平，归肺经，宣肺祛痰，利咽排脓。

半夏：辛、温、有毒，归脾、胃、肺经，燥湿化痰，降逆止呕，消痞散结，外用消肿止痛。

二药合用：宣降肺气，止咳化痰，治外感风寒或宿有湿痰之咳嗽痰多。二药味辛，同入肺，一升一降，升引药上行，降脾胃逆行。

69. 桔梗、陈皮

桔梗：苦、辛、平，归肺经，宣肺祛痰，利咽排脓。

陈皮：辛、苦、温，归脾、肺经，理气健脾，燥湿化痰。

二药合用：治胸膈满闷，咳嗽痰多，二药辛苦，同入肺，相须为用。

70. 桔梗、葛根

桔梗：苦、辛、平，归肺经，宣肺祛痰，利咽排脓，载药上行。

葛根：甘、辛、凉，归脾、胃经，解肌退热透疹，生津止渴，升阳止泻。

二药合用：桔梗炒，葛根煨，可升脾阳而止泻。

71. 桔梗、人参

桔梗：辛、苦、平，归肺经，宣肺祛痰，利咽排脓，载药上行。

人参：甘、微苦、温，归肺、脾经，大补元气，补脾益肺，生津止渴，安神增智。

二药合用：人参补肺中之阳气，桔梗宣肺中壅滞之气，同用可治气虚无力咳痰者，二药同入肺，为肺病专药。

72. 桔梗、紫菀

桔梗：辛、苦、平，归肺经，宣肺利咽，祛痰排脓，载药上行。

紫菀：苦、辛、甘、微温，归肺经、心经，润肺化痰止咳，不论新久寒热。

二药合用：治肺虚久咳，咳痰不爽，二药辛苦，归肺经，乃肺病专用药。

73. 桔梗、阿胶

桔梗：辛、苦、平，归肺经，宣肺利咽，祛痰排脓，载药上行。

阿胶：甘、平，归肺、肝、肾经，补血滋阴，润肺止血。

二药合用：主治阴虚肺燥，咳嗽痰黏。二药共平，入肺，为肺病专药。

74. 桔梗、枳实

桔梗：辛、苦、平，归肺经，宣通肺气，利气散结，载药上行。

枳实：苦、辛、酸、温，归脾、胃、大肠经，破气消积，化痰除痞，宽胸利膈。

二药合用：通肺利膈，下气，止咳化痰，一升一降，一宣一散。

75. 桔梗、茯苓

桔梗：辛、苦、平，归肺经，宣通肺气，利气散结，载药上行。

茯苓：甘、淡、平，归心、脾、肾经，利水渗湿，健脾宁心。

二药合用：脾为生痰之源，肺为贮痰之器。桔梗入肺，祛痰开肺；茯苓入脾，利水渗湿，治咳嗽痰盛质稀。

76. 桔梗、黄芪

桔梗：辛、苦、平，归肺经，升提肺气，利咽，载药上行。

黄芪：甘、微温，归脾、肺经，补气健脾，升阳举陷，益气固表，利尿消肿，托毒生肌。

二药合用：桔梗升提肺气，载黄芪上达胸中，又黄芪本升阳，故共治大气下陷、短气似喘，二药同入肺，乃肺病专药。

77. 桔梗、栀子

桔梗：辛、苦、平，归肺经，宣肺祛痰，利咽，载药上行。

栀子：苦、寒，入肺、三焦、肾经，泻火除烦，清热利湿，凉血解毒。

二药合用：桔梗载栀子入胸中，泻肺中郁热，二药苦，入肺，一载药上行，一降火下行。

78. 柴胡、黄连

柴胡：苦、辛、微寒，归肝、胆经，可抑制流感病毒、结核杆菌，解表退热，疏肝解郁，升举阳气。

黄连：苦、寒，归心、脾、胃、胆、大肠经，清热燥湿，泻火解毒。

二药合用：柴胡泻半表半里之外邪，黄连泻少阴经之邪，表里同治，二药同苦，共入胆，为清胆利胆专药。

79. 党参、黄芪

党参：甘、平，归脾、肺经，补脾肺气，补血生津。

黄芪：甘，微温，归肺、脾经，补气健脾，升阳举陷，益气固表，利尿消肿，托毒生肌。

二药合用：党参补脾益肺，效力和缓，黄芪升阳固表，偏于温补固护，相须为甘温补气的重要配伍，二药同甘，入肺、脾经，乃培土生金之要药。

80. 党参、石莲

党参：甘、平，归脾、肺经，补脾益肺，补血生津。

石莲：甘、淡、凉，入肝、肾经，滋阴益气，散瘀消肿，止血止痢，止崩漏。

二药合用：补脾固崩，补血止痢。

81. 党参、当归

党参：甘、平，归脾、肺经，补中益气，生津养血。

当归：甘、辛、温，归肝、心、脾经，养血调经，活血止痛，润肠通便。

二药合用：用于血虚萎黄、头晕心慌，共奏补气养血之功，二药味甘，入脾，为补气养血专药。

82. 党参、酸枣仁

党参：甘、平，归脾、肺经，补中益气，生津养血。

酸枣仁：甘、酸、平，归心、肝、胆经，养血益肝，安神敛汗，生津。

二药合用：主治体虚自汗、盗汗等。

83. 高良姜、苍术

高良姜：辛、热，归脾、胃经，散寒止痛，温中止呕。

苍术：辛、苦、温，归脾、胃、肝经，健脾燥湿，祛风散寒。

二药合用：高良姜善除脾胃寒湿之邪，苍术祛湿而善走大肠，性走而不守，故善行。二药合用味辛，入脾胃经，入胃入肠，乃通腑专长。

84. 高良姜、香附

高良姜：辛、热，归脾、胃经，散寒止痛，温中止呕。

香附：辛、微苦、微甘、平，归肝、脾、三焦经，疏肝解郁，调经止痛，理气调中。

二药合用：味辛入脾，一散寒凝，一行气滞，共奏行气疏肝、散寒止痛之功。

85. 高良姜、栀子

高良姜：辛、热，归脾、胃经，散寒止痛，温中止呕。

栀子：苦、寒，归心、肺、三焦经，泻火除烦，清热利湿，凉血解毒。

二药合用：治疗寒热夹杂之腹痛。高良姜辛热入脾胃，为温化中焦寒凝专药；栀子苦寒，善清三焦实火下行。

86. 桑叶、麦冬

桑叶：甘、苦、寒，归肺、肝经，疏散风热，清肺润燥，平抑肝阳，清肝明目。

麦冬：甘、微苦、微寒，归胃、肺、心经，养阴润肺，益胃生津，清心除烦。

二药合用：清肺热，润肺燥，二药甘苦寒，同入肺，相须为用，为肺经专药。

87. 茵陈、栀子

茵陈：苦、辛、微寒，归脾、胃、肝、胆经，清热利湿，利胆退黄。

栀子：苦、寒，归心、肺、三焦经，泻火除烦，清热利湿，凉血解毒。

二药合用：功专清利湿热而退黄，二药苦寒，专清肝胆热。

88. 栀子、淡豆豉

栀子：苦、寒，归心、肺、三焦经，泻火除烦，清热利湿，凉血解毒。

淡豆豉：苦、辛、凉，归肺、胃经，解表除烦，宣发郁热。

二药合用：治热病胸中烦闷、不眠，二药味苦，同入肺，专清胸膈烦中。

89. 栀子、延胡索

栀子：苦、寒，归心、肺、三焦经，泻火除烦，清热利湿，凉血解毒。

延胡索：辛、苦、温，归心、肝、脾经，活血，行气，止痛。

二药合用：治气滞血瘀痛夹热者，二药味苦，同入心经，为治气滞胸痹专药。

90. 栀子、滑石

栀子：苦、寒，归心、肺、三焦经，泻火除烦，清热利湿，凉血解毒。

滑石：甘、淡、寒，归膀胱、肺、胃经，利尿通淋，清热解暑，收湿敛疮。

二药合用：二药同寒，入肺，清肺止咳，治疗湿热、血淋、尿闭等。

91. 栀子、黄柏

栀子：苦、寒，归心、肺、三焦经，泻火除烦，清热利湿，凉血解毒。

黄柏：苦、寒，归肾、膀胱、大肠经，清热燥湿，泻火解毒，除骨蒸。

二药合用：二药苦寒，专泻三焦之热，栀子、黄柏表剂也，以寒胜热，以苦燥湿，得治黄之要也矣。

92. 栀子、连翘

栀子：苦、寒，归心、肺、三焦经，泻火除烦，清热利湿，凉血解毒。

连翘：苦、微寒，归心、肺、小肠经，清热解毒，消肿散结，疏散风热。

二药合用：主治风寒束肺、不得宣发之肺寒咳嗽，症见咳吐清痰，久嗽不止，见凉加重。

93. 菊花、桑白皮

菊花：甘、苦、微寒，归肺、肝经，散风清热，平肝明目。

桑白皮：甘、寒，归肺经，泻肺平喘，利水消肿。

二药合用：疏风散热，清肺化痰，主治风邪犯肺，肺气壅滞之支气管炎、支气管哮喘、肺炎等，症见咳嗽痰多、喘息、两胁胀满等。

94. 菊花、沙参

菊花：甘、苦、微寒，归肺、肝经，散风清热，平肝明目。

北沙参：甘、微苦、微寒，归肺、胃经，养阴清肺，益胃生津。

二药合用：养阴清热，平肝益胃，主治肺胃阴虚、肝火灼津之慢性咽炎、肺炎、慢性胃炎、胃溃疡等，症见咽干、咽痒，口干舌燥，口苦等。

95. 菊花、黄芪

菊花：甘、苦、微寒，归肺、肝经，散风清热，平肝明目。

黄芪：甘、微温，归脾、肺经，补气升阳，固表止汗，利水消肿，生津养血，行滞通痹，托毒排脓，敛疮生肌。

二药合用：菊花清肝经之毒，黄芪补肺之气。主治肺虚肝旺证、风热感冒、体虚感冒夹热者，症见头痛，眩晕，目赤肿痛，汗出涔涔，恶风。

96. 南沙参、人参

南沙参：甘、寒，归肺、胃经，养阴清肺，益胃生津，化痰，益气。

人参：甘、微苦、微温，归脾、肺经，大补元气，补脾益肺，生津止渴，安神增智。

二药合用：补肺中阳气，主治气虚喘息，肺气虚损之慢性支气管炎、慢性阻塞性肺病、肺心病等，症见气虚咳喘，面色晄白，痰多质黏。

97. 南沙参、北沙参

南沙参：甘、微寒，归肺、胃经，养阴清肺，益胃生津，化痰，益气。

北沙参：甘、微苦、微寒，归肺、胃经，养阴清肺，益胃生津。

二药合用：养阴生津，肺胃同治，主治肺胃阴虚之肺炎、胃炎，症见口干，咽干，鼻干，舌绛少津。

98. 苦参、黄连

苦参：苦、寒，归心、肝、胃、大肠、膀胱经，清热燥湿，杀虫利尿。

黄连：苦、寒，归心、脾、胃、肝、胆、大肠经，清热燥湿，泻火解毒。

二药合用：专清心与小肠之热，亦燥湿脾胃，主治心经蕴热，循经传变之证，如口疮、疖、痈、泌尿系感染等，症见病位红肿热痛，小便短赤，尿频尿痛，大便干燥，腹胀，口苦。

99. 知母、川贝母

知母：苦、甘、寒，归肺、胃、肾经，清热泻火，生津润燥。

川贝母：苦、甘、微寒，归肺、心经，清热润肺，化痰止咳。

二药合用：以滋阴为主，治肺肾阴虚、风痰入胃证，痰热咳嗽，慢性支气管炎，支气管哮喘等，症见咳嗽痰喘，骨蒸潮热，喑哑声重，口燥舌干，痰涎壅盛。

100. 细辛、附子

细辛：辛、温，归心、肺、肾经，祛风散寒，通窍止痛，温肺祛痰。

附子：辛、甘、热、有大毒，归心、肾、脾经，回阳救逆，补火助阳，散寒止痛。

二药合用：主治少阴头痛，风寒感冒，足寒气逆，症见恶寒，头痛，身冷。

101. 细辛、独活

细辛：辛、温，归心、肺、肾经，祛风散寒，通窍止痛，温肺祛痰。

独活：辛、苦、微温，归肾、膀胱经，祛风除湿，通痹止痛。

二药合用：祛风除湿，止痒，止痛，主治风湿蕴于少阴经之少阴头痛、下肢湿痒（湿疹）。

102. 枳实、枳壳

枳实：苦、辛、酸、微寒，归脾、胃经，破气消积，化痰散痞。

枳壳：苦、辛、酸、温，归脾、胃经，理气宽中，行滞消胀。

二药合用：通脏腑之气血积滞，主治肝郁气滞，大便不通，胸腹胀满，气郁不疏。

103. 人参、当归

人参：甘、微苦、微温，归脾、肺经，大补元气，补脾益肺，生津止渴，安神增智。

当归：甘、辛、温，归肝、心、脾经，补血活血，调经止痛，润肠通便。

二药合用：益气生血，主治气血不足之头晕、汗出、怔忡、低血压、贫血等。

104. 人参、陈皮

人参：甘、微苦、微温，归脾、肺经，大补元气，补脾益肺，生津止渴，安神增智。

陈皮：辛、苦、温，归脾、肺经，理气开胃，燥湿化痰，治脾胃病。

二药合用：补气健脾，疏肝和气，主治气郁不疏、肝胃不和之胃胀纳呆、胃脘痛。

105. 人参、磁石

人参：甘、微苦、微温，归脾、肺经，大补元气，补脾益肺，生津止渴，安神增智。

磁石：咸、寒，归肝、心、肾经，平肝潜阳，聪耳明目，镇惊安神，纳气平喘。

二药合用：补气固本，生津化痰，主治气虚咳喘，肾不纳气，喉中痰鸣，气虚作喘，不得平卧之哮喘、肺气肿、肺心病等。

106. 人参、苏木

人参：甘、微苦、微温，归脾、肺经，大补元气，补脾益肺，生津止渴，安神增智。

苏木：甘、咸、平，归心、肝、脾经，行血祛瘀，消肿止痛。

二药合用：产后败血冲肺，面赤呕逆，喘急欲死。

107. 人参、藜芦

人参：甘、微苦、微温，归脾、肺经，大补元气，补脾益肺，生津止渴，安神增智。

藜芦：辛、苦、寒，归肝、肺、胃经，涌吐风痰，杀虫疗疮。

二药合用：治疗风痰发喘，咳喘无力，痰不利，中风痰迷及体虚之人咳喘，痰多不易咳。

108. 人参、羊肉

人参：甘、微苦、微温，归脾、肺经，大补元气，补脾益肺，生津止渴，安神增智。

羊肉：味苦、气膻，入脾、肝经，温肝脾而扶阳，止疼痛而缓急。

二药合用：壮阳气，补形瘦，主治阳气虚衰，形体不足，阳弱，消瘦，症见阳痿早泄，畏寒肢冷，骨瘦如柴。

109. 人参、龙骨

人参：甘、微苦、微温，归脾、肺经，大补元气，补脾益肺，生津止渴，安神增智。

龙骨：涩、甘、平，归心、肝、肾、大肠经，镇心安神，平肝潜阳，固涩收敛。

二药合用：补气摄精，主治气虚、肾精不足之失眠、虚汗、遗精，症见夜寐不安，汗出涔涔，精力不足。

110. 干姜、五味子

干姜：辛、热，归脾、胃、心、肺经，温中回阳，温肺化饮。

五味子：酸、温，归肺、肾、心经，敛肺滋肾，生津敛汗，涩精止泻，宁心安神。

二药合用：主治风寒束肺、不得宣发之风寒咳嗽，症见咳吐清痰，久嗽不止，见凉加重。

111. 干姜、人参

干姜：辛、热，归脾、胃、心、肺经，温中回阳，温肺化饮。

人参：甘、微苦、微温，归脾、肺经，大补元气，补脾益肺，生津止渴，安神增智。

二药合用：温胃化饮，主治脾胃虚寒、元气不足之慢性胃炎，症见胃寒，胃痛，泛吐清水，食欲减退，喜热喜按，苔白，水滑，乏力。

112. 干姜、甘草

干姜：辛、热，归脾、胃、心、肺经，温中回阳，温肺化饮。

甘草：甘、平，归心、胃、脾、肺经，补脾益气，止咳祛痰，缓急定痛，调和药性。

二药合用：辛甘合化，治脾胃虚寒之慢性胃炎伴急性发作，症见胃寒，胃痛，食欲减退，喜按，乏力。

113. 干姜、制附子

干姜：辛、热，归脾、胃、心、肺经，温中回阳，温肺化饮。

制附子：辛、甘、热、有大毒，归心、肾、脾经，回阳救逆，补火助阳，散寒止痛。

二药合用：通经回阳救逆，主治中焦虚寒之慢性肠胃炎、风湿性关节炎、痛证，症见心腹冷痛，肢冷脉微，经血瘀阻。

114. 干姜、生姜

干姜：辛、热，归脾、胃、心、肺经，温中回阳，温肺化饮。

生姜：辛、微温，归肺、脾经，发汗解表，温中止呕，温肺止咳。

二药合用：守胃中之阳，散肺中之寒，主治寒中肺胃之呕吐、咳嗽，症见咳吐清水，咳嗽清痰。

115. 大黄、人参

大黄：苦、寒，归脾、胃、大肠、肝、心包经，泻热通便，凉血解毒，逐瘀通经。

人参：甘、微苦、微温，归脾、肺经，大补元气，补脾益肺，生津止渴，安神增智。

二药合用：主治阳明腑实证兼气虚之便秘，症见大便干结，排便无力。

116. 大黄、当归

大黄：苦、寒，归脾、胃、大肠、肝、心经，泻下攻积，清热泻火，解毒，活血祛瘀。

当归：甘、辛、温，归肝、心、脾经，补血活血，止痛，润肠。

二药合用：主治里实热结而血虚之阳明腑实证，见便秘者。

117. 川芎、羌活

川芎：辛、温，归肝、胆、心包经，活血行气，祛风止痛。

羌活：辛、苦、温，归膀胱、肾经，解表散寒，祛风胜湿止痛。

二药合用：治疗太阴经头痛，症见头痛日久，缠绵不愈。

118. 川芎、白芷

川芎：辛、温，归肝、胆、心包经，活血行气，祛风止痛。

白芷：辛、温，归肺、胃经，解表，祛风燥湿，消肿排脓，止痛。

二药合用：治疗风寒入侵阳明经之头痛、风寒感冒、眉棱骨痛、头风等，症见头痛欲裂，见风加重。

119. 川芎、柴胡

川芎：辛、温，归肝、胆、心包经，活血行气，祛风止痛。

柴胡：苦、辛、微寒，归心包络、肝、三焦、胆经，和解退热，疏肝解郁，升举阳气。

二药合用：疏肝解郁，治疗肝郁气滞、血瘀、肝胃不和、少阳表证之胸胁胀满、头痛、胁痛。

120. 川芎、苍术

川芎：辛、温，归肝、胆、心包经，活血行气，祛风止痛。

苍术：辛、苦、温，归脾、胃经，燥湿健脾，祛风湿。

二药合用：善治太阴经头痛。

121. 川芎、吴茱萸

川芎：辛、温，归肝、胆、心包经，活血行气，祛风止痛。

吴茱萸：辛、苦、热、有小毒，归肝、脾、胃经，散寒止痛，疏肝下气，燥湿。

二药合用：治疗中焦虚寒、肝气上逆之厥阴头痛，另二者各 30 克研末，每次 5 克，外用贴脐，可治高血压。

122. 川芎、细辛

川芎：辛、温，归肝、胆、心包经，活血行气，祛风止痛。

细辛：辛、温，归肺、肾经，祛风，散寒止痛，温肺化饮，宣通鼻窍。

二药合用：治疗下焦虚寒，少阴经头痛。

123. 川芎、当归

川芎：辛、温，归肝、胆、心包经，活血行气，祛风止痛。

当归：甘、辛、温，归肝、心、脾经，补血活血，止痛，润肠。

二药合用：通调三焦之气血，主治肝郁气滞、血瘀之头痛目涩、胸中郁闷、月经不调。

124. 川芎、紫苏叶

川芎：辛、温，归肝、胆、心包经，活血行气，祛风止痛。

紫苏叶：甘、辛、温，入肺、脾经，发汗散表，温胃和中，除头痛、肢节痛。

二药合用：祛风寒，止痹痛，主治风寒感冒，头痛，肢节痛，恶寒，腹胀，恶心。

125. 浙贝母、连翘

浙贝母：苦、寒，归肺、心经，化痰止咳，清热散结。

连翘：苦、微寒，归肺、心、胆经，清热解毒，消痈散结。

二药合用：清热解毒，散疮祛瘿，主治热毒壅盛之淋巴结结核、肿大，乳腺炎，痤疮，疖，痈，局部皮肤红肿热痛等。

126. 天冬、麦冬

天冬：甘、苦、大寒，归肺、肾经，清肺降火，滋阴润燥。

麦冬：甘、微苦、微寒，归肺、心、胃经，润肺养阴，益胃生津，清心除烦。

二药合用：滋阴降火，润燥除烦，主治肺结核。

127. 秦皮、马齿苋

秦皮：苦、寒，归肝、胆、大肠经，清热燥湿，清肝明目。

马齿苋：酸、寒，归心、肝、脾、大肠经，清热解毒，利水祛湿，散血消肿。

二药合用：清热燥湿效佳，多用于肠中疾患。

128. 补骨脂、骨碎补

补骨脂：辛、大温，归肺、肾、大肠经，补肾壮阳，固精缩尿，温脾止泻。

骨碎补：苦、温，归肝、肾经，补肾活血续伤。

二药合用：治肾虚腰脚疼痛不止。

129. 当归、白芍

白芍：苦、酸、微寒，归肝、脾经，养血敛阴，柔肝止痛，平抑肝阳，守而不走。

当归：辛、甘、温，归肝、心、脾经，补血活血，止痛，润肠，走而不守。

二药合用：酸而不敛，辛而不散，一开一阖，能补血而不滞血，行血而不耗血，养血补血之功更强。

130. 苦杏仁、桔梗

苦杏仁：苦、微温、有小毒，归肺、大肠经，止咳平喘，润肠通便，辛能散邪，苦可下气，重在宣降。

桔梗：苦、辛、平，归肺经，开宣肺气，祛痰排脓。

二药合用：一升一降，开宣肺气，利胸膈，化痰降气。

131. 赤芍、白芍

赤芍：苦、微寒，归肝经，清热凉血，祛瘀止痛。

白芍：苦、酸、微寒，归肝、脾经，养血敛阴，柔肝止痛，平抑肝阳，除烦止汗。

二药合用：通经止痛，散中有收。

132. 延胡索、小茴香

延胡索：辛、苦、温，归心、肝、脾经，活血行气止痛。

小茴香：辛、温，归肝、肾、脾经，祛寒止痛，理气和胃。

二药合用：主治疝气痛。

133. 乌药、益智仁

乌药：辛、温，归肺、脾、肾、膀胱经，行气止痛，温肾散寒。

益智仁：辛、温，归肺、肾经，温脾开胃摄唾，暖胃固精缩尿。

二药合用：治肾阳不足、膀胱虚寒引起的小便频及遗尿。

134. 女贞子、墨旱莲（二至丸）

女贞子：苦、甘、凉，归肝、肾经，补益肝肾，清热明目。

墨旱莲：甘、酸，归肝、肾经，滋阴益肾，凉血止血。

二药合用：滋养肝肾之阴，治肝肾不足引起的头晕目眩、须发早白。

135. 郁金、白矾（白金丸）

郁金：辛、苦、寒，归心、肝、胆经，活血止痛，行气解郁，凉血清心，利胆。

白矾：酸、寒，归肺、肝、脾、胃、大肠经，解毒杀虫，燥湿止痒，止血止泻，清热消痰。

二药合用：治痰热内郁，发为癫狂。

136. 蔓荆子、蜈蚣

蔓荆子：辛、苦、平，归膀胱、肝、胃经，疏散风热，清利头目。

蜈蚣：辛、温、有毒，归肝经，息风止痉，解毒散结，通络止痛。

二药合用：治疗顽固性偏头痛。

137. 瓜蒌、红花

瓜蒌：甘、寒，归肺、胃、大肠经，清肺化痰，利气宽胸，润肠通便，入气分。

红花：辛、温，归心、肝经，活血祛瘀，通经，入血分。

二药合用：治胸闷气郁，气滞血瘀。

138. 牛膝、五灵脂

牛膝：辛、苦、酸、平，归肝、肾经，活血祛瘀，补肾精，强筋骨，利尿通淋，引血下行。

五灵脂：苦、甘、温，归肝经，活血止痛，化瘀止血。

二药合用：活血止血。

139. 苦丁茶、夏枯草

苦丁茶：苦、甘、寒，归肝、肺、胃经，散风热，清头目，除烦渴。

夏枯草：苦、辛、寒，归肝、心、肺、胆经，清肝胆郁热，消瘰疬。

二药合用：平肝，息风，降压。

140. 青黛、白矾

青黛：咸、寒，归肝、肺、胃经，清热解毒，凉血消肿。

白矾：酸、寒，归肺、肝、脾、胃、大肠经，解毒杀虫，燥湿止痒，止血止泻，清热消痰。

二药合用：清肝解毒，消痰瘀，退黄疸。

141. 五味子、垂盆草

五味子：酸、温，归肺、肾、心经，敛肺滋阴，生津敛汗，涩精止泻，宁心安神。

垂盆草：甘、淡、微酸，归肝、胆、小肠经，清热解毒，利湿，能降低丙谷转氨酶。

二药合用：治急性肝炎之转氨酶升高者。

142. 金银花、连翘

金银花：甘、寒，归肺、胃、大肠经，清热解毒，轻宣疏散。

连翘：苦、微寒，归肺、心、胆经，清热解毒，为消痈散结疮家圣药。

二药合用：相须增效，共奏清热解毒之功。

143. 紫苏叶、黄连

紫苏叶：辛、温，归肺、脾经，发汗散表，温胃和中，安胎。

黄连：苦、寒，归心、肝、胃、大肠经，清热燥湿，泻火解毒。

二药合用：清热化湿，和胃止呕，治妊娠恶阻。

144. 生姜、吴茱萸

生姜：辛、微温，归肺、脾经，发汗解表，温中止呕，温肺止咳。

吴茱萸：辛、苦、热、有小毒，归肝、脾、胃经，散寒止痛，疏肝下气，燥湿。

二药合用：疏肝下气，止呕逆。

145. 瓜蒌、贝母

瓜蒌：甘、寒，归肺、胃、大肠经，清肺化痰，利气宽胸，润滑通便，入气分。

贝母：苦、甘、微寒，归肺、心经，清热散结，化痰止咳。

二药合用：主治燥痰咳嗽，肺炎发热，一疏一化，使痰无凝聚。

146. 麻黄、白果

麻黄：辛、温、微苦，归肺、膀胱经，发汗，平喘利水。

白果：甘、苦、涩、平、有小毒，归肺经，敛肺平喘，收涩止带。

二药合用：治哮喘之痰多咳嗽，一散一收治哮喘。

147. 桔梗、白前

桔梗：苦、辛、平，归肺经，开宣肺气，祛痰，排脓。

白前：辛、甘、平，归肺经，祛痰，降气止咳。

二药合用：一升一降治哮喘。

148. 人参、阿胶

人参：甘、微苦、温，归脾、肺经，大补元气，补脾益肺，生津止渴，安神益智。

阿胶：甘、平，归肺、肝、肾经，补血止血，滋阴润肠。

二药合用：人参补气，阿胶补血，可治小儿惊后瞳仁不正。

149. 马鞭草、西河柳

马鞭草：苦、甘、寒，入肝、脾经，祛瘀通经，消癥瘕疝肿。

西河柳：辛、平，归肺、胃、心经，发汗透疹。

二药合用：疏肝行气，解表透疹，主治肝郁气滞表实证、肾炎、子宫肌瘤、腹股沟疝等，症见下腹坠胀，阴部坠胀感，腰痛。

150. 皂荚、槐米

皂荚：辛、温、有小毒，归肺、大肠经，祛痰开窍。

槐米：苦、寒，归肝、大肠经，凉血止血。

二药合用：治疗痰热积聚、血热妄行各种出血证、乳腺炎等，症见乳房肿胀、咯血、尿血等。

151. 白茅根、绿豆

白茅根：甘、寒，归肺、胃、膀胱经，凉血止血，清热利尿。

绿豆：甘、寒，归心、胃经，清热解毒，消暑。

二药合用：清热凉血，利尿止血，主治尿血尿痛，热入营血证，肾炎，膀胱炎，急性泌尿性感染。

四、临证常联合使用汤、丸、散、膏等不同剂型并配合理疗

临证常针对不同的病人而配合使用不同的药物剂型。临床应用汤剂，一方面内服以迅速发挥药效、解除病人之疾苦，且便于随症加减，另一方

面可煎煮供病人外洗使用，如临床应用较多的妇科外洗药、痔疮外洗药、脱发外洗药、水煎坐浴等治疗妇科炎症、痔疮、脂溢性脱发，均取得了良好的疗效。还将常用的定方随症加减制成丸剂，方便病人使用。有些服用汤剂的患者同时加用丸剂，既用汤剂迅速解除病痛，又用丸剂缓慢吸收而达到药效持久的目的。针对久病或者不能及时就诊的患者采用散剂，既利于药物的吸收又方便使用和携带，如参苓白术散、玉屏风散等。而对于一些肿瘤患者，除应用汤剂、丸剂外，在病情得到有效控制后改用膏方，这样有利于较长时间用药。另外，使用外用散剂敷于患处，可有效控制肿瘤的生长，甚至促其消散。此外，在处方用药治疗疾病的同时配合理疗，如针灸、拔火罐、刺络放血、推拿按摩、耳针、牵引等，在治疗中风、面神经麻痹、痤疮、月经不调、颈椎病、腰椎间盘突出症等疾病方面，均取得了良好的疗效。

五、对癌症的治疗有独到的见解

提起癌症，人人恐惧，在人们看来，得了癌症就意味着生命走入了绝境。中医辨证治病，不能被疾病的病名吓倒，治疗癌症同治疗一般疾病一样，只要辨证准确，抓住疾病的主要矛盾，随症加减，就会取得良好的临床疗效。杨国英老师认为癌症是因为长期饮食不节、择食偏嗜、情志失调，或感受外来之邪毒致使阴阳不平、气滞血瘀、湿聚痰结、邪毒壅踞，最终结酿成瘤。外来致病因素长期危害人体，正气不足不能御之而成瘤病，正如《医宗必读·积聚》云：“积之成也，正气不足，而后邪气踞之。”然此诸多病因常互见，临证时应综合辨证，综合治疗。

对于癌症的治疗，肿瘤乃一类病而非一种病，因此，治此类病尤当察其正邪之虚实而定其治则，先攻其邪瘤以扶正，又须重于扶正以御邪。癌症病人的临证治疗亦用常方、小剂量，临床疗效颇佳。杨国英老师经常和学生讲，肿瘤患者大多数是因过度治疗导致的死亡，所以他经常劝诫肿瘤患者家属，要想让肿瘤患者提高生活质量，就不要过度治疗，患者的生存期才能延长，生活质量才能提高。

治病还要注重心理疏导、体能锻炼、饮食调节等方面。人体体质的强弱、情志调畅与否、饮食是否适宜直接影响着人体的健康与疾病的转化。

临证在遣方用药的同时，亦要针对不同的病人给予相应的心理疏导，畅其情志，以条达气机；嘱其锻炼，强健体魄，以御病邪；嘱其调节饮食，以平阴阳，以此来达到加快疾病痊愈的目的。《千金要方·食治》指出："食能排邪而安脏腑，悦神爽志，以资血气，若能用食平疴，释情遣疾者，可谓良工。"

六、利胆方的组成和应用

【组成】金钱草 7 克，柴胡 5 克，黄芩 5 克，陈皮 3 克，半夏 4 克，高良姜 4 克，香附 4 克，玫瑰花 3 克，六神曲 4 克，木香 3 克，白豆蔻 2 克，白芍 4 克，甘草 2 克。

（一）常见疾病随症加减

1. 伴脾胃气滞（胆脾综合征）

加厚朴 3 克，甘松 3 克，佛手 3 克，香橼 3 克，刀豆 3 克，八月札 3 克，丁香 3 克，沉香 3 克。

2. 伴胆结石（胆胰综合征）

加金钱草 7 克，海金沙 7 克，鸡内金 7 克，茵陈 7 克，鸡骨草 7 克，郁金 7 克，五味子 7 克，乌梅 7 克，木香 7 克。

3. 伴泛酸嘈杂（胆胃综合征）

加煅龙骨 7 克，煅牡蛎 7 克，乌贼骨 7 克，煅瓦楞子 7 克，浙贝母 7 克，煅石膏 7 克。

4. 伴胸痹（胆心综合征）

加党参 7 克，麦冬 7 克，五味子 7 克，苦参 7 克，毛冬青 7 克，丹参 7 克，三七 7 克，川芎 7 克。

5. 伴肠梗阻（胆肠综合征）

加大黄 6 克，芒硝 6 克，枳实 6 克，莱菔子 6 克。

6. 伴头晕、恶心、头痛（胆颈综合征）

加葛根 7 克，桂枝 5 克，天麻 3 克，钩藤 5 克。

7. 伴脑梗死、脑出血（胆脑综合征）

加黄芪 30 克，当归 3 克，防风 3 克，甘草 3 克。

8. 伴哮喘、咳嗽痰多（胆肺综和征）

加紫菀 5 克，前胡 5 克，百部 5 克，款冬花 5 克。

9. 伴胃脘胀痛（胆脘综合征）

加干姜 3 克，黄连 3 克，枳实 3 克，蒲公英 3 克。

10. 伴阳痿早泄（胆肾综合征）

加雄蚕蛾 3 克，九香虫 3 克，刺猬皮 3 克，菟丝子 3 克。

11. 伴白带量多（胆带综合征）

加乌贼骨 5 克，鸡冠花 5 克，椿根皮 5 克。

12. 伴经少、闭经（胆经综合征）

加益母草 7 克，车前草 7 克，三棱 7 克，莪术 7 克。

13. 伴烦躁（胆更综合征）

加黄柏 6 克，知母 6 克，当归 6 克，淫羊藿 3 克，巴戟天 3 克，仙茅 3 克。

14. 伴汗出（胆汗综合征）

加浮小麦 30 克，糯米根 30 克，桑叶 5 克，百合 5 克。

15. 伴升降失调（胆气综合征）

加僵蚕 4 克，蝉蜕 4 克，姜黄 4 克，制大黄 4 克，紫苏叶 4 克，紫苏梗 4 克，淡豆豉 4 克，炒栀子 4 克。

16. 伴咳嗽日久（胆咽综合征）

加桔梗 3 克，射干 3 克，生地黄 4 克，麦冬 4 克。

17. 伴颜面痤疮（胆痤综合征）

加桑白皮 5 克，地骨皮 5 克，皂角刺 5 克，浙贝母 5 克。

18. 伴身痛着痹（胆痹综合征）

加当归 4 克，桂枝 5 克，赤芍 5 克，地龙 4 克，桃仁 5 克，红花 5 克。

19. 伴眼睛干涩（胆眼综合征）

加青葙子 3 克，密蒙花 3 克，木贼草 3 克，谷精草 3 克。

20. 伴痛风（胆痛综合征）

加东革阿里 7 克，山慈菇 7 克。

21. 伴鼻炎（胆鼻综合征）

加苍耳子 3 克，辛夷 3 克，细辛 3 克，白芷 3 克。

22. 伴带状疱疹（胆疱综合征）

加大青叶7克，板蓝根7克，贯众7克，木贼草7克。

23. 伴高血压病（胆高综合征）

加夏枯草7克，罗布麻7克，豨莶草7克，钩藤7克。

24. 伴糖尿病（胆糖综合征）

加天花粉7克，鬼箭羽7克，山药7克，黄连7克，地骨皮7克，木香7克，生石膏7克，荔枝核7克。

25. 伴肥胖、高脂血症（胆肥综合征）

加生山楂30克，荷叶30克，薏苡仁30克。

26. 伴酒精肝（胆酒综合征）

加马兰7克，马鞭草7克，惊风草7克，葛根7克，葛花7克，枳椇子7克。

27. 伴肝硬化（胆肝综合征）

加葛根7克，葛花7克，枳椇子7克。

28. 伴肠炎（胆肠综合征）

加葛根7克，秦皮7克，马齿苋7克，水红花子7克。

29. 伴皮肤瘙痒（胆皮综合征）

加白鲜皮7克，蛇床子7克，地肤子7克，苦参7克。

30. 伴乳腺增生（胆乳综合征）

加王不留行7克，路路通7克，漏芦7克，娑罗子7克。

31. 伴甲状腺结节（胆甲综合征）

加山慈菇7克，清半夏7克，青皮7克，海藻7克，昆布7克，猫爪草7克。

32. 伴淋巴结肿大（胆淋综合征）

加白花蛇舌草7克，半枝莲7克，半边莲7克，山慈菇7克。

33. 伴前列腺增生（胆前综合征）

加三棱7克，莪术7克，皂角刺7克，夏枯草7克。

34. 伴腰痛（胆腰综合征）

加干姜3克，茯苓4克，苍术3克，白术3克。

35. 伴睾丸肿痛（胆疝综合征）

加荔枝核 7 克，橘核 7 克，乌药 7 克，小茴香 7 克。

注：以上药物均为临床随症加减应用较为成熟有效的方剂，以供参考。应用重点要以辨证、辨病论治，辨证、辨病用药为原则。

（二）肿瘤、疑难病处方用药

1. 肝癌——热毒型

【处方】丹参 15 克，无花果 20 克，墨旱莲 4 克，垂盆草 10 克，仙鹤草 7 克，蒟蒻 5 克，大蓟 5 克，人工牛黄 1 克。

【功用】解毒抗癌。

【主治】肝癌实证早期热毒正盛。

2. 肝癌——虚寒型

【处方】乌药 3 克，山茱萸 3 克，水杨梅根 10 克，棉花根 10 克，厚朴 3 克，石菖蒲 3 克，姜半夏 3 克，威灵仙 3 克。

【功用】温通抗癌。

【主治】肝区隐痛，腹水膨胀，舌苔紫暗，水滑舌，脉沉迟。

3. 肝癌——气虚型

【处方①】麦斛 5 克，枸杞子 5 克，开金锁 10 克，前胡 3 克，海浮石 5 克，无花果 20 克，蒟蒻 5 克。

【处方②】鳖甲 10 克，菟丝子 5 克，山海螺 15 克，鬼针草 10 克，木馒头 5 克，肿节风 5 克，水红花子 5 克，八月札 10 克。

【功用】扶正抗癌。

【主治】治疗肝癌气血不足，年老体弱，手术、放化疗后引起的气血虚弱。

4. 肺癌——热毒型

【处方】寒水石 7 克，鸭跖草 15 克，竹沥 30 克，生地黄 7 克，百合 7 克，冬凌草 7 克，猕猴桃 7 克，肺形草 7 克。

【功用】抗癌解毒。

【主治】肺癌早期邪盛正不衰期，见咳嗽，痰黄黏稠，声音嘶哑，胸满憋闷，舌苔黄燥，脉浮数有力。

5. 肺癌——虚寒型

【处方】麻黄5克，刀豆子5克，陈皮5克，旋覆花5克，紫菀5克，清半夏4克，柘木7克，威灵仙5克。

【功用】温通抗癌。

【主治】咳嗽，白滑痰，肺寒毛冷，舌苔白水滑，脉沉弱。

6. 肺癌——气虚型

【处方】楤木7克，胡桃隔5克，茯苓5克，半枝莲7克，野葡萄根7克，肿节风7克，鬼针草7克，水红花子7克。

【功用】扶正抗癌。

【主治】肺癌咳嗽日久，气短乏力，苔白，脉虚弱无力。

7. 食道癌——热毒型

【处方】射干3克，八仙草10克，猕猴桃7克，东风菜10克，冬凌草7克，生地黄10克，天龙（蜈蚣）5克，地龙（蚯蚓）3克。

【功用】解毒抗癌。

【主治】食道癌引起的吞咽困难，嘈杂烧灼，舌燥苔黄，脉弦急数。

8. 食道癌——虚寒型

【处方】乌药3克，乌梅4克，水杨梅根7克，半夏4克，柘木7克，厚朴3克，威灵仙3克，旋覆花3克。

【功用】温通抗癌。

【主治】食道癌引起的吞咽困难，胃内虚寒，舌苔滑腻，脉沉细。

9. 食道癌——气虚型

【处方】青礞石5克，桦菌芝5克，菝葜根7克，楤木7克，胡桃隔7克，肿节风7克，水红花子7克，甘草7克。

【功用】扶正抗癌。

【主治】食道癌见神疲乏力，舌苔白腻，脉虚弱。

10. 胃癌——热毒型

【处方】猕猴桃7克，东风菜7克，凤尾草7克，瞿麦7克，黄连3克，龙胆4克，地龙3克，贯众7克。

【功用】解毒抗癌。

【主治】胃癌见胃内灼热，痛不可及，舌苔黄燥，脉弦急数。

11. 胃癌——虚寒型

【处方】刘寄奴7克，乌药7克，乌梅7克，陈皮7克，柘木7克，旋覆花7克，棉花根7克，楤木7克。

【功用】温通抗癌。

【主治】胃癌见胃脘寒痛，舌苔水滑，脉沉迟。

12. 胃癌——气虚型

【处方】白扁豆7克，桦菌芝5克，鬼针草7克，菝葜根7克，木馒头7克，水红花子7克，分心木7克，楤木7克。

【功用】扶正抗癌。

【主治】胃癌引起的精神萎靡，纳呆，舌淡苔白，脉细弱。

13. 肠癌——热毒型

【处方】白头翁7克，马齿苋7克，铁苋菜7克，猕猴桃7克，东风菜7克，凤尾草7克，冬凌草7克，茜草7克。

【功用】解毒抗癌。

【主治】肠癌便血，大便质黏，里急后重，舌苔黄腻，脉数。

14. 肠癌——虚寒型

【处方】乌梅7克，旋覆花7克，陈皮7克，石榴皮7克，柘木7克，厚朴7克，石菖蒲7克。

【功用】温通抗癌。

【主治】肠癌见腹部冷痛，大便稀薄，脉沉无力。

15. 肠癌——气虚型

【处方】白扁豆7克，鬼针草7克，菝葜根7克，木馒头7克，水红花子7克，楤木7克，黄芪15克，党参7克。

【功用】扶正抗癌。

【主治】肠癌日久见大便无力，舌淡苔白，脉弱无力。

16. 腹水癌——热毒型

【处方】半枝莲7克，瓜蒌7克，冬凌草7克，茜草7克，牵牛子3克，三白草根7克，龙葵7克，海藻7克。

【功用】解毒抗癌。

【主治】腹水癌见腹大如鼓，胀满不能坐，舌苔滑腻，脉弦滑。

17. 腹水癌——虚寒型

【处方】狗脊 4 克，白芥子 4 克，胡桃枝 10 克，补骨脂 4 克，美登木 10 克，棉花根 10 克，三十六荡 3 克，紫菀 3 克。

【功用】温通抗癌。

【主治】腹水癌见腹大如鼓，畏寒，舌苔水滑，脉沉滑。

18. 腹水癌——气虚型

【处方】石见穿 10 克，猪苓 5 克，茵陈 5 克，寻骨风 7 克，黄芪 15 克，酸枣仁 5 克，白果 3 克，鸡眼草 5 克。

【功用】扶正抗癌。

【主治】腹水癌见腹大如鼓，神疲乏力，舌苔水滑白腻，脉虚弱无力。

19. 宫颈癌——热毒型

【处方】椿根皮 4 克，白鲜皮 5 克，八仙草 5 克，海藻 3 克，百合 4 克，东风菜 10 克，天花粉 5 克，茜草根 5 克。

【功用】解毒抗癌。

【主治】宫颈癌引起的红肿疼痛，舌绛红，脉弦急数。

20. 宫颈癌——虚寒型

【处方】莪术 3 克，天南星 3 克，乌药 3 克，大叶菜 10 克，乌梅 3 克，威灵仙 3 克，水杨梅根 10 克，清半夏 3 克。

【功用】温通抗癌。

【主治】宫颈癌引起的下部寒凉，舌苔黄腻，脉沉弱。

21. 宫颈癌——温毒型

【处方】菱角 9 克，郁金 4 克，开金锁 10 克，垂盆草 10 克，大蓟 4 克，枸杞子 5 克。

【功用】清热祛湿解毒。

【主治】宫颈癌见温热毒邪集聚，舌苔黄腻，脉弦数。

22. 宫颈癌——气虚型

【处方】墓头回 5 克，二色补血草 10 克，三棱 5 克，鬼针草 10 克，菝葜根 10 克，木馒头 5 克，蛇蜕 5 克，鳖甲 7 克。

【功用】扶正抗癌。

【主治】宫颈癌见面色无华，头晕乏力，舌苔白，脉细弱。

23. 膀胱癌——热毒型

【处方】紫草 3 克，蜣螂 3 克，天葵子 3 克，喜树 3 克，小蓟 3 克，大蓟 3 克，薏苡仁 3 克，琥珀 3 克，土茯苓 3 克。

【功用】解毒抗癌。

【主治】膀胱癌见湿热蕴结，小便艰涩。

24. 膀胱癌——气虚型

【处方】黄芪 15 克，党参 7 克，炒白术 7 克，甘草 3 克，木馒头 3 克，猪苓 3 克，车前子 3 克。

【功用】扶正抗癌。

【主治】膀胱癌见面色无华，气短乏力，舌苔白，脉细弱。

25. 贲门癌——热毒型

【处方】瞿麦 7 克，冬凌草 7 克，喜树 7 克，牛黄 1 克，大蓟 7 克，紫硇砂 7 克，制天南星 7 克，威灵仙 7 克。

【功用】解毒抗癌。

【主治】贲门癌早期出现的食道疼痛，噎食感，舌苔黄燥，脉急数。

26. 贲门癌——气虚型

【处方】黄芪 15 克，党参 7 克，炒白术 7 克，龙眼肉 4 克，楤木 7 克，胡桃隔 7 克，柘木 7 克。

【功用】扶正抗癌。

【主治】贲门癌引起的面色无华，气短乏力，舌苔白，脉细弱。

27. 鼻咽癌——热毒型

【处方】黄芩 3 克，苍耳子 3 克，黄连 3 克，百合 4 克，天花粉 5 克，茜草 5 克，金银花 3 克，射干 3 克。

【功用】解毒抗癌。

【主治】鼻咽癌见热象者。

28. 鼻咽癌——虚寒型

【处方】水飞雄黄 0.1 克（冲服），棉花根 3 克，急性子 3 克，天南星 3 克，白芷 3 克，鹅不食草 3 克，露蜂房 3 克。

【功用】温通抗癌。

【主治】鼻咽癌引起的鼻塞不通，舌苔白腻，脉沉弱。

29. 鼻咽癌——阴虚型

【处方】麦斛 7 克，开金锁 7 克，蒟蒻 7 克，牡蛎 7 克，玄参 7 克，麦冬 7 克，地骨皮 7 克，甘草 7 克。

【功用】滋阴降火，抗癌。

【主治】鼻咽癌属肝郁化火，见口干津少症状者。

30. 鼻咽癌——气虚型

【处方】黄芪 15 克，石上柏 7 克，卷柏 7 克，菝葜根 7 克，葵树子 7 克，党参 7 克，炒白术 7 克，龙眼肉 7 克。

【功用】补气通窍。

【主治】鼻咽癌见气短乏力，鼻塞涕稀。

31. 骨癌——热毒型

【处方】土鳖虫 3 克，猕猴桃 7 克，淡竹叶 7 克，半边莲 7 克，半枝莲 7 克，白花蛇舌草 7 克，夏枯草 7 克，紫草 7 克。

【功用】解毒抗癌。

【主治】针对骨癌早期病变。

32. 骨癌——虚寒型

【处方】蜈蚣 1 条，延胡索 7 克，山茱萸 7 克，陈皮 7 克，棉花根 7 克，山慈菇 7 克，胆南星 7 克，莪术 7 克。

【功用】温通抗癌。

【主治】骨癌见畏寒，舌苔白腻，脉沉虚弱。

33. 骨癌——气虚型

【处方】黄芪 15 克，党参 7 克，炒白术 7 克，鹿衔草 7 克，龙眼肉 4 克，罂粟壳 3 克，甘草 3 克，鳖甲 7 克。

【功用】扶正抗癌。

【主治】骨癌气血不足，舌苔白，脉虚弱无力。

34. 黑色素瘤——热毒型

【处方】猕猴桃 7 克，天花粉 7 克，芦荟 7 克，茜草 7 克，喜树 7 克，天葵子 7 克，仙鹤草 7 克，长春花 7 克。

【功用】解毒抗癌。

【主治】黑色素瘤病变早期，舌苔黄腻，脉急数。

35. 黑色素瘤——虚寒型

【处方】三七 7 克，厚朴 7 克，三棱 7 克，莪术 7 克，胆南星 7 克，制附子 7 克，山慈菇 7 克，皂角刺 7 克。

【功用】温通抗癌。

【主治】黑色素瘤见寒象者。

36. 黑色素瘤——气虚型

【处方】黄芪 15 克，党参 7 克，炒白术 7 克，鹿衔草 7 克，虎杖 7 克，鬼见愁 7 克，龙眼肉 4 克，仙鹤草 7 克。

【功用】扶正抗癌。

【主治】黑色素瘤见气血虚弱者。

37. 甲状腺癌——热毒型

【处方】夏枯草 7 克，昆布 7 克，海藻 7 克，天葵子 7 克，蛇莓 7 克，天花粉 7 克，泽漆 7 克，蒟蒻 7 克。

【功用】解毒抗癌。

【主治】甲状腺癌正实邪不虚阶段者。

38. 甲状腺癌——虚寒型

【处方】黄芪 15 克，党参 7 克，炒白术 7 克，鬼臼 7 克，海藻 7 克，山猫儿 7 克，胆南星 7 克，龙眼肉 4 克。

【功用】温通抗癌。

【主治】甲状腺癌见寒象者。

39. 甲状腺癌——气虚型

【处方】黄芪 15 克，党参 7 克，猫爪草 3 克，黄药子 3 克，大脖子药 3 克，王不留行 3 克，丝瓜络 3 克，水红花子 3 克。

【功用】扶正抗癌。

【主治】甲状腺癌见气血虚弱者。

40. 淋巴癌——热毒型

【处方】海藻 7 克，昆布 7 克，天葵子 7 克，喜树 7 克，山慈菇 7 克，无花果 7 克，蒟蒻 7 克，长春花 7 克。

【功用】解毒抗癌。

【主治】淋巴癌早期属实证者。

41. 淋巴癌——虚寒型

【处方】水飞雄黄 0.1 克（冲服），石榴皮 7 克，急性子 7 克，天南星 7 克，蟾蜍 1 克，黄芪 15 克，党参 7 克，龙眼肉 4 克。

【功用】温通抗癌。

【主治】淋巴癌见虚寒症状者。

42. 淋巴癌——气虚型

【处方】黄芪 15 克，党参 7 克，炒白术 7 克，龙眼肉 4 克，蜂乳 7 克，虎杖 7 克，肿节风 7 克，猫爪草 7 克。

【功用】扶正抗癌。

【主治】淋巴癌日久见气血俱虚症状者。

43. 卵巢癌——热毒型

【处方】防己 7 克，龙葵 7 克，铁树叶 7 克，牛黄 3 克，长春花 7 克，白花蛇舌草 7 克，半枝莲 7 克，半边莲 7 克。

【功用】解毒抗癌。

【主治】卵巢癌早期正气充足者。

44. 脑癌——热毒型

【处方】紫杉 7 克，贯众 7 克，苍耳草 7 克，天葵子 7 克，天龙 7 克，长春花 7 克，葵树子 7 克，蒟蒻 7 克。

【功用】解毒抗癌。

【主治】脑癌早期正气充足者。

45. 脑癌——虚寒型

【处方】白附子 7 克，半夏 7 克，雄黄 7 克，旋覆花 7 克，莪术 7 克，胆南星 7 克，山慈菇 7 克，白芷 7 克。

【功用】温通抗癌。

【主治】脑癌日久见寒象者。

46. 皮肤癌——热毒型

【处方】白鲜皮 7 克，百合 7 克，四季青 7 克，鸦胆子 7 克，猕猴桃 7 克，白花蛇舌草 7 克，半枝莲 7 克，半边莲 7 克。

【功用】解毒抗癌。

【主治】皮肤癌早期实证者。

47. 皮肤癌——虚寒型

【处方】蟾蜍 1 克，鬼臼 3 克，大叶菜 3 克，乌梅 3 克，水飞雄黄 0.1 克（冲服），蜈蚣 1 条，胆南星 7 克，山慈菇 7 克。

【功用】温通抗癌。

【主治】皮肤癌发病日久，患处不愈见寒象者。

48. 葡萄胎——热毒型

【处方】穿心莲 7 克，天花粉 7 克，龙葵 7 克，紫草 7 克，凤尾草 7 克，喜树 7 克，夏枯草 7 克，半枝莲 7 克。

【功用】解毒抗癌。

【主治】葡萄胎早期属实证者。

49. 葡萄胎——气虚型

【处方】葵树子 7 克，卷柏 7 克，黄芪 15 克，党参 7 克，炒白术 7 克，龙眼肉 4 克，鹿衔草 7 克，仙鹤草 7 克。

【功用】扶正抗癌。

【主治】葡萄胎证属气血亏虚者。

50. 前列腺癌——热毒型

【处方】猕猴桃 7 克，射干 7 克，东风菜 7 克，土鳖虫 3 克，皂角刺 7 克，白花蛇舌草 7 克，半枝莲 7 克，半边莲 7 克。

【功用】解毒抗癌。

【主治】前列腺癌早期属实证者。

51. 绒毛膜上皮癌——热毒型

【处方】穿心莲 7 克，喜树 7 克，天花粉 7 克，凤尾草 7 克，龙葵 7 克，紫草 7 克，茜草 7 克，长春花 7 克。

【功用】解毒抗癌。

【主治】绒毛膜上皮癌早期，舌苔黄腻，脉弦滑数。

52. 乳腺癌——热毒型

【处方】漏芦 7 克，天葵子 7 克，山慈菇 7 克，蜀羊泉 7 克，龙葵 7 克，冬凌草 7 克，夏枯草 7 克，八仙草 7 克。

【功用】解毒抗癌。

【主治】癌症红肿热痛，舌苔燥，脉弦数。

53. 乳腺癌——虚寒型

【处方】皂角刺 7 克，小茴香 7 克，延胡索 7 克，乌药 7 克，陈皮 7 克，石榴皮 7 克，棉花根 7 克，急性子 7 克。

【功用】温通抗癌。

【主治】癌久难愈，舌苔白腻，脉虚弱无力。

54. 乳腺癌——气虚型

【处方】露蜂房 7 克，王不留行 7 克，野葡萄根 7 克，八月札 7 克，农吉利 7 克，猫爪草 7 克，黄芪 15 克，党参 7 克。

【功用】扶正抗癌。

【主治】癌久气血不足，舌苔白，脉虚弱无力。

55. 肾癌——热毒型

【处方】茜草 7 克，猕猴桃 7 克，天葵子 7 克，凌霄花根 7 克，半边莲 7 克，半枝莲 7 克，白花蛇舌草 7 克，夏枯草 7 克。

【功用】抗癌解毒。

【主治】癌毒早期，舌苔黄燥，脉急数。

56. 肾癌——虚寒型

【处方】大麦秸 7 克，陈皮 7 克，皂角刺 7 克，乌药 7 克，蜈蚣 1 条，蟾蜍 1 克，红花 7 克，莪术 7 克。

【功用】温通抗癌。

【主治】癌毒日久，舌苔滑腻，脉沉弱无力。

57. 血癌——热毒型

【处方】石斛 7 克，羊蹄根 7 克，狗舌草 7 克，天冬 7 克，茜草 7 克，喜树 7 克，紫草 7 克，白头翁 7 克。

【功用】抗癌解毒。

【主治】癌毒早期发作，舌苔黄燥，脉实有力。

58. 血癌——虚寒型

【处方】巴戟天 7 克，紫河车 7 克，乳香 7 克，补骨脂 7 克，美登木 7克，三十六荡 7 克，水杨梅根 7 克，厚朴 7 克。

【功用】温通抗癌。

【主治】癌毒日久，舌苔白滑，脉沉弱迟。

59. 血癌——气虚型

【处方】黄精7克，苏木7克，大尾摇7克，紫杉7克，蜂乳7克，鬼针草7克，仙鹤草30克，黄芪15克，党参7克，龙眼肉4克。

【功用】扶正抗癌。

【主治】气血不足，舌淡苔白，脉虚弱无力。

60. 胰腺癌——热毒型

【处方】蜣螂3克，大黄7克，半边莲7克，半枝莲7克，白花蛇舌草7克，鸡内金7克，海金沙7克，鸡骨草7克。

【功用】解毒抗癌。

【主治】胰腺癌早期，舌苔黄腻，脉弦急数。

61. 胰腺癌——虚寒型

【处方】水飞雄黄0.1克（冲服），红花7克，莪术7克，制附子3克，艾叶3克，干姜3克，沉香3克，丁香3克。

【功用】温通抗癌。

【主治】胰腺癌见胃脘疼痛寒冷，舌淡水滑，脉沉迟无力。

62. 胰腺癌——气虚型

【处方】黄芪15克，党参7克，三棱7克，肿节风7克，金钱草7克，鸡内金7克，海金沙7克，鸡骨草7克。

【功用】扶正抗癌。

【主治】胰腺癌见右上腹痛不可及，舌淡苔白，脉细弱。

63. 阴茎癌——热毒型

【处方】猕猴桃7克，农吉利7克，半边莲7克，半枝莲7克，白花蛇舌草7克，东革阿里7克，石韦7克，川木通7克。

【功用】解毒抗癌。

【主治】癌症红肿热痛，舌红苔燥，脉弦数有力。

64. 阴道癌——虚寒型

【处方】雄黄、三仙丹、硼砂各6克，蟾酥0.6克，蛇床子2克，轻粉3克，血竭、乳香、没药各4.5克，冰片7.5克，白矾270克。将上药共研细末，最后加蛇床子、血竭、蟾酥和匀，用开水适量将白矾溶化后与药末和制成一分硬币大小的药片，外用。每次1片放癌组织处，每隔2～3天换药1次。迄硬肿软缩，溃疡修复，淋巴结消除。

【功用】温通解毒抗癌。

【主治】癌肿溃烂日久不收，舌苔润滑，脉沉弱。

七、经验方

1. 利胆方（具体见上文“利胆方的组成和应用”）

2. 痤疮方

【组成】生地黄4克，玄参4克，麦冬4克，生石膏7克（先煎），知母4克，黄连5克，栀子5克，甘草2克。

【随症加减】热象明显加桑白皮7克，地骨皮7克，牡丹皮5克；痒甚加苦参7克，白鲜皮7克，地肤子5克，蛇床子5克；日久瘀滞明显加三棱7克，莪术7克。

【适应证】各种粉刺、痤疮或由湿热所致的脂溢性皮炎及其他皮肤病。

3. 妇科方

【组成】生薏苡仁4克，制附子3克（先煎），败酱草7克，黄柏5克，知母4克，苍术4克，苦参7克，土茯苓7克，萆薢7克。

【随症加减】各种妇科炎症加乌贼骨5克，椿根皮5克，鸡冠花5克；畏冷甚加韭菜子5克，仙茅5克，淫羊藿5克，巴戟天5克；气滞寒凝小腹痛加小茴香4克，乌药3克，荔枝核4克。

【适应证】月经不调、痛经及宫颈炎、盆腔炎、附件炎等各种妇科炎症。

4. 颈椎方

【组成】葛根7克，桂枝5克，赤芍5克，白芍5克，鹿角片5克（先煎），川芎5克，地龙4克，白芷4克，桃仁5克，红花5克。

【随症加减】头痛、头晕加天麻3克，钩藤4克，僵蚕4克；眼花加白蒺藜5克，白菊花5克；高血压加豨莶草7克，夏枯草7克。

【适应证】各种颈椎疾病及由其引起的头晕、头痛、手麻胀痛、心慌失眠等症。

5. 咽炎方

【组成】生地黄4克，玄参4克，麦冬4克，桔梗3克，山豆根5克，蒲公英7克，蝉蜕3克，僵蚕4克，木蝴蝶3克。

【随症加减】咽痛、咽痒加牛蒡子4克，射干3克，马勃3克（包煎）；咳嗽加珍珠母7克（先煎），石决明7克（先煎）；鼻塞加苍耳子4克，辛夷5克，细辛3克，白芷4克；不闻香臭加鹅不食草7克。

【适应证】咽炎、扁桃体炎、喉炎而见口干口苦、咽痛、咽干、咽痒、咳嗽等症。

6. 解郁方

【组成】黄柏6克，知母6克，当归6克，仙茅3克，淫羊藿3克，巴戟天3克。

【随症加减】精神恍惚、悲伤欲哭加炙甘草6克，浮小麦30克，大枣6枚；心烦失眠、狂躁易怒加郁金3克，白矾0.5克（冲服），炒酸枣仁4克。

【适应证】围绝经期综合征及其引起的心烦失眠、夜热盗汗、烦躁易怒等症。

7. 通脉方

【组成】当归4克，桂枝5克，赤芍5克，桃仁5克，红花5克，川芎5克，地龙4克，细辛3克，通草4克。

【随症加减】风寒客脉加吴茱萸6克，荜茇6克；筋骨关节肿胀疼痛加独活7克，威灵仙7克，桑寄生7克，络石藤7克；月经不调加高良姜6克，醋香附6克。

【适应证】风湿、风寒客脉，血行不畅而致的腰腿肿痛、风湿性关节炎、痛风、月经不至等症。

8. 八味调气饮方

【组成】僵蚕6克，蝉蜕6克，姜黄6克，大黄6克（后下），紫苏叶6克，紫苏梗6克，淡豆豉6克，栀子6克。

【随症加减】三焦之气瘀滞明显加紫苏叶3克，紫苏梗3克，紫苏子3克；虚烦不眠、心中懊侬加淡豆豉6克，炒栀子6克。

【适应证】温热、瘟疫、邪热充斥内外，阻滞气机，清阳不升，浊阴不降而致的咽喉肿痛、胸膈满闷、呕吐腹痛、绞肠痧、胸烦膈热等症。

9. 胃炎方

【组成】干姜 3 克，半夏 4 克，黄连 3 克，黄芩 5 克，神曲 4 克，木香 3 克，白豆蔻 2 克（后下），川楝子 3 克，玫瑰花 3 克。

【随症加减】胃痛加白芍 4 克，甘草 2 克；胃中寒冷加高良姜 4 克，香附 4 克，吴茱萸 4 克，荜茇 4 克；泛酸、胃中嘈杂加煅瓦楞子 10 克，乌贼骨 10 克，龙骨 10 克（先煎）、牡蛎 10 克（先煎）。

【适应证】餐后胃胀痛，胃内水响，腹响肠鸣，萎缩性胃炎之寒热错杂证。

10. 心脏方

【组成】黄芪 10 克，桂枝 5 克，川芎 5 克，地龙 4 克，桃仁 5 克，红花 5 克，党参 4 克，麦冬 4 克，五味子 4 克，炒酸枣仁 4 克，龙骨 7 克（先煎），牡蛎 7 克（先煎），水蛭 10 克。

【随症加减】心律不齐、心率快加苦参 7 克，仙鹤草 7 克；心衰重者加葛根 5 克，毛冬青 7 克。

【适应证】各种心脏病所导致的期前收缩、房颤、心肌供血不足、心慌气短等症。

附　讲课专家简介

王国玮简介

王国玮，男，首都医科大学附属北京中医医院内科主任医师。出身于中医世家，自幼随父王鸿士教授（全国名老中医，著名中医疑难病、肝病专家）学习中医。1987 年毕业于北京中医药大学，在北京中医医院儿科从事临床工作 10 余年；1996 年任北京中医医院肝病科主任，主要从事肝病的临床治疗与研究；2000 年任北京中医医院门诊部主任；2008 起任北京中医医院副院长。北京市中医药“薪火传承 3+3 工程”中医名家王鸿士研究室主要负责人。2019 年被评为首届“北京中医行业榜样人物”，2021 年被评为“首都名中医”。

30 多年的临床实践中，先后在《中医杂志》《中医药学报》《北京中医》等国内知名专业刊物上发表儿科、内科专业论文《疏肝健脾汤治疗慢性乙肝 287 例临床观察》《王鸿士主要学术思想初探》《气分药在肝炎治疗中的使用》《王鸿士治疗肝硬化腹水经验》等 30 余篇，同时主编了《王鸿士肝病临证精华》《王鸿士临证经验实录》等临证诊疗著作以及《50 种常见病的饮食疗法》《十大常见病的中医调养》《上医治未病》《食物是天然的药物》《中医体质的饮食调理》等中医科普书，参与编写了《滕宣光幼儿临证经验》《实用中医消化病学》《王鸿士肝病函诊思路解析》《伤寒温病：燕京医学四流派》《百病从肝治》等医学专著。先后在中央电视台《百家讲坛》《健康之路》、中国人民广播电台、北京广播电台、人民日报、健康报、北京晚报等多家媒体直播或发表科普文章 1000 余篇，被中央人民广播电台聘为百家医学顾问。2010 年获得“全国中医药科学普及金话筒奖”。2011 年获 39 健康网“中国健康年度总评榜年度优秀科普院长”称号。2012 年获得年度“公众最喜爱科学传播人”提名奖，2012 年获健康时报年度科普风尚奖。

李建简介

李建，男，首都医科大学附属北京中医医院儿科主任医师、中医儿科知名专家，北京中医药大学教授，北京市朝阳区中医药专家师承工作第四批指导老师。毕业于北京中医学院，从事中医临床、教学工作30多年。2006年获“全国首批百名科普专家”称号，2007年被评为全国老中医药继承工作优秀继承人，北京首批健康科普专家，曾先后担任北京中医药学会科普专业委员会副秘书长、世界中医药联合会亚健康学会常务理事、北京中医药学会儿科专业委员会委员、《中国医刊》《中国临床医生》杂志编委。

长期从事中医临床工作，对中医儿科的常见病及疑难杂症有丰富的临床经验。钻研医术，勤于笔耕，撰写并发表学术论文50余篇，主编《中医儿科临床禁忌手册》《宋祚民中医儿科临证精要》等中医专著10余部，并主编《中医体质的饮食调理》《十大常见病的中医调养》等中医科普书籍。为弘扬中医、宣传中医，陆续在报纸杂志上发表科普文章百余篇。在中央电视台的《健康之路》《中华医药》、北京电视台的《养生堂》《身边》以及人民网等诸多健康节目中担任嘉宾，讲授中医药科普知识。

擅长治疗脾胃病、咳喘病、反复感冒，小儿遗尿、鼻炎、紫癜、多动症、夜啼、惊风、汗证、肾病综合征等疾病。

李鸿涛简介

李鸿涛，医学博士，博士后，中国中医科学院研究员，博士研究生导师。师承著名中医学家余瀛鳌教授、高思华教授。主要从事中医古籍、名医名家学术思想、中医基础理论的研究，先后主持并完成国家项目2项，北京市项目1项，院级项目6项。主编著作65部，以第一作者在核心期刊发表论文42篇。获中华中医药学会科技进步一等奖1项、二等奖2项，中国中医科学院科技进步一等奖2项。

擅长治疗心脑血管疾病（冠心病、病毒性心肌炎、高血压、脑梗死），慢性肝病、慢性肾病、神经系统疑难病（癫痫、重症肌无力）、内分泌疾病（糖尿病、甲状腺疾病）以及妇科、男科、皮肤科疾病等。

张广中简介

张广中，男，医学博士，主任医师，教授，首都医科大学和北京中医药大学博士研究生导师，中国中医药研究促进会皮肤科分会副会长、中医药经典临床分会副会长，世界中医药联合会皮肤科分会常务理事、青年中医培养工作委员会常务理事，北京中医药学会仲景学说专业委员会副主任委员等。

主要从事经方治疗皮肤病的规律研究、银屑病中西诊疗理论和临床研究、赵炳南学术思想研究。重视《黄帝内经》《神农本草经》《伤寒论》《金匮要略》等经典医籍中天地人合一、性心身合一的思想，尤其重视精神、心理因素在疾病发生发展中的作用；强调保护和扶助患者的自愈能力，注重精、气、神整体功能的调节；善于将经方和时方、治病和治人有机结合。

擅长治疗自身免疫性疾病、过敏性疾病、银屑病、痤疮、带状疱疹等。

张立山简介

张立山，男，医学博士，主任医师，博士研究生导师。北京中医药大学东直门医院呼吸病中心副主任、内科副主任。国家中医药管理局第四批老中医药专家学术经验继承学员，首都中青年名中医。中华中医药学会肺系病分会常务委员，中国中医药信息学会经方分会副会长，北京中医药学会肺系病专业委员会副主任委员、仲景学说专业委员会副主任委员，世界中医药联合会呼吸病专业委员会常务理事。从事中医药防治呼吸系统疾病的研究，主持及参与多项国家及省部级课题。发表论文 40 余篇，参编论著 10 余部。

张连歧简介

张连歧，主任医师，1982年毕业于内蒙古医学院中医系，一直从事内科临床工作，曾先后在北京中医药大学附属东直门医院进修学习，发表国家级论文数十篇，2009年被评为巴彦淖尔市“名中医”，2015年荣获内蒙古自治区“名中医”称号。内蒙古自治区第一、第二批中医师承工作导师，有丰富的临床经验。曾任巴彦淖尔市中医医院内科主任、副院长。现为内蒙古自治区中医药学会理事、基础委员会委员，巴彦淖尔市中医药学会主任委员，内蒙古医疗事故鉴定专家组成员。

擅长中西医结合治疗糖尿病、肿瘤及中医内科、妇科疑难杂症。

张明锐简介

张明锐，男，中医主任医师，副教授。现任内蒙古医科大学中医学院文史各家学说教研室主任，中华中医药学会名医学术研究分会常务理事，内蒙古中医药学会养生康复分会副主任委员。

从事中医教学、临床和中国传统文化研究20余载，主讲《中医各家学说》《传统文化与中医学》《历代名医医案赏析》等课程。自经史百家，讫释典道记，涉猎颇多。沉潜易水东垣之学，尤精于内科疑难杂病之辨析，长于整体论治，重视五行互藏、脏腑相涉，留意于舌诊，幽微探求，于妇儿科诸证之病因病机解析及诊治多有独到见解，常获奇效。

编著、参编、点校中医著作30余部，先后发表论文20余篇。教学之暇，遍览古今医籍，广教弟子生徒，陆续有60余人学满后于各地从事中医临床工作。

20年来，致力于农村、牧区基层中医从业人员的继续教育，努力提高基层中医临证水平，积极推广中医适宜技术。

周鹰简介

周鹰，男，1983年毕业于北京中医药大学，现任北京中医医院内科主任医师。

从事中医临床医疗、临床教学科研工作。在医、教、研三个方面，都取得了突出的成绩。尤其擅长治疗糖尿病、肾病、肿瘤、子宫内膜异位症、疲劳综合征、围绝经期综合征等疑难杂病。香港中华儿女出版社出版的《疑难病患者寻名医指南》一书，以周鹰善治疑难杂病为特长，将其推荐给广大患者。撰写发表了《糖尿病从寒消论治》《运用温肾健脾法治疗2型糖尿病102例疗效观察》《益肾健脾法为主治疗难治性肾病综合征32例》《半夏泻心汤治疗复发性口腔溃疡83例》《柴胡桂枝干姜汤应用拓展》等学术论文。在科技部国家软科学研究计划项目——中医药战略地位研究论坛上，主讲了《中医药现代化路径思考》《现代中医诊治疾病的整体模式》《如何看待中药的毒副作用》《中药研发不能脱离中医药学的思维方式》《中医药预防非典型性肺炎在于除湿化浊》课题。所写文章分别发表在《中国医药学报》《科技导报》《世界科学技术——中医药现代化》等杂志，并撰写了3万余字的《中医药战略地位研究总报告》中的分报告——《中西医药学比较分析研究》。

杨国英简介

杨国英，毕业于内蒙古医学院中医学院，师承朱宗元教授，擅长小剂量组合用药，任中华医学会名医学术思想研究分会常委，内蒙古自治区医疗卫生社会实践优秀指导老师。

从事中医临床工作近30年，有较深的理论造诣和丰富的临床经验，精通内外妇儿各科疾病诊治，尤其对各科疑难杂症有独到见解。擅长治疗各种肿瘤、肝胆脾胃病、风湿免疫病等，辨证准确，用药精准，疗效显著，在治疗中晚期癌症方面有较高的威望。

胡天宝简介

胡天宝，自幼习医认药，后跟随云南省、贵州省的多位老师学习，行医数十年，长期研习中医经典，医药并重，兼修针推。

2020年5月，成立北京市中医药“薪火传承3+3工程”胡天宝老中医工作室。北京中医医院顺义医院、滦平县中医院、陕西双博中医肝肾病医院等临床特聘专家。传承并发展了家传的“性、位、向、量、和”伤寒理论体系，并创制“标本逆从法”。

孟捷简介

孟捷，男，博士，主任医师，硕士研究生导师，北京中医药大学东方医院消化内科兼消化内镜中心副主任。1993年毕业于北京中医学院中医系，1999年考取主治医师，2000年考入北京中医药大学攻读中医内科临床消化专业研究生（硕博连读）学位，师从杨晋翔教授，2005年获医学博士学位。2006年在解放军总医院消化科进修1年，2015年任主任医师，入选国家中医药管理局第四批全国中医临床优秀人才。

擅长消化系统胃肠疾病的诊治，灵活运用中西医方法治疗慢性胃炎、消化性溃疡、功能性胃肠病、溃疡性结肠炎等。

贺信萍简介

贺信萍，男，陕西省咸阳市人，道教全真华山派第二十代玄裔弟子，师从原中国道教协会会长闵智亭大师。1997年毕业于内蒙古医学院中蒙医系，现任陕西省道教协会副会长，咸阳市道教协会会长，咸阳中五台道观住持。

在担任道教日常宗教事务、修道之余，主要从事道医医疗与文化研究工作。主要研究方向为道教医学与中国传统养生文化，秉承师父生前的教导，认为“医道同源，医道通仙道”。行医20余载，在咸阳中五台道观内开设“葆和堂医馆”利济四方百姓。临证擅长治疗消化性溃疡、哮喘、冠心病、抑郁症、失眠、不孕不育等疾病。

发表研究论文10余篇，编撰整理《张三丰医学三书》，参编《中医学》《吴氏医验录全集》《鲁峰医案》《婺源余先生医案·续貂集》《冰壑老人医案·东皋草堂医案》等著作10余部。主持抢救整理国家图书馆藏顾信摹勒吴世昌刻《太上玄元道德经》初拓本、海外回归孤本医籍《三丰张真人神速万应方》、内府修道秘本《御制全真群仙集》、道教养生医籍《颐身集》、孤本医籍《青囊辑便》等。